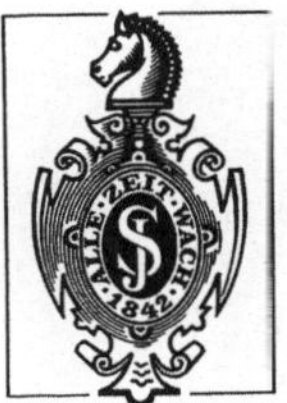
ALLE ZEIT WACH
1842

J. H. Simanowski V. Mendel (Hrsg.)

Ultraschall in der Chirurgie

Intraoperative und interventionelle Sonographie

Mit 138 Abbildungen, davon 3 in Farbe

Springer-Verlag
Berlin Heidelberg New York
London Paris Tokyo
Hong Kong Barcelona

Dr. Jörg H. Simanowski
Klinik und Poliklinik für Allgemeinchirurgie
der Medizinischen Hochschule Hannover
im Krankenhaus Oststadt
Podbielskistr. 380
W-3000 Hannover 1
Bundesrepublik Deutschland

Priv.-Doz. Dr. Volker Mendel
Klinik und Poliklinik für Allgemeinchirurgie
der Medizinischen Hochschule Hannover
im Krankenhaus Oststadt
Podbielskistr. 380
W-3000 Hannover 1
Bundesrepublik Deutschland

ISBN-13:978-3-642-75542-2 e-ISBN-13:978-3-642-75541-5
DOI: 10.1007/978-3-642-75541-5

CIP-Titelaufnahme der Deutschen Bibliothek
Ultraschall in der Chirurgie / J. H. Simanowski ; V. Mendel (Hrsg.). – Berlin ; Heidelberg ; New York ; London ; Paris ; Tokyo ; Hong Kong ; Barcelona : Springer, 1990
ISBN-13:978-3-642-75542-2 (Berlin ...) Gb.

NE: Simanowski, Jörg H. [Hrsg.]

Softcover reprint of the hardcover 1st edition 1991

Satz: Graphischer Betrieb Konrad Triltsch, 8700 Würzburg
21/3130-543210 – Gedruckt auf säurefreiem Papier

Wir widmen dieses Buch
Herrn Professor Dr. Horst Heymann, unserem chirurgischen Lehrer,
der frühzeitig den Stellenwert
der Sonographie in der Chirurgie erkannte und förderte.

Vorwort

In den letzten Jahren ist die interventionelle Sonographie ein fester Bestandteil moderner Medizin geworden. In der präoperativen Diagnostik intrakorporaler Raumforderungen ist die Feinnadelaspirationszytologie unverzichtbar. Die sonographiegezielte Drainage von Abszessen und Zysten ist in vielen Fällen die Therapie der Wahl.

Intraoperativ hat die Sonographie ihren Wert beim Auffinden und Abgrenzen von Raumforderungen in der Leber und im Pankreas bewiesen. Operationszeiten werden verkürzt, viele Blutungen vermieden. Mit der Duplexsonographie ist die unmittelbare Erfolgskontrolle gefäßchirurgischer Eingriffe möglich.

Erstmalig wird mit diesem Buch umfassend der aktuelle Stand der interventionellen und intraoperativen Sonographie aufgezeigt. Für den Einsteiger in die Sonographie werden praktische Tips zur Anwendung gegeben. So werden zum Beispiel in einigen Kapiteln die Vorbereitungen für den intraoperativen Einsatz und die zytologische Aufarbeitung von mit Feinnadeln gewonnenem Punktionsmaterial beschrieben. Für den Fortgeschrittenen belegen wissenschaftliche Ausarbeitungen den Nutzen der interventionellen und intraoperativen Sonographie.

Die Kapitel wurden jeweils von Autoren verfaßt, die besonders intensiv und erfolgreich in dem jeweiligen Fachgebiet arbeiten. Einzelne, sich in verschiedenen Kapiteln widersprechende Aussagen haben wir bewußt belassen, um die Lebendigkeit in der dynamischen Entwicklung dieser jungen Techniken zu zeigen und Minderheitenvoten, die gegenwärtig nicht ausreichend zu widerlegen sind, nicht zu unterdrücken.

Dem Springer-Verlag und seinen Mitarbeitern gebührt unser besonderer Dank, vor allem Frau Dr. U. Heilmann für ihr stets verständnisvolles Entgegenkommen und die vertrauensvolle Zusammenarbeit. Bedanken möchten wir uns auch bei unseren Mitautoren für ihre engagierte Zusammenarbeit.

J. H. Simanowski
V. Mendel

Inhaltsverzeichnis

Ultraschallgezielte Punktionen

Mitarbeiterverzeichnis

Die Anschriften der erstgenannten Autoren sind jeweils bei Beitragsbeginn angegeben

Physik

Ultraschall – Physikalische Grundlagen und Technik *

H. KAARMANN [1]

Schall in der medizinischen Diagnostik

Neuere technische Entwicklungen erlauben auch dem Chirurgen den Einsatz der diagnostischen Möglichkeiten der Ultraschalluntersuchung. So gibt es heute relativ kleine und einfach handhabbare Instrumente, die Bilder aus dem Körperinneren direkt und mit hoher Auflösung wiedergeben.

Die Diagnostik mit Schallwellen hat in der Medizin Tradition, wenn man nur an die seit über 200 Jahren eingeführte Perkussion denkt. Die Frequenzen der Schallwellen, die für die Darstellung von Schnittbildern aus dem menschlichen Körper verwendet werden, liegen allerdings mit Werten von etwa 2–10 MHz (entsprechend 2–10 Mio. Schwingungen/s) weit über dem hörbaren Frequenzbereich, der bei etwa 20 kHz (20000 Schwingungen/s) endet.

Daher sind technische Hilfsmittel notwendig, um diese Ultraschallwellen zu erzeugen und zu detektieren. Im folgenden soll ein kurzer Überblick über die Funktionsweise dieser Hilfsmittel (Geräte) gegeben werden (als tiefergehende Darstellungen der physikalischen Grundlagen der Ultraschalldiagnostik sind Wells [1] und Kuttruf [2] zu empfehlen). Vielfach werden dabei die physikalisch bedingten Leistungslimits erkennbar werden, die auch der Technik Grenzen setzen, so daß der Mediziner als Anwender durch Erfahrung und Vorwissen (medizinischer, physikalischer und technischer Art) die prinzipiellen Schwächen des Verfahrens ausgleichen muß. Erst unter dieser Voraussetzung sind die Bedingungen für eine effektive Verwendung und optimale Interpretation des diagnostischen Ultraschalls gegeben.

Grundlagen der Bildgebung mit Ultraschall

Struktur eines Ultraschall-Diagnostik-Gerätes

Das Ultraschallgerät mit seinen Komponenten soll im folgenden anhand der Struktur beschrieben werden, in der es sich dem Anwender in seiner heutigen modernen Form darbietet (Abb. 1). Für den Benutzer sofort erkennbare Hauptkomponenten sind:

Ultraschallapplikator (Ultraschallwandler, Transducer): Er wird in Kontakt mit dem Untersuchungsgebiet gebracht, dient als Sender der Ultraschallimpulse und gleichzeitig als Empfänger für die Echoimpulse. Charakterisiert ist er durch Eigenschaften wie Frequenz, Schallfeldcharakteristik (Fokussierung) und durch die Ultraschalleistung, die er abgibt. Er ist über eine Leitung mit dem Gerät verbunden, von dem aus er gesteuert wird und an das er die empfangenen Signale übermittelt.

---

[1] Karlsgarten 37, W-8520 Buckenhof, Bundesrepublik Deutschland.

* Die Abbildungen sind mit freundlicher Genehmigung entnommen aus: R. Graf, P. Schuler (1988) Sonographie am Stütz- und Bewegungsapparat bei Erwachsenen und Kindern, Lehrbuch und Atlas VCH edition medizin, Weinheim.

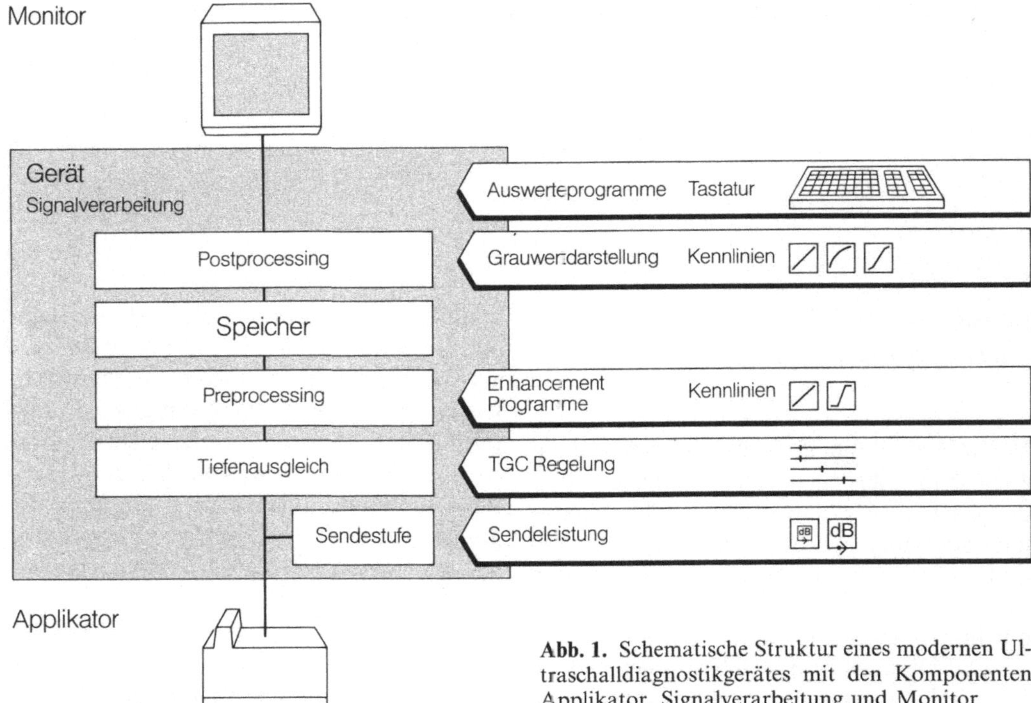

Abb. 1. Schematische Struktur eines modernen Ultraschalldiagnostikgerätes mit den Komponenten Applikator, Signalverarbeitung und Monitor

Ultraschallgerät: Es enthält die Elektronik zur Ablaufsteuerung für den Bildaufbau und die Signalverarbeitungselektronik. Signalverarbeitung heißt, daß die empfangenen Echosignale im wesentlichen unter Berücksichtigung bestimmter Annahmen über Schallgeschwindigkeit und Schalldämpfung im Untersuchungsgebiet ver- und bearbeitet werden, um sie schließlich auf dem Monitor als Ultraschallschnittbild darzustellen.

Monitor: Hier wird die gewonnene Information üblicherweise auf einem Fernsehbildschirm (für einfache und standardisierte Wiedergabe und Dokumentation) präsentiert; der Benutzer muß in der Lage sein, diese Darstellung in Hinsicht auf die diagnostische Fragestellung zu deuten – besonders auch im Hinblick auf Artefakte. Ursachen solcher Artefakte sind einerseits die technische Unvollkommenheit der Geräte (wobei die technische Machbarkeit und deren Finanzierbarkeit eine Rolle spielen; die Rollenverteilung dabei legen sowohl die Gerätehersteller als auch die Anwender fest), andererseits die verfahrensinhärente physikalische Wechselwirkung der Ultraschallwellen mit der Struktur des Untersuchungsobjektes. In manchen Fällen können Artefakte sogar als Diagnosehilfen dienen, z. B. beim „Schallschatten".

In den folgenden Kapiteln werden diese Hauptkomponenten eingehender beschrieben, wobei nur der wesentliche physikalische Hintergrund betont wird, der für das Verständnis der Zusammenhänge und für die korrekte Interpretation der Ultraschallbilder unumgänglich ist.

Funktionsprinzip des Ultraschallwandlers

Moderne Geräte der Ultraschalldiagnostik nutzen die Möglichkeiten der Mikroelektronik, was die Speicherung und Verarbeitung („Manipulation") elektrischer Signale angeht. Daher ist ein effektiver elektromechanischer Wandler notwendig, der elektrische Signale in mechanische Signale (Schallwellen) in beiden Richtungen umsetzen kann.

Seit 1880 ist der Piezoeffekt (entdeckt von P. Curie) bekannt, ein Effekt, bei dem bestimmte Stoffe elektrische Energie in mechanische Energie umwandeln. Zum Beispiel führt das Anlegen einer elektrischen Spannung zu einer mechanischen Bewegung (Kontraktion oder Expansion), so wie umgekehrt bei einer Druckbelastung elektrische Spannungen auftreten können. Technische Anwendungsbeispiele sind Piezolautsprecher [elektrische Signale → (Hör)Schall] und Piezofeuerzeuge (mechanischer Druck → elektrische Funken). In den Ultraschallwandlern für die medizinische Diagnostik werden beide Richtungen ausgenutzt. Dafür werden überwiegend Werkstoffe wie piezoelektrische Keramiken eingesetzt. Obwohl dies polykristalline Materialien sind, spricht man in Erinnerung an die früher verwendeten piezoelektrischen Quarze häufig noch von „Kristallen“.

Puls-Echo-Methode

Praktisch alle heutigen Ultraschalldiagnostikgeräte verwenden die Impuls-Echo-Methode für die Darstellung der Schnittbilder. Dazu wird der Ultraschallwandler zunächst als Sender betrieben, der einen kurzen Ultraschallwellenzug (Impuls) in einer definierten Richtung in das Untersuchungsgebiet abschickt. Unmittelbar danach geht der Wandler auf Empfangsbetrieb, während der abgesandte Schallimpuls mit der entsprechenden Schallgeschwindigkeit durch das Untersuchungsgebiet läuft und dort Echoimpulse auslöst. Diese können zum Wandler zurückkehren und werden dort in elektrische Signale umgesetzt (Abb. 2). Wenn der Vorgang abgeschlossen ist (Echosignale werden nicht mehr empfangen), kann er wiederholt werden.

Um eine Ultraschallbildzeile darstellen zu können, müssen noch 2 wichtige Faktoren beachtet werden:

1. Die Tiefenposition der Echos wird aus der Zeitdifferenz Δt berechnet, die zwischen dem Abschicken des Sendeimpulses und dem Empfang des jeweiligen Echoimpulses vergangen ist:

$$Z_e = 1/2 \cdot c \cdot \Delta t$$

Z_e ist dabei der geometrische Abstand zwischen Wandler und Echoerzeuger und c die Schallgeschwindigkeit im untersuchten Me-

Abb. 2. Aufnahme einer Ultraschallbildzeile: Ein einzelnes Wandlerelement steht über dem Untersuchungsgebiet, sendet Ultraschallimpulse längs einer Linie aus und empfängt die zurückkehrenden Echos. Die Höhe der Echos wird in einen Helligkeitswert umgewandelt, der auf der Bildzeile in entsprechender Tiefe als Bildpunkt dargestellt wird

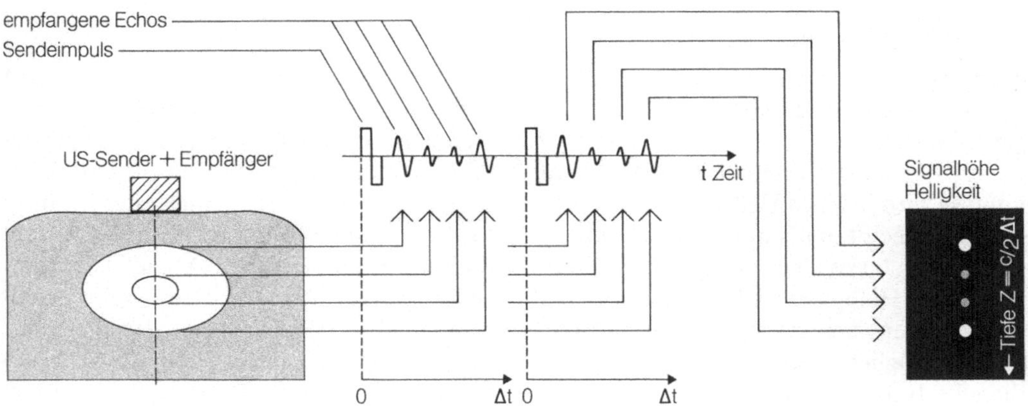

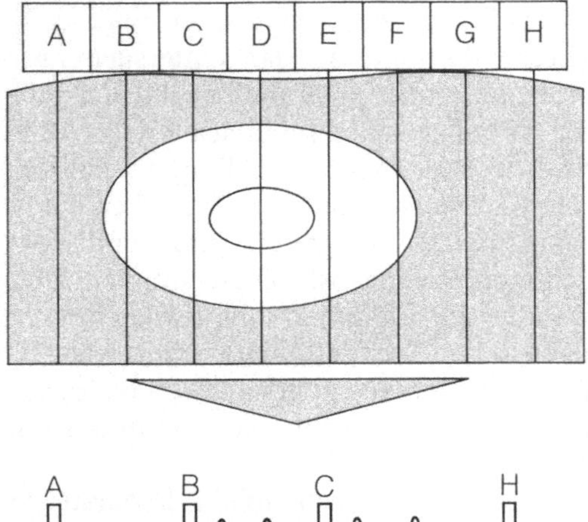

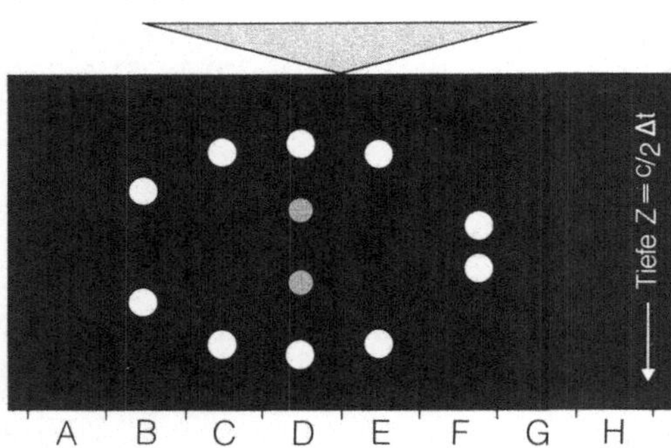

Abb. 3. Aufnahme eines Ultraschallschnittbildes: Durch Aneinanderreihen von Wandlerelementen, die sequentiell Bildzeilen entsprechend Abb. 2 aufnehmen, läßt sich ein Schnittbild erstellen. Bei engerem Zeilenraster ließe sich die Abbildungsqualität natürlich erheblich verbessern

dium. Der Faktor 1/2 rührt von dem doppelten Schallaufweg Wandler – Echoerzeuger – Wandler.

2. Die Stärke (Signalhöhe) der Echoimpulse wird in einen Helligkeitswert umgesetzt. Das heißt, daß ein hoher Echoimpuls von einem starken Reflektor z. B. als Punkt mit großer Helligkeit (Weißwert) dargestellt wird. (Die inverse Darstellung ist natürlich ebenso möglich, liefert aber grundsätzlich dieselbe Information.)

Diese Kenntnisse vorausgesetzt, läßt sich sofort der prinzipielle Aufbau von Ultraschallbildern verstehen (Abb. 3).

Bildaufbau

B-Bild

Im Beispiel von Abb. 3 ist eine Anzahl von Ultraschallwandlern nebeneinander über dem Untersuchungsgebiet angeordnet. Diese nehmen nun nacheinander (um eine gegenseitige Störung zu vermeiden) jeweils Bildzeilen nach dem in Abb. 2 gezeigten Schema auf, die entsprechend der Position der Einzelwandler auf einem Bildschirm nebeneinander dargestellt werden. Das Bild wird durch 2 Begriffe charakterisiert.

1. B-Bild: Das „B" stammt vom englischen Wort „brightness" (Helligkeit): Bei dieser Bildart werden Echohöhen als Helligkeitswerte dargestellt.

2. Real-time-Bild: Der Bildaufbau in der beschriebenen Weise erlaubt unter bestimmten Voraussetzungen die Aufnahme und Darstellung von 25–50 Bildern/s. Diese erscheinen dem Betrachter als flimmerfreies Bild, in dem er (hinreichend langsame) Bewegungsabläufe direkt erkennen kann. Man spricht daher von einem „schnellen B-Bild" oder einem „Echtzeit-B-Bild" oder auch in Anlehnung an die angloamerikanische Terminologie von „Realtime-Sonographie".

M-Mode

Um Bewegungsabläufe genauer verfolgen zu können, ist oft eine weitere Darstellungsart realisiert. Dabei wird nicht ein ganzes Bild dargestellt, sondern jeweils eine Bildzeile. Nur diese Bildzeile mit fester Position wird laufend aufgenommen und auf dem Bildschirm im zeitlichen Ablauf nebeneinander geschrieben. In dieser Weise erhält man ein Orts-Zeit-Diagramm für diese eine Bildzeile, in dem man dynamische Veränderungen (Bewegungen) direkt in ihrem

Ablauf verfolgen kann (TM- oder nur M-Mode ist eine Abkürzung für Time-motion-mode).

Applikatortypen

Zum Bildaufbau läßt sich ein Untersuchungsgebiet auf verschiedenste Arten abtasten (scannen). Die am besten angepaßte Art und damit der geeignete Applikatortyp ist vom Untersucher entsprechend den Gegebenheiten des Untersuchungsgebietes und seinen diagnostischen Anforderungen an das Bildformat festzulegen.

Linear array

Die in Abb. 3 beschriebene Art, das Schnittbild aufzubauen, stellt bereits den einfachsten Fall eines Linear- oder Parallelscans unter der Verwendung eines Linearapplikators (Linear array) dar. In der Praxis erreicht man allerdings ein erheblich dichteres Zeilenraster dadurch, daß man nicht wenige und große, sondern sehr viele kleine Wandlerelemente in einer linearen Anordnung (Linear array) nebeneinander setzt. Mittels einer elektronischen Schaltung kann man dann aus dieser Anordnung mehrere Einzelelemente zu einer Gruppe zusammenschalten (Abb. 4a). So erreicht man einerseits eine große Zeilendichte durch Verschieben der aktiven Gruppe im Raster der Einzelelemente um jeweils ein Element und andererseits eine bestimmte geometrische Größe der aktiven Gruppe, die für die Richtcharakteristik des Schallstrahls wichtig ist (s. S. 13). Ergebnis ist in jedem Fall ein Bild mit parallelen Bildzeilen, daher auch der Name „Parallelscan".

Sektorapplikator

Beim Sektorapplikator wird ein (im einfachsten Fall einziges) Wandlerelement um eine Achse so bewegt, daß der Ultraschallimpuls sowohl in verschiedene Richtungen

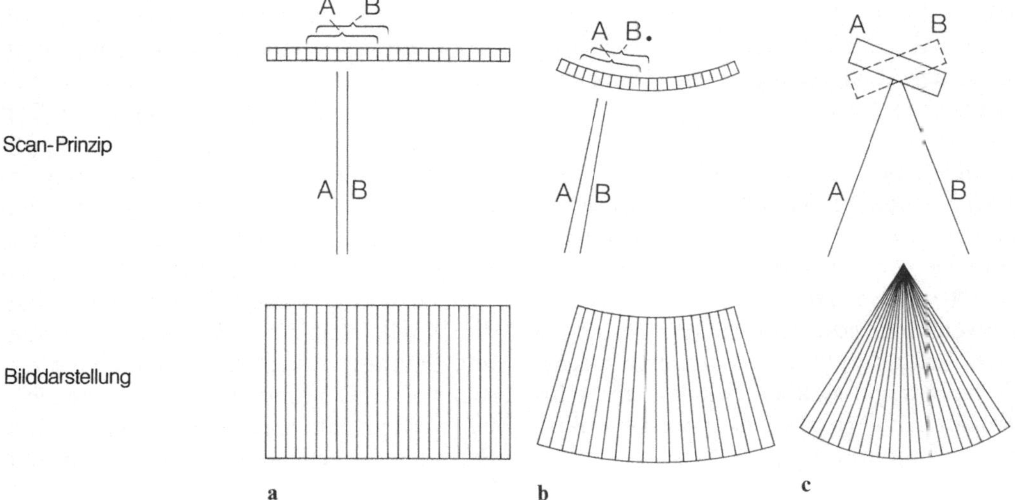

Abb. 4a–c. Applikatortypen und Anordnung der Bildzeilen. **a** Linear- oder Parallelscan: Sequentiell angesteuerte Gruppen von Wandlerelementen erzeugen parallel nebeneinanderliegende Bildzeilen. **b** Curved array: Zwischenform zwischen **a** und **c**. Erzeugung der Bildzeilen wie beim Linearscan, nur daß sie ihren Ursprung auf der konvexen Oberfläche des Arrays haben und daher wie beim Sektorscan mit der Tiefe divergieren. **c** Sektorscan: Prinzipiell reicht ein einzelnes Wandlerelement aus, das von einem festen Ort aus in die Richtung der aufzunehmenden Bildzeile geschwenkt wird. Der Schwenk kann mechanisch (Rotation oder Oszillation: mechanischer Sektorapplikator) oder elektronisch (Phased-array-Applikator) geschehen

abgeschickt wird als auch jeweils die Echoimpulse von dort empfangen werden. Da die Schallimpulse in biologischem Gewebe mit der relativ hohen Schallgeschwindigkeit von etwa 1500 m/s (5500 km/h) laufen, scheint der Wandler bei hinreichend langsamer Bewegung für die Schallimpulse stillzustehen, d. h., daß die Bewegung bei der Aufnahme einer kompletten Bildzeile praktisch keine Rolle spielt. Ordnet man die Bildzeilen entsprechend der jeweiligen Position des Wandlers nebeneinander an, so kommt man zu einem sektorförmigen Bild mit radialen Zeilen, dem Bild des Sektorscans (Abb. 4c). – Man unterscheidet 3 Arten von Sektorapplikatoren:

Mechanischer Sektorapplikator. Hier wird die Positionsänderung des Wandlerelements durch eine mechanische Bewegung ausgeführt, von der der Patient allerdings durch ein „Vorlaufgefäß“ abgeschirmt ist.

Phased-array-Sektorapplikator. Auch ohne mechanische Bewegung lassen sich die Schallimpulse in verschiedene Richtungen absenden und von dort wieder empfangen. Dazu muß das aktive Wandlerelement wieder fein unterteilt sein. Mit einer zeitverzögerten Ansteuerung der Einzelelemente läßt sich dann die Bildzeile schwenken. Da es dabei auf die phasenrichtige Ansteuerung der einzelnen Elemente ankommt, heißt ein solcher Applikator „Phased-array“-Applikator. Allerdings bedeutet dieses Prinzip bei seiner Realisierung einen erheblichen technischen Aufwand.

Annular-(phased-)array-Sektorapplikator: Wird das bewegte Wandlerelement ringförmig unterteilt, so können die erhaltenen Einzelelemente wiederum getrennt angesteuert werden. Damit läßt sich zwar kein Schwenk (der geschieht wie beim mechanischen Sektorapplikator durch eine mechanische Bewegung), aber wie mit allen Mehrelementwandlern eine elektronische Fokussierung durchführen (s. S. 14).

Linear, Sektor oder Konvexapplikator?

Die Wahl des richtigen Applikators ergibt sich je nach Untersuchungsgebiet und diagnostischer Fragestellung oft von selbst. Ist der Zugang (das „akustische Fenster“) eingeengt, so empfiehlt sich der Sektorapplikator mit seiner kleinen Ankoppelfläche. Allerdings ist das dargestellte Bild gerade im Nahbereich sehr begrenzt („Schlüssellocheffekt“).

Ist in diesem Nahbereich bereits ein breites Bildfenster gefordert, so muß man zum Linear-array-Applikator greifen, hat dann aber eine relativ ausgedehnte Ankoppelfläche. Gerade für die operative Anwendung, bei der es häufig auf eine gute Beurteilbarkeit des Nahbereichs ankommt, wurden eine Reihe von Applikatoren des Typs Linear array entwickelt, die von der Bauform her kleiner sind als die jeweiligen Standardwandler. Sie bieten jedoch trotz des entsprechend schmäleren Bildfensters gegenüber Sektorapplikatoren eine günstigere Darstellung des Nahbereichs.

Allgemein bieten die vielfach unterteilten Mehrelementwandler wie z. B. Linear-array-Applikatoren noch die Möglichkeit verschiedener elektronischer Fokussierung im Sendefall und einer dynamischen Empfangsfokussierung, was zu einer Bildverbesserung beiträgt (s. S. 15).

Convex (Curved) arrays: Diese Typen von Applikatoren versuchen den Kompromiß zwischen Linear und Sektor von der Wandlerseite her zu schließen. Sie sind vom Typ her konvex gebogene Linear-array-Applikatoren, haben durch die Krümmung jedoch eine kürzere Bauform. Gegenüber den Sektorapplikatoren weisen sie eine ähnliche Bilddarstellung mit ebenfalls divergenten Bildzeilen auf, haben jedoch in jedem Fall die Möglichkeit der elektronischen Sende- und Empfangsfokussierung. Durch die verschiedenen Krümmungsradien, die angeboten werden, läßt sich nahezu der gesamte Bereich zwischen den Extremen Linear und Sektor abdecken.

Physikalische Grundlagen der Ultraschallausbreitung

Schallwellen sind elastische Wellen in deformierbaren Medien. In Gegensatz zu elektromagnetischen Wellen (Licht, Röntgenstrahlung) sind sie bei der Ausbreitung an ein Medium gebunden, und das Ausbreitungsverhalten hängt stark von dessen elastischen Eigenschaften ab.

Ausbreitungsrichtung

In Flüssigkeiten (und biologisches Gewebe verhält sich hier wie Flüssigkeit) kommen nur Longitudinalwellen vor, d.h., daß die Flüssigkeitsteilchen in der Schallausbreitungsrichtung schwingen und so Zonen erhöhten Drucks (Teilchen schwingen aufeinander zu) mit Zonen erniedrigten Drucks (Teilchen schwingen voneinander weg) abwechseln. In festen Körpern, wie z.B. in Knochen, können daneben Transversalwellen auftreten, wobei die Teilchen auch senkrecht zur Ausbreitungsrichtung schwingen. Für diese Schwingungsart gilt eine andere Ausbreitungsgeschwindigkeit. Insgesamt erfolgt die Schallausbreitung geradlinig, außer der Schallimpuls trifft auf Hindernisse oder er wird gebrochen beim nichtsenkrechten Durchgang durch Grenzflächen, an denen Medien mit unterschiedlichen Schallgeschwindigkeiten zusammenstoßen. Dies ist ganz analog zur Ausbreitung eines Lichtstrahls.

Akustische Impedanz und Ursache der Echos

Die Ultraschalldiagnostik lebt von den Echosignalen, die an bestimmten Orten im Medium ausgelöst werden. Welche Eigenschaft müssen diese Orte nun aufweisen, damit an ihnen Echos entstehen? Die Antwort ist, daß sich an diesen Stellen der akustische Wellenwiderstand (akustische Impedanz) ändert. Als Materialeigenschaft ist er ein Maß dafür, welchen Widerstand ein Medium der Schallausbreitung entgegensetzt. Trifft eine Schallwelle auf eine Grenzfläche zwischen Medien mit verschiedenem Wellenwiderstand, so wird ein Teil reflektiert und der andere Teil wird durch die Grenzfläche hindurchgehen. Der reflektierte Anteil ist um so höher, je stärker die Änderung der akustischen Impedanz an der Grenzfläche ist (um so größer auch das entstehende Echo und entsprechend hell die Darstellung im Bild). Entsprechend ist der hindurchgehende Anteil um so kleiner.

In Tabelle 1 sind Werte für die akustische Impedanz von verschiedenen biologischen Medien angegeben. Auffällig ist, daß sich die verschiedenen Organe in ihren Werten kaum unterscheiden. Große Unterschiede, und damit praktisch Totalreflexion, gibt es nur an Grenzflächen, an denen Luft oder Knochen beteiligt sind. Daraus folgt auch sofort die Notwendigkeit der nassen Ankopplung der Ultraschallwandler an das Untersuchungsgebiet mittels Flüssigkeiten (z.B. Wasser oder Kochsalzlösung) oder (steriler) Gele, da selbst dünne Luftzwischenräume den Übertritt der Schallwellen entscheidend behindern würden.

Reflexion und Streuung

Tabelle 2 gibt Reflexionsfaktoren für Grenzflächen zwischen 2 homogenen Medien mit der entsprechenden akustischen Impedanz an. Diese Homogenität gilt sicher nicht für biologisches Gewebe. Dieses erweist sich mit seiner Binnen- und Feinstruktur auch mikroskopisch keineswegs als akustisch homogen. Das hat zur Folge, daß nicht nur Organgrenzen abgebildet werden, sondern die Organe auch im Ultraschallbild eine Binnenstruktur aufweisen. Die Beurteilung der Aussagekraft dieser Struktur läßt sich auf 2 Grenzfälle zurückführen.

1. Das Objekt ist deutlich größer als die Wellenlänge: Dieser Fall kann analog zu dem sehr vertrauten Grenzfall der Abbildung durch das Auge behandelt werden:

Tabelle 1. Akustische Impedanzen und Schallgeschwindigkeiten für einige biologischen Medien. (Nach [1, 5])

Medium	Akustische Impedanz		Schallgeschwindigkeit Streubereich [a] [m/s]
	Mittelwert $[10^6 Ns/m^3]$	Streuung [a] $[10^6 Ns/m^3]$	
Haut	2,1	1,9 –2,2	1950
Fett	1,36	1,35–1,41	1450
Muskel	1,7	1,65–1,74	1545–1650
Weichteilgewebe (Mittelwert)	1,63	–	1540
Leber	1.65	1,64–1,68	1545–1560
Milz	1,64	1,60–1,67	1550–1565
Niere	1,61	1,60–1,62	1555–1565
Blut	1,60	1,56–1,62	1530–1570
Wasser (20 °C)	1,49	–	1487
Knochen	7	3,2 –7,8	2200–4100
Luft (20 °C)	0,0004	–	330

[a] Die teils großen Streubreiten ergeben sich nicht nur aus Meßfehlern und individuellen Unterschieden, sondern sind auch physiologisch begründet.

Tabelle 2. Anteil der reflektierten Energie an der Grenzfläche zwischen 2 Medien im Verhältnis zur auftreffenden Energie [a]. (Angaben oberhalb der Diagonalen in %, unterhalb der Diagonalen in dB [b])

	Haut	Fett	Muskel	Weichteilgewebe	Leber	Milz	Niere	Blut	Wasser	Knochen	Luft
Haut		4,6	1,1	1,6	1,4	1,5	1,7	1,8	2,9	29	99,9
Fett	–13		1,2	0,8	0,9	0,9	0,7	0,7	0,2	46	99,9
Muskel	–20	–19		0,04	0,02	0,03	0,07	0,09	0,4	37	99,9
Weichteilgewebe	–18	–21	–34		0,004	0,0009	0,004	0,01	0,2	39	99,9
Leber	–18	–20	–37	–44		0,0009	0,02	0,02	0,3	38	99,9
Milz	–18	–21	–35	–50	–50		0,01	0,02	0,2	38	99,9
Niere	–18	–21	–31	–44	–38	–41		0,001	0,1	39	99,9
Blut	–17	–22	–30	–41	–36	–38	–50		0,1	39	99,9
Wasser	–15	–27	–24	–27	–26	–26	–28	–29		42	99,9
Knochen	– 5	– 3	– 4	– 4	– 4	– 4	– 4	– 4	–4		100
Luft	0	0	0	0	0	0	0	0	0	0	

[a] Die zur Berechnung nötigen akustischen Impedanzen sind aus Tabelle 1 entnommen. Die Angaben sollen lediglich einen Eindruck von der allgemein geringen Größe der Reflexionsfaktoren geben, daher ist nicht weiter geprüft, ob die Grenzflächen anatomisch sinnvoll sind.

[b] Die Dezibel-(dB-)Skala ist ein logarithmisches Maß für Verhältnisse. So entspricht 0 dB dem Verhältnis 1, also 100% der Totalreflexion, –10 dB entsprechen 10% reflektierter Energie, –20 dB entsprechen 1% usw. Vorteil der dB-Skala ist, daß eine große Spannweite von Verhältnissen (über mehrere Größenordnungen) mit einem relativ kleinen Zahlenbereich beschrieben werden kann (Beispiel: 0,0004% = 4/1 000 000 = 4 ppm = –54 dB).

Die Wellenlänge des sichtbaren Lichts ist mit weniger als 1/1000 mm sehr viel kleiner als die uns umgebenden, zur Abbildung gelangenden Objekte. Physikalisch gesehen kommt man mit Begriffen der Strahlenoptik wie „Reflexion" und „Brechung" aus. Die Grenzen dieses Abbildungsmodells erfährt man erst beim Blick durch das Mikroskop, wenn man versucht, Objekte abzubilden, bei denen der zweite Fall zutrifft.

2. Das Objekt hat die Größenordnung der Wellenlänge oder ist kleiner: In diesen Fällen versagt die Strahlenoptik – man verwendet dann andere Abbildungsverfahren wie z. B. das Elektronenmikroskop (was physikalisch eine Verrringerung der zur Untersuchung verwendeten Wellenlänge bedeutet), um wieder die Verhältnisse des ersten Falls zu erreichen. Denn sonst tritt die Wellennatur der zur Abbildung verwendeten Strahlung deutlich hervor – physikalisch charakterisiert mit Begriffen aus der Wellenoptik wie „Beugung" und „Streuung": Man erhält nicht mehr das geometrietreue Abbild des Objektes, sondern das erheblich schwieriger zu interpretierende Beugungsbild.

Welcher Fall trifft nun bei der Abbildung mit Ultraschallwellen im Bereich der medizinischen Diagnostik zu? Die Antwort ist einfach: Beide Fälle! Die verwendeten Wellenlängen liegen im Bereich von einigen 1/10 mm, während die zur Abbildung kommenden Objekte (Inhomogenitäten der akustischen Impedanz) Größen von einigen Zentimetern (z. B. Organe, Gefäße) bis zu wenigen 1/100 mm (z. B. Zellstrukturen) aufweisen. Trotz der einfachen Antwort kompliziert dies die Bildinterpretation erheblich:

Größere Strukturen wie Organe, Gefäße, Knochenoberflächen oder größere Raumforderungen können geometrietreu abgebildet werden (Abb. 5a). Andererseits erscheint die Feinstruktur des Gewebes als komplexe Beugungsstruktur im Bild. Dabei kann man nicht mehr davon ausgehen, daß ein Bildpunkt unbedingt einem Punkt im Objekt zuzuordnen ist (Abb. 5b). Zudem hängt die im Bild gezeigte Struktur auch stark von den Aufnahmebedingungen – und damit auch vom verwendeten Ultraschallgerät – ab.

Gewebsmuster im Ultraschallbild

In der Literatur werden für diese im Bild dargestellten Gewebsmuster häufig Begriffe wie „Textur" oder – in Anlehnung an ähnliche Erscheinungen in der Laseroptik – „Specklemuster" verwendet. Wesentlich ist, daß dabei dargestellte Bildpunkte nicht mehr einem anatomischen Objekt entsprechen.

Diese Strukturmuster werden von den Anwendern auch oft hinsichtlich Grundhelligkeit und Körnigkeit mit Begriffen wie „echoarm" bis „echodicht" bzw. „fein-" bis „grobkörnig" beschrieben. Man sollte sich jedoch stets darüber im klaren sein, daß solche Klassifizierungen stark vom verwendeten Wandler und vom Ultraschallgerät abhängen. Auffällig ist dies sofort bei der Abhängigkeit von der Ultraschallfrequenz: Die Wahl einer anderen Frequenz läßt dasselbe Gewebe in einem anderen Strukturmuster im Bild erscheinen. Der physikalische Grund dafür ist vor allem die Veränderung des Verhältnisses von Wellenlänge zu Objektgröße, da mit steigender Ultraschallfrequenz die Wellenlänge abnimmt.

Dieses Verhältnis ändert sich entweder durch Variation der Schallwellenlänge (Frequenz) an derselben Grenzfläche oder durch verschieden rauhe Grenzflächen bei derselben Wellenlänge. Dabei hängt der Begriff „Rauhigkeit" selbst von der verwendeten Wellenlänge ab: Eine für Ultraschallwellenlängen „glatte" und „spiegelnde" Oberfläche kann optisch (bei ca. 1000fach kleinerer Wellenlänge) durchaus noch „rauh" und „diffus streuend" sein (Abb. 6).

Abschwächung der Ultraschallwellen

Sämtliche reflektierten und gestreuten Echoimpulse gehen natürlich zu Lasten des vom Schallwandler abgesandten Pulses, der damit in seiner ursprünglichen Richtung durch räumliche Umverteilung geschwächt wird. Zusätzlich gibt es in biologischem Gewebe noch die starke Abschwächung durch dissipative Umwandlung der Schallenergie in Wärme. Insgesamt ist die Abschwächung so stark, daß dies Konsequenzen bei der Auslegung der Ultraschallgeräte hat (s. Abschn. „Tiefenausgleich", S. 18).

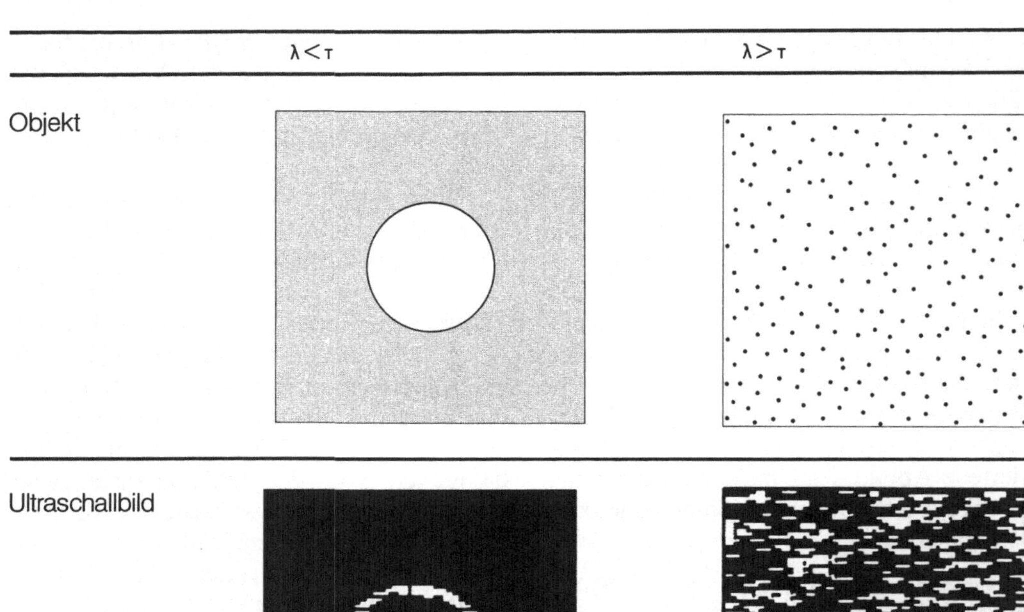

Abb. 5a, b. Objektstrukturen im Ultraschallbild. **a** Objektstrukturen viel größer als die Ultraschallwellenlänge: Objekt wird geometrietreu wiedergegeben; **b** Objektstrukturen klein gegen die Wellenlänge: Objekt wird als Beugungs-(Speckle-)Muster wiedergegeben. Bildpunkte entsprechen hier nicht mehr direkt den Strukturen des Objekts

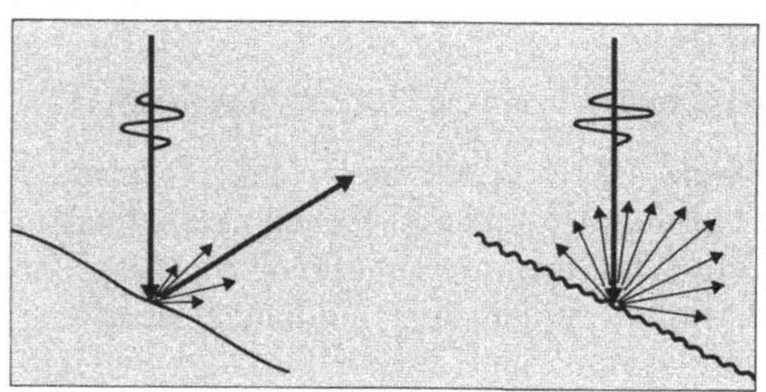

Abb. 6. Streuung von Schallwellen an „rauhen" Oberflächen. Die Rauhigkeit hängt vom Verhältnis Wellenlänge zu Oberflächenwelligkeit ab. Ist das Verhältnis sehr klein, so wird die dann glatte Oberfläche spiegelnde Reflexion liefern. Im umgekehrten Fall wird die dann rauhe Oberfläche eher diffus streuen, wobei allerdings immer Komponenten in Richtung des aussendenden bzw. empfangenden Wandlers dabei sind

Ultraschallapplikator (Ultraschallwandler)

Die Charakterisierung eines Ultraschallwandlers durch den Hersteller erfolgt meistens durch die Angabe der Ultraschallfrequenz, schon seltener durch weitere Angaben über Apertur und Fokussierung, obwohl dies für die Wahl des optimalen Ultraschallwandlers durch den Anwender nützlich wäre. Die Einflüsse dieser und weiterer Parameter sollen im Folgenden deutlich gemacht werden.

Ultraschallfrequenz

In der medizinischen Ultraschalldiagnostik werden Ultraschallimpulse mit einer begrenzten zeitlichen Länge (meist 2–3 Einzelschwingungen) verwendet. Rechnet man daraus die Zahl der Schwingungen pro

Zeiteinheit hoch, so erhält man die Frequenz der Ultraschallwellen. Sie liegt im Bereich von etwa 2–10 MHz, also bei 2–10 Mio. Schwingungen/s. Entsprechend liegt die Dauer der Impulse in der Größenordnung von 1/1 000 000 s.

Die Wellenlängen λ lassen sich aus der Beziehung

$$f \cdot \lambda = c$$

berechnen, wenn man für f die Frequenz und für c die Schallgeschwindigkeit im jeweiligen Medium einsetzt. Das ergibt für den verwendeten Frequenzbereich von 2–10 MHz Wellenlängen im Bereich von 0,8 mm bis hinunter zu 0,15 mm. Als mittlere Schallgeschwindigkeit für biologisches Gewebe ist dabei der Wert für Wasser bei 37 °C von 1540 m/s (5544 km/h) angenommen.

Da die Frequenz bzw. die Wellenlänge sowohl bei der Echoentstehung (s. oben) als auch für die Schallfeldcharakteristik und damit für das Auflösungsvermögen (s. unten) eine zentrale Bedeutung hat, wird der Ultraschallwandler wesentlich durch seine Frequenz charakterisiert.

Apertur

Mit der Apertur eines Schallwandlers bezeichnet man die geometrische Ausdehnung seiner aktiven Fläche. Bei einem kreisförmigen Wandler ist dies der effektive Durchmesser, bei einem rechteckigen sind dies die Kantenlängen. Um eine nicht zu ungünstige Schallfeldcharakteristik (s. unten) zu erhalten, sind die Aperturen üblicherweise nicht kleiner als 20–30 Wellenlängen (also im 1-cm-Bereich), wegen der Applizierbarkeit (zumindest in einer Dimension) meist auch nicht viel größer.

Schallfeldcharakteristik

Die Schallfeldcharakteristik beschreibt die räumliche Ausdehnung der Ultraschallimpulse in der Ausbreitungsrichtung. Ideal wäre hier eine Linie, und dies wurde bei der Beschreibung des Bildaufbaus auch so angenommen. In der Realität kann diese Idealvorstellung bei weitem nicht erfüllt werden. Entsprechend werden die Abweichungen das dargestellte Bild beeinflussen. Bei Auswertung und Interpretation muß daher immer die Schallfeldcharakteristik berücksichtigt werden.

Die räumliche Ausdehnung des Ultraschallimpulses in Ausbreitungsrichtung („axial") wird vorgegeben durch die Zahl der Wellenzüge und ist damit näherungsweise unabhängig von der Tiefe. In der Praxis werden Pulse mit 2–3 Wellenzügen verwendet.

Senkrecht zur Ausbreitungsrichtung („lateral") ändert der Ultraschallimpuls seine Breite deutlich (Abb. 7). Nahe am Wandler hat er dessen geometrische Ausdehnung (20–30 Wellenlängen, s. oben), schnürt sich dann ein und wird anschließend wieder breiter. Entsprechend unterteilt man das Schallfeld in die 3 Bereiche Nahfeld, Fokuszone und Fernfeld:

Nahfeld. Das ist der Bereich, der nahe dem Wandler liegt und eine stark inhomogene Interferenzstruktur zeigt. Dies liegt an den sehr unterschiedlichen Laufwegen von der

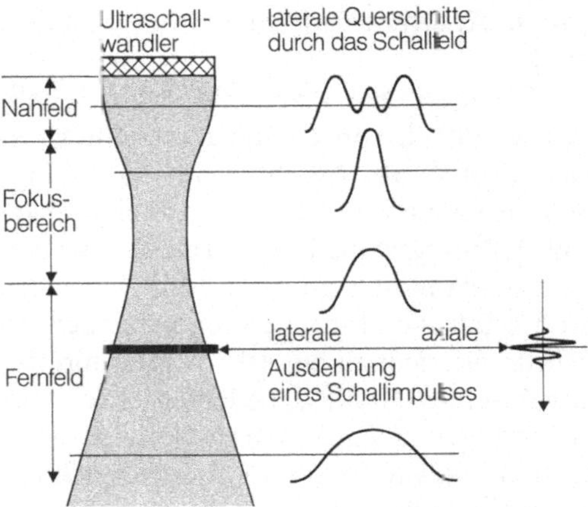

Abb. 7. Schallfeld. Eingezeichnet ist der Bereich, den ein vom Wandler ausgesandter Ultraschallimpuls überstreicht. Dieser Bereich charakterisiert die laterale Auflösung, während die Länge des Impulses die axiale Auflösung bestimmt

Wandlerfläche zu den Punkten des Nahfeldes, die durchaus im Bereich der Pulslänge (2–3 Wellenlängen) sein können. Im Nahfeld liegen also Orte, an denen sich die vom Wandler eintreffenden Wellenzüge praktisch auslöschen können, nahe bei solchen, an denen konstruktive Interferenz vorliegt. Wegen dieser Interferenzstruktur und auch wegen der großen Breite ist der Nahfeldbereich in der Bilddarstellung praktisch nicht auswertbar. Wichtig ist noch, daß die Ausdehnung (Länge) des Nahfelds mit Erhöhung sowohl der Frequenz als auch der Apertur zunimmt.

Fokuszone. Mit zunehmendem Abstand vom Wandler werden die Laufwegdifferenzen immer geringer, d. h., die von verschiedenen Stellen des Wandlers eintreffenden Wellenzüge kommen „in Phase“. Das führt sowohl zu einem Einschnürungseffekt als auch zu einer Intensitätserhöhung – und zwar um so stärker, je größer Apertur und Frequenz sind.

Fernfeld. Bei weiter zunehmendem Abstand vom Wandler verbreitert sich der Ultraschallimpuls kontinuierlich (s. Abb. 7). Dies läßt sich durch einen Öffnungswinkel des Fernfeldes beschreiben. Dieser Öffnungswinkel ist um so kleiner (günstiger), je größer Apertur und Frequenz des Wandlers sind.

Offensichtlich weicht das reale Schallfeld erheblich von der Idealvorstellung einer „Linie“ ab. Möchte man durch Einschnürung im Fokusbereich und einen kleinen Öffnungswinkel im Fernfeld eine bessere Annäherung an diese Linie erreichen und wählt Apertur und Frequenz hoch, so würde dies jedoch ein sehr langes und unerwünschtes Nahfeld bedeuten. Die Auslegung der Schallfeldcharakteristik eines Ultraschallwandlers wird also immer kompromißbehaftet sein.

Fokussierung

Liegt der interessierende Untersuchungsbereich nahe am Wandler, so muß das Nahfeld des Wandlers in einer *Vorlaufstrecke* „versteckt“ werden, so daß der zu untersuchende Bereich mit der Fokuszone beginnt. Man verwendet dazu Flüssigkeiten wie z. B. Wasser oder Kochsalzlösung. Bei extrakorporaler Anwendung werden sie üblicherweise in Kissen gefüllt (oder es werden weiche Kunststoffkissen benutzt). Allerdings kann die Verwendung von Vorlaufstrecken zu zusätzlichen Artefakten im Bild führen (s. S. 24 und Abb. 16b).

Mit zusätzlichen Fokussierungsmaßnahmen kann man über diese „natürliche“ Fokussierung eines Ultraschallwandlers hinaus eine Verkürzung des Nahfeldes und eine weitere Einschnürung im Fokusbereich erzielen:

Mechanische Fokussierung. Sie wird ermöglicht durch die Krümmung der Wandleroberfläche (Hohlspiegeleffekt) oder die Verwendung einer akustischen Linse (Sammellinse). In Analogie zur Optik erhält man die Fokussierungswirkung durch die Verzögerung der achsennahen Strahlen relativ zu den Randstrahlen. Da die Fokussierung durch den Aufbau des Wandlers bereits festgelegt wird, spricht man hier von „Fixfokussystemen“.

Elektronische Fokussierung. Mit elektronischem Aufwand und bei entsprechend feiner Unterteilung des Ultraschallwandlers in viele Einzelelemente läßt sich eine Fokussierung auch an einer ebenen Wandleroberfläche nachbilden. Anstelle der Verzögerung der achsennahen Schallstrahlen durch Vergrößerung des Abstands (Krümmung) oder durch Veränderung der Schallgeschwindigkeit (Sammellinse) wie bei der mechanischen Fokussierung geschieht dies hier durch eine entsprechend verzögerte elektronische Ansteuerung. Der Vorteil der elektronischen Fokussierung liegt darin, daß man die Fokuseinstellung im Betrieb über große Bereiche variieren kann. Zusätzlich hat man bei Mehrelementwandlern noch die Möglichkeit, die Größe der Apertur zu variieren, indem man die Zahl der Elemente in der aktiven Gruppe ändert. Auch dies geht natürlich in die Fokussierung ein.

Mehrelementwandler wie Linear-, Konvex- oder Phased-array-Applikatoren bieten in der Regel die Möglichkeit der elektronischen Fokussierung. Allerdings kommen sie nicht ohne eine mechanische Fokussierungsmaßnahme aus: In der Schichtdickenrichtung, also in der „dritten Dimension" des zweidimensionalen Schnittbildes, sind sie üblicherweise mechanisch fest fokussiert. Das führt natürlich bei Variation der elektronischen Fokussierung, die in der Schnittebene wirkt, zu „Astigmatismuseffekten".

Sende- und Empfangsfokussierung. Bei elektronischer Fokussierung ist die Sende- und Empfangsfokussierung getrennt zu betrachten: Während beim Absenden des Ultraschallimpulses (Sendefall) eine feste Apertur und Fokussierung gewählt werden muß, da der sich ausbreitende Impuls nicht mehr vom Wandler beeinflußbar ist, kann im Empfangsfall dynamisch fokussiert werden. Das bedeutet, daß – durch entsprechende elektronische Steuerung der Einzelelemente – der auf Empfang geschaltete Wandler auf die jeweilige Tiefe, aus der die Echos aktuell ankommen, optimal scharfgestellt wird. Mit dieser Kombination von Sende- und Empfangsfokussierung unter Einschluß einer Apertursteuerung lassen sich im Moment die besten Bildergebnisse bei den elektronisch fokussierbaren Applikatoren erzielen.

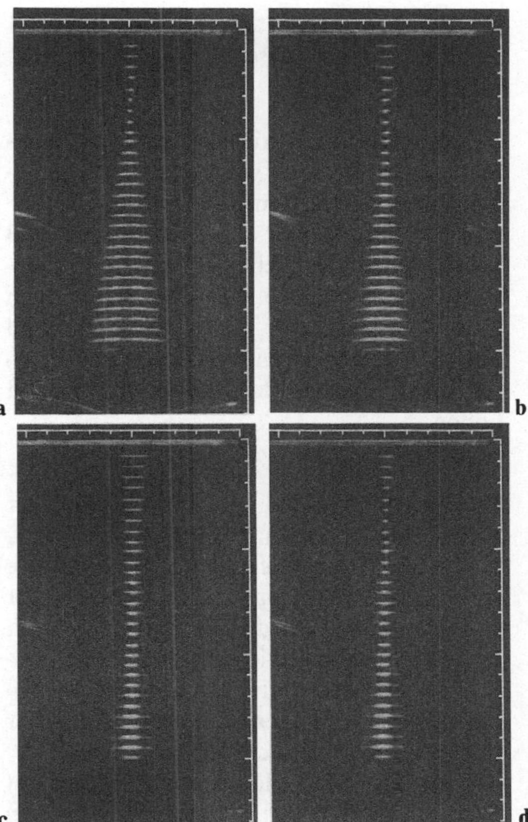

Abb. 8a–d. Auflösung im Ultraschallschnittbild. Als Objekt dienen senkrecht zur Schnittebene gespannte Drähte mit einem Durchmesser von 50 µm (!), die im Bild einen Eindruck von der lateralen Ausdehnung des Schallfelds geben und dort entsprechend breit abgebildet werden. Die Einzelbilder sind mit verschiedenen (elektronischen) Fokuseinstellungen aufgenommen (Applikatortyp: Linear array). **a** Nahliegender Fokus, **b** mittlerer Fokus, **c** tiefliegender Fokus. In allen 3 Fällen läßt sich deutlich die Schallfeldstruktur mit Nahfeld, Fokuszone und Fernfeld erkennen. **d** Elektronisch zusammengesetztes Bild aus den jeweils besten Abschnitten aus **a–c** mit dem Vorteil einer etwa gleichmäßigen Auflösung. Nachteilig ist, daß zum Aufbau eines Bildes 3 Bilder aufgenommen werden müssen (Herabsetzung der Bildfrequenz)

Auflösungsvermögen

Das Auflösungsvermögen spielt bei jedem Abbildungssystem eine entscheidende Rolle: Dabei geht es um die Frage, welchen minimalen Abstand 2 gleichartige Objekte haben müssen, damit sie im Bild gerade noch getrennt wiedergegeben werden können. Die räumliche Ausdehnung des Ultraschallimpulses, die durch die Schallfeldcharakteristik beschrieben wird, legt bereits im wesentlichen das Auflösungsvermögen fest. Entsprechend findet sich das Schema von Abb. 7 im Ultraschallbild (Abb. 8) wieder.

Dabei erkennt man auch in Abb. 8 sofort den Unterschied zwischen axialer und lateraler Auflösung.

Axiale Auflösung. Axial – also in Schallausbreitungsrichtung – wird das Auflösungsvermögen von der Länge des Ultraschallimpulses bestimmt. Diese beträgt typisch 2–3 Wellenlängen. Durch die Puls-Echo-Methode ist das axiale Auflösungsvermögen eher noch günstiger, da wegen Hin- und Rücklauf hintereinanderliegende Reflektoren beim Empfang den doppelten Abstand haben.

Laterale Auflösung. Das laterale Auflösungsvermögen wird entsprechend von der Breite des Ultraschallimpulses bestimmt. Aus Abb. 8 ist zu ersehen, daß diese Breite stark tiefenabhängig ist. Im Bereich der stärksten Einschnürung beträgt sie typisch 4–5 Wellenlängen; dieser Bestwert wird üblicherweise herstellerseitig angegeben, obwohl er das Bildergebnis offensichtlich nur unzureichend charakterisiert.

Aus der Wellenlängenabhängigkeit ist zu ersehen, daß das Auflösungsvermögen einerseits mit kleinerer Wellenlänge, d. h. mit steigender Frequenz, zunimmt und andererseits lateral insgesamt ungünstiger ist als axial.

Kontrastauflösung. Bisher wurde der Begriff des Auflösungsvermögens wie in anderen Abbildungssystemen verwendet. In der Ultraschalldiagnostik kommt jedoch häufig noch das Problem dazu, daß man dicht beieinander liegende Echos mit hohem Dynamikabstand, d. h. sehr große dicht neben sehr kleinen Echos, differenzieren möchte. Hierfür ist entscheidend, wie scharf der Rand des Schallfeldes aussieht, d. h., wie schnell der vom Ultraschallimpuls erzeugte Druck an seinen Rändern gegen Normalwerte abfällt. Je schärfer diese Randzone ausgebildet ist, desto eher lassen sich dort bereits wieder kleinere Echos neben größeren darstellen. Entscheidend für eine solche „Kontrastauflösung" ist vorwiegend die Qualität des Ultraschallwandlers.

Ultraschalleistung

Auch die abgegebene Ultraschalleistung gehört zu den Eigenschaften des Ultraschallwandlers. Der zeitlich gemittelte Wert dafür liegt niedrig, da das Aussenden der Ultraschallenergie pulsförmig erfolgt: Gegenüber der zeitlichen Länge des Sendepulses ist der Wandler danach etwa die 500- bis 1000fache Zeit nur auf den Empfang der Echos geschaltet. Zur Charakterisierung vor allem möglicher thermischer Effekte wird häufig der räumliche Spitzen- und zeitliche Mittelwert, der sog. SPTA-Wert (spatial peak temporal average), verwendet. In kaum dämpfenden Medien wie z. B. Wasser tritt er im Gebiet der Fokuszone auf und liegt für Geräte der medizinischen Ultraschalldiagnostik im Bereich von 10–100 mW/cm^2. In biologischem Gewebe wird dieser Wert dann bei weitem nicht mehr erreicht, da dort eine starke Abschwächung der Ultraschallimpulse durch Absorptionsverluste vorliegt.

Sicherheitsaspekte

Gerätesicherheit

Zur Gerätesicherheit gehört vor allem die elektrische Sicherheit. Der Anwender kann davon ausgehen, daß die kommerziell erhältlichen Geräte und Applikatoren für ihren spezifizierten Anwendungsbereich so gebaut sind, daß sie sowohl die Sicherheit des Untersuchten als auch des Untersuchers gewährleisten. Die vorstellbaren Fehlerfälle sind in der Regel doppelt abgesichert. Das heißt aber auch, daß bei Auftreten eines Fehlers die Absicherung nur noch einfach ist und sich bei Auftreten eines weiteren Fehlers Gefährdungsmöglichkeiten ergeben können. So sollte z. B. der Anwender einen beschädigten Applikator nicht weiterverwenden, da es hier am ehesten zu einem Kontakt mit spannungsführenden Teilen kommen kann.

Sicherheit der Methode

Die medizinische Diagnostik mit Ultraschall wird seit mehr als 25 Jahren angewendet, ohne daß bisher eine dadurch erfolgte Schädigung erkannt oder nachgewiesen worden wäre. Allerdings ist die Harmlosigkeit eines Verfahrens prinzipiell nicht beweisbar, so daß nur mit immer verfeinerten Methoden auf potentielle Schädigungsmöglichkeiten geprüft werden kann. Als zentrale Stelle für zur Sammlung derartiger Informationen ist von der Europäischen Gesellschaft für Ultraschall in der Medizin (EFSUMB) eine Kommission eingesetzt worden, der namhafte unabhängige Wissenschaftler angehören, und deren Aufgabenstellung sich auch im Namen der Gruppe ausdrückt: „Watchdog Group". Eine allgemein anerkannte und von dieser Gruppe unterstützte Empfehlung (zuletzt erneuert im November 1988 [3]) für die Verwendung der Ultraschalldiagnostik stammt vom Amerikanischen Institut für Ultraschall in der Medizin (AIUM), die in der Übersetzung der Fassung vom Oktober 1978 (zuletzt erneuert 1983) lautet:

> Im Frequenzbereich von wenigen MHz hat es bis jetzt keine gesicherten, eindeutigen biologischen Wirkungen gegeben, wenn Gewebe von Säugetieren Intensitäten (SPTA) von weniger als 100 mW/cm^2 ausgesetzt war. Solche Wirkungen konnten auch bei höheren Intensitäten dann nicht gefunden werden, wenn bei Beschallungszeiten zwischen 1 bis 500 Sekunden das Produkt aus Intensität (SPTA) und Beschallungszeit kleiner als 50 $Joule/cm^2$ war.

Die Ultraschallintensitäten (SPTA) bei den handelsüblichen Geräten für die medizinische Diagnostik liegen im Bereich von 10 bis 100 mW/cm^2, sie sind also für die zeitlich unbegrenzte Anwendung zugelassen. Vergleichsweise seien hier noch die therapeutische Anwendung mit etwa 10- bis 500facher Ultraschalleistung und die Sonneneinstrahlung an einem schönen Sommertag mit ebenfalls 100 mW/cm^2 angeführt. Eine umfangreiche Zusammenfassung zu potentiellen Schädigungsmechanismen findet man in der Literatur, z. B. bei H.D. Rott [4].

Ultraschallgerät und Grundzüge der Signalverarbeitung

In den vorhergehenden Abschnitten erschien es jeweils günstig für Abbildungseigenschaften wie Auflösung und Schallfeldcharakteristik, mit möglichst kleinen Wellenlängen, d. h. mit möglichst hoher Frequenz, zu arbeiten. Wie jedoch in Abb. 9 dargestellt, bedeuten höhere Frequenzen wiederum geringere Eindringtiefen. Hier ist also dem Frequenzbereich nach oben eine Grenze gesetzt.

Eindringtiefe

Durch „innere Reibung" wird in biologischem Gewebe die Ultraschallenergie rasch in Wärme umgesetzt, und zwar um so rascher, je höher die Frequenz der Ultraschallwellen ist.

Modellmäßig läßt sich dieser Sachverhalt durch ein Exponentialgesetz beschreiben:

$$p(z) = p_0 \cdot e^{-\{a f z\}}$$

Dabei ist $p(z)$ der Schalldruck in der Tiefe z, p_0 der Anfangsdruck, a der Absorptionskoeffizient und f die Frequenz. Ganz analog zu anderen Vorgängen, die einem Exponentialgesetz gehorchen, läßt sich auch hier eine „Halbwertsgröße", die „Halbwertstiefe", definieren. Das ist der Laufweg, nach dem der Schalldruck jeweils auf den halben Wert zurückgeht. Entsprechend dem angegebenen Zusammenhang nimmt diese Halbwertstiefe mit der Frequenz ab. Sie beträgt bei 3,5 MHz etwa 2 cm, bei

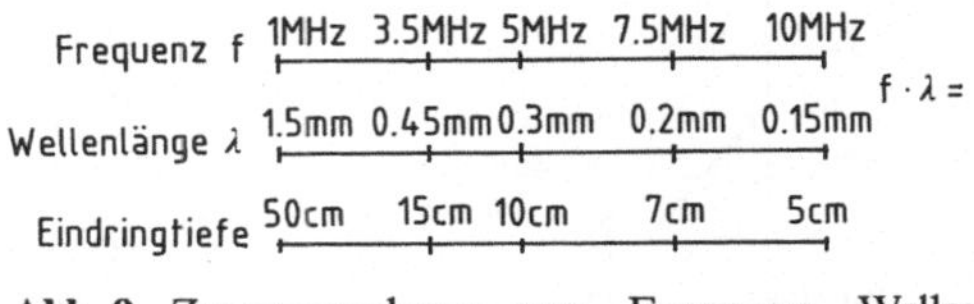

Frequenz f	1MHz	3.5MHz	5MHz	7.5MHz	10MHz
Wellenlänge λ	1.5mm	0.45mm	0.3mm	0.2mm	0.15mm
Eindringtiefe	50cm	15cm	10cm	7cm	5cm

$f \cdot \lambda = c$

Abb. 9. Zusammenhang von Frequenz, Wellenlänge, Eindringtiefe: Frequenz und Wellenlänge hängen über die Schallgeschwindigkeit zusammen, die begrenzte Eindringtiefe in biologischen Medien ist eine Folge der starken und frequenzabhängigen Dämpfung

5 MHz ca. 1,3 cm und bei 7 MHz nicht einmal mehr 1 cm! Nicht zu vergessen ist noch, daß nicht nur der vom Wandler abgesandte Impuls der Schwächung unterliegt, sondern auch die zum Wandler zurückkehrenden Echos. Das heißt beispielsweise, daß ein idealer Reflektor in nur 10 cm Tiefe bei einer Frequenz von 5 MHz ein Echosignal liefert, daß mindestens um den Faktor

$$2^{\frac{2 \cdot 10}{1,3}} = 2^{15,4} = 43\,000$$

kleiner ist als das Ursprungssignal. Durch diese rapide Abnahme der Nutzsignale bis auf das Niveau des Rauschens wird letztlich die Eindringtiefe begrenzt.

Nun sei daran erinnert, daß im B-Bild die Echoamplituden dargestellt werden (s. S. 6). Da diese durch die Dämpfung exponentiell abnehmen, würde dies bedeuten, daß das Bild wandlernah hell und in der Tiefe dunkel wäre. Um dies zu vermeiden, und um das Bild auch bis zur Rauschgrenze darzustellen, ist in den Geräten eine technische Hilfe vorgesehen – der Tiefenausgleich oder die „TGC-Regelung".

Abb. 10a–c. Effekt der TGC-Regelung. **a** Rückgang der empfangenen Echohöhen in logarithmischer Darstellung, **b** Verlauf der TGC-Verstärkung mit der Laufzeit der Echos und damit mit der Tiefe, **c** resultierende Echohöhen nach der TGC-Verstärkung (gleichbleibendes Niveau ergibt gleichmäßigen Helligkeitseindruck über die gesamte Bildtiefe)

Tiefenausgleich

Abbildung 10a zeigt die Abnahme der Echohöhen in einem logarithmischen Maßstab. In dieser Darstellung erscheint der exponentielle Abfall als ein linearer. Zusätzlich ist auch die Signaldynamik eingetragen als Unterschied zwischen den höchsten möglichen Amplituden (idealer Reflektor) und den kleinsten sinnvoll darstellbaren. Sie charakterisiert akustisch das maximale Verhältnis zwischen „laut" und „leise", entsprechend im Bild dann zwischen der höchsten Graustufe (weiß) und der niedrigsten, die erkennbar ist.

Zum Ausgleich der Verluste durch Dämpfung wird beim Empfang der Echos – und zwar Bildzeile für Bildzeile – die Verstärkung der Echoamplituden mit zunehmender Zeit (und damit tiefenabhängig) hochgefahren (Abb. 10b). Man spricht dabei von der Tiefenausgleichsverstärkung oder TGC (bzw. DGC): von „time (bzw. depth) gain compensation".

Als Ergebnis erhält man über den gesamten nutzbaren Tiefenbereich bis zur Rauschgrenze (maximale Eindringtiefe) die verstärkten Echoamplituden auf gleichbleibendem Niveau und bei voller Signaldynamik (Abb. 10c). Das bedeutet eine gleichmäßige Grundhelligkeit über die gesamte Bildtiefe – ein entsprechend homogenes Untersuchungsgebiet vorausgesetzt.

Das Anheben der Verstärkung erfolgt automatisch. Nur der Verlauf der Verstärkungskurve ist vom Anwender am Gerät

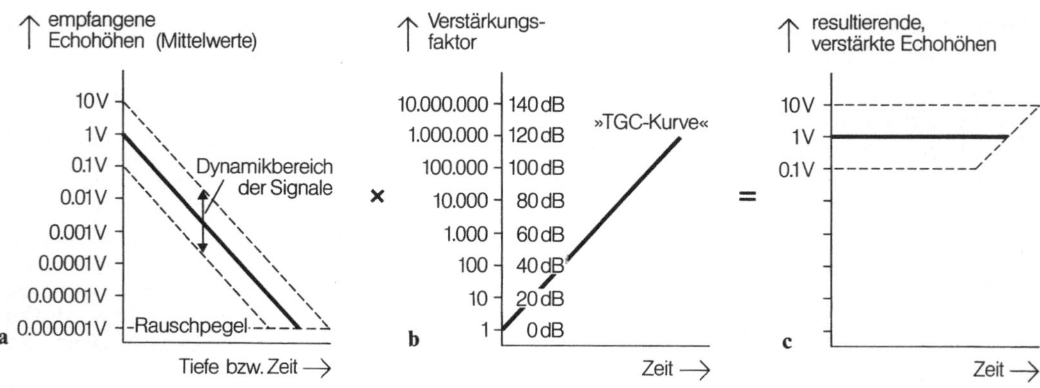

einzustellen. Je nach Untersuchungsgebiet wird er nicht so idealisiert aussehen wie in Abb. 10. In Praxis ist das Dämpfungsprofil meist sehr komplex und auch individuell sehr unterschiedlich. Letztlich heißt das, daß der Untersucher den Verstärkungsverlauf (die TGC-Kurve) aufgrund seiner Erfahrung jeweils individuell einstellen muß. Fehler bei der TGC-Einstellung führen durch Verlust an Signaldynamik zu verminderter Bildqualität. Erkennbar wird dies am Verlust der Differenzierbarkeit von ansonsten gut unterscheidbaren Echos. Optimal ist die TGC eingestellt, wenn in jeder Bildtiefe einerseits nur wenige Echos voll als weiß erscheinen und andererseits ein Rauschen (das sich als statistische Erscheinung als unkorreliertes Flimmern im Bild bemerkbar macht) noch nicht merkbar auftritt.

Entstehung einer Ultraschallbildzeile

Mit den bisherigen Kenntnissen läßt sich nun die Entstehung einer Ultraschallbildzeile vom Abschicken des Sendeimpulses bis zur Darstellung der Bildzeile auf dem Monitor mühelos verfolgen. Dies wird am Beispiel einer Ultraschallbildzeile in Abb. 11 gezeigt:

Dabei werden 5 gleichartige Reflektoren in einem dämpfenden Medium vor dem Ultraschallwandler angenommen. Zunächst wird ein Ultraschallimpuls in das Untersuchungsgebiet abgeschickt, der nacheinander die Positionen der Reflektoren erreicht und dort Echoimpulse auslöst. Diese kehren zum Wandler zurück und werden dort registriert. Wegen der Dämpfung werden die später eintreffenden Echos kleiner sein als die, die von den näher liegenden Reflektoren stammen (Abb. 11 b). Über den Tiefenausgleich (TGC) werden – richtige Anpassung an das Dämpfungsverhalten des Mediums vorausgesetzt – die späteren Echos wieder angehoben, so daß Echosignale von gleichartigen Reflektoren gleiche Höhe haben (Abb. 11 c). Ein einzelner Echoimpuls enthält noch 2–3 Schwingungen. Würde er bereits jetzt in das B-Bild umgesetzt, würde ein Reflex im Bild entsprechend aus 2–3 Punkten bestehen. Ziel muß nun sein, daß ein einzelner Echoimpuls auch als ein einziger Reflex im Bild erscheint. Dazu wird die „Einhüllende" der Echosignale gebildet (Abb. 11 d). Dieser Vorgang wird „Demodulation" der Hochfrequenz-(HF-)Signale genannt. Abbildung 11 e zeigt dann noch schematisch die Umsetzung der Echoamplituden in Helligkeitswerte entlang der Bildzeile.

Processing

Ziel ist letztendlich die Darstellung der Bildzeilen als Gesamtbild auf dem Videomonitor. Das gängige Fernsehsystem arbeitet mit etwa 500 horizontalen Zeilen. Da nun die Ultraschallbildzeilen i. allg. weder parallel zu den Fernsehzeilen sind noch deren Abstand haben, muß ein Zwischenspeicher für das Ultraschallbild geschaffen werden mit der Anforderung, daß die Bildzeilen einerseits entsprechend den Aufnahmebedingungen eingeschrieben werden können, andererseits das Ultraschallbild videogerecht ausgelesen werden kann.

Dieser Speicher hat in einem Ultraschallgerät eine ganz zentrale Bedeutung: Zum einen bestimmt er durch seine Größe die Maximalzahl der im Bild darstellbaren Punkte (z. B. 512 × 512) und damit auch die darstellbare Auflösung. Andererseits bestimmt er durch die Speichertiefe (oft auch als „Bit-Tiefe" bezeichnet) die Maximalzahl der darstellbaren Echohöhen. So kann z. B. ein Speicher mit der „Tiefe" von 6 Bit nur 64 ($=2^6$) Zahlenwerte darstellen, also die ganzen Zahlen von 0 bis 63. Dem würden 64 differenzierbare Graustufen im Bild entsprechen.

Preprocessing. Beim Einschreiben der Ultraschallzeile in den Speicher tritt folglich ein großer Informationsverlust auf. Denn während vorher die Echosignale jeden beliebigen Wert haben konnten (nur begrenzt durch die Signaldynamik von etwa 500),

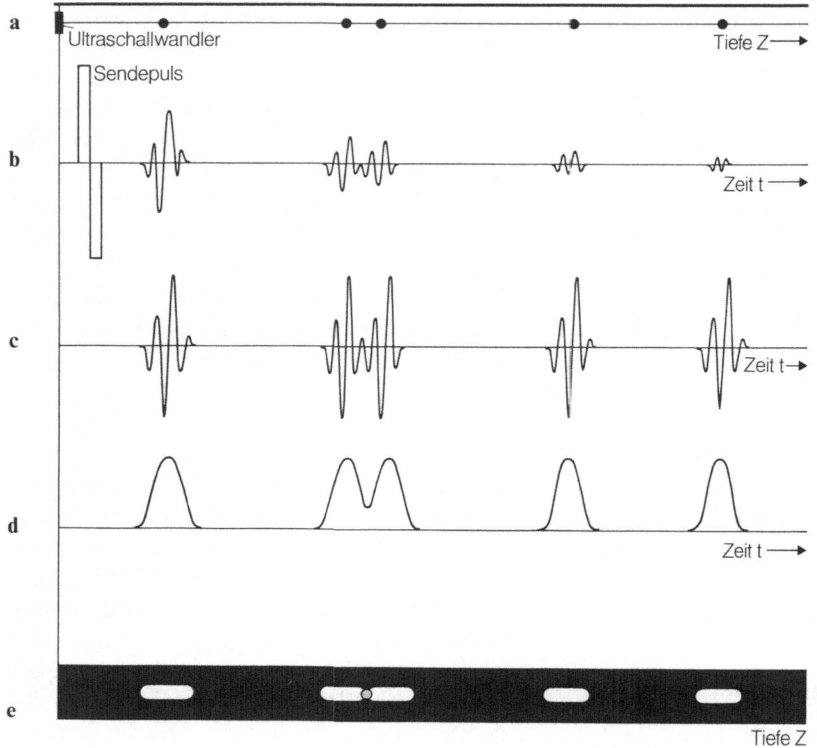

Abb. 11 a–e. Entstehungsgeschichte einer Ultraschallbildzeile. **a** Geometrische Position der Reflektoren; **b** Sendepuls und zurückkehrende Echos (von gleichartigen Reflektoren, wegen Dämpfung aus der Tiefe kleiner); **c** Echosignale nach TGC (Ausgleich der Dämpfung); **d** Gleichrichtung der Echosignale (Demodulation) und Bildung der „Einhüllenden"; **e** Grauwertdarstellung in der Bildzeile

können sie nach der Digitalisierung im Speicher nur noch die diskreten Werte der ganzen Zahlen zwischen z. B. 0 und 63 annehmen. Diese Abbildung vom kontinuierlichen Werteraum auf den diskreten des Speichers geschieht mittels einer Kennlinie (Abb. 12), für die sich der Name „Preprocessing" eingebürgert hat. Auch weitere kosmetische Operationen wie Kantenanhebungen (enhancement) sind an dieser Stelle realisierbar. Oft wird eine Kennlinie verwendet, die die Differenzierung kleinerer Echos bevorzugt, d. h., dieser Bereich wird zuungunsten der Darstellung größerer Echos, die auf einen kleineren Darstellungsbereich komprimiert werden, gespreizt. Diese Kennlinie ist auf die Probleme der Weichteildiagnostik abgestimmt.

Postprocessing. Für die Darstellung der aus dem Speicher ausgelesenen Zahlenwerte als Grauwerte auf dem Monitor bieten viele Geräte noch eine weitere (Nachverarbeitungs-) Kennlinie an, das „Postprocessing". Ein Zugewinn an Information findet hier kaum mehr statt, es läßt sich nur die im Speicher vorhandene Information manipulieren in der Art, daß vorhandene Kontraste verstärkt dargestellt werden.

Geräteklassen

Das Spektrum der Geräte für die medizinische Ultraschalldiagnostik läßt sich in vieler Hinsicht unterteilen. Orientiert man sich an äußeren Anforderungen, kann das beginnen mit der Unterteilung nach Handlichkeit, also nach tragbaren oder fahrbaren Geräten, und über Bedienungskomfort

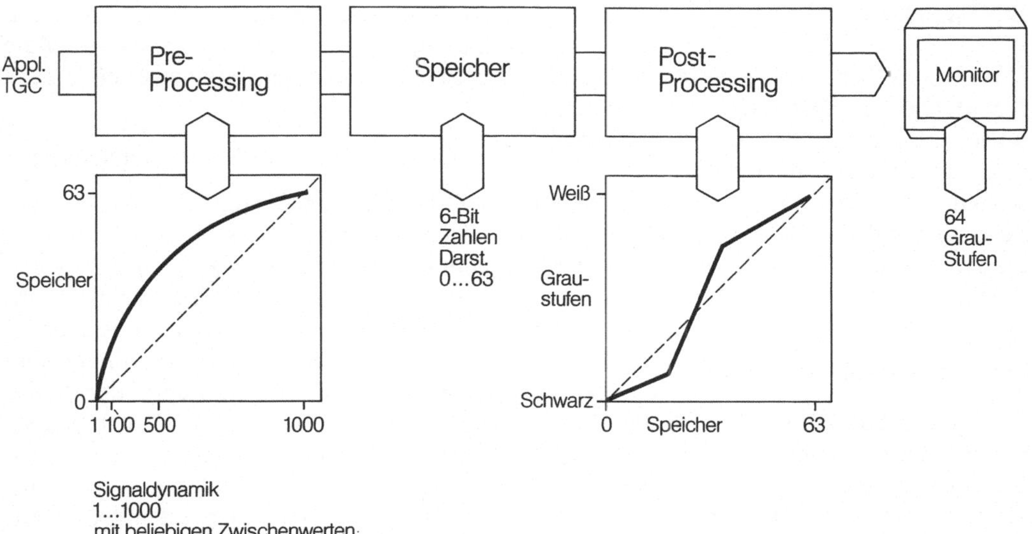

Abb. 12. Signalverarbeitungskennlinien. Die Preprocessingkennlinie wandelt die Echoamplituden in diskrete Zahlenwerte um. Sie kann z. B. zur Kantenanhebung auch einen nichtlinearen Verlauf haben. Der Speicher ist notwendig zur Aufnahme und Anordnung der Ultraschallbildzeilen unabhängig vom Wiedergabesystem (Fernsehzeilen auf dem Videomonitor). Die Postprocessingkennlinie weist den diskreten Zahlenwerten im Speicher diskrete Grauwerte auf dem Bildschirm zu

und Serviceangebot bis zum Preis reichen. Nach technischen Gesichtspunkten oder unter dem Aspekt einer Bildqualität mag nach Frequenzbereichen, Fokussiermöglichkeiten, Aperturen bzw. Maximalzahlen von Elementen in einer aktiven Gruppe klassifiziert werden, wobei der Preis in der Regel an den elektronischen Aufwand gekoppelt ist.

Letztlich müssen es jedoch für den Anwender die Zielgebiete und die diagnostische Fragestellung der Untersuchung sein, die – unter den gegebenen Rahmenbedingungen – über die Wahl eines Gerätetyps entscheiden. Von daher sind im wesentlichen 3 Fragen zu beantworten:

1. Applikatortyp: Reicht eine der Scanarten (Linear oder Sektor) aus, oder ist der Einsatz eines Kombinationsgerätes sinnvoller, das beide Bildformate und damit den Anschluß verschiedener Applikatortypen ermöglicht? Außerdem ist zu klären, ob geeignete Sonderausführungen von Applikatoren für den interventionellen oder intraoperativen Einsatz zur Verfügung stehen.

2. Frequenzbereich: Die Tiefenlage der Untersuchungsgebiete legt wegen der frequenzabhängigen Dämpfung jeweils die obere Grenze für die zu wählende Ultraschallfrequenz fest. Andererseits wird die diagnostische Fragestellung in der Regel eine möglichst hohe Auflösung und damit Ultraschallfrequenz fordern. Der intraoperative Einsatz wird in der Regel die Forderung nach einer Frequenz von 7,5 MHz einschließen.

3. Signalverarbeitung: Hierbei geht es nicht nur um die Differenzierbarkeit von Echoamplituden und Kontrastverstärkungen im B-Bild, sondern auch um die Möglichkeit, aus den Echosignalen Dopplerinformation über dynamische Flußvorgänge im Untersuchungsgebiet zu erhalten (s. S. 27 ff.). Weitere Anforderungen an das Gerät sind Auswerte- und Dokumentationsmöglichkeiten, die die Behandlung routinemäßiger Fragestellungen vereinfachen.

Bilddarstellung

Das letzte Glied und gleichzeitig Ziel der Signalverarbeitungskette ist der Videomonitor, auf dem das abgetastete Schnittbild dem Untersucher präsentiert wird. Dort sollten die gewonnenen Informationen möglichst vollständig, unverfälscht und der diagnostischen Fragestellung angepaßt erscheinen.

Dargestellte Information

Das Ultraschallschnittbild gibt die akustischen Eigenschaften des Untersuchungsgebietes wieder. Diese korrelieren nicht unbedingt mit dem optischen Bild: So präsentiert sich z. B. Blut im Ultraschallbild praktisch genauso echoleer wie Wasser. Brächte man dagegen optisch kaum sichtbare Mikroluftbläschen in das Blut, so würde man plötzlich eine starke Echostruktur aus dem Blut erhalten. Grund sind die einerseits sehr ähnlichen akustischen Eigenschaften von Blut und Wasser und andererseits drastische Unterschiede im Vergleich zu Luft.

Die dargestellte akustische Information ist der Unterschied der akustischen Wellenwiderstände (akustische Impedanz) an den Grenzflächen im Medium – und zwar sind die Echos um so stärker, je mehr die akustischen Impedanzen differieren. Die Wellenlängenabhängigkeit der Abbildung wurde bereits ausführlich diskutiert (s. S. 9ff.). Zusammenfassend kann man sagen, daß Objekte, die groß gegen die Wellenlänge sind, im Rahmen der möglichen Auflösung geometrietreu wiedergegeben werden. Bei den im Bild dargestellten Gewebsmustern muß man jedoch davon ausgehen, daß die Bildpunkte weder anatomischen noch akustischen Strukturen entsprechen, da die zur Bilderzeugung beitragenden Objekte klein gegen die Wellenlänge oder allenfalls mit ihr vergleichbar sind und so nur über Beugungseffekte in Erscheinung treten.

Obwohl Ultraschallwandler und Gerät die Darstellung dieser Gewebsmuster stark beeinflussen, ist der Beitrag der abgebildeten Strukturen immer noch so dominant, daß sich Unterschiede der dargestellten Muster diagnostisch gut auswerten lassen.

Grundannahmen für die Bilddarstellung

Für die Wiedergabe und den Aufbau des Ultraschallschnittbildes werden bestimmte Annahmen gemacht, die in der Regel – mangels Vorkenntnissen über das Untersuchungsgebiet – stark vereinfacht und idealisiert sind. Die wesentlichen Annahmen sind in Tabelle 3 gelistet und den realen Gegebenheiten in biologischen Medien gegenübergestellt. Die dabei auftretenden Abweichungen führen zu Bildfehlern (Artefakten), die jedoch bei entsprechender Erfahrung vom Anwender teilweise sogar diagnostisch verwertet werden können.

Artefakte

Artefakte im Ultraschallbild sind die Folgen von Verstößen gegen die genannten idealisierten Voraussetzungen beim Bildaufbau (s. Tabelle 3). Ein Teil dieser Verstöße ist verfahrensbedingt, und zwar durch die unvollkommene, modellhafte Beschreibung des Ausbreitungsverhaltens mangels besseren Wissens und Vorkenntnissen über das Untersuchungsgebiet. Ein weiterer Teil der Verstöße hat seine Ursache in der technischen Realisierung des Verfahrens, wobei die Randbedingungen des schnellen Bildaufbaus und der Finanzierbarkeit der Geräte zu berücksichtigen sind. Schließlich kann auch der Anwender die Entstehung von Artefakten begünstigen oder sie verstärkt in Erscheinung treten lassen durch eine ungünstige Geräteeinstellung, aber auch durch eine ungünstige Applikation. Wo Artefakte diagnostisch auswertbar sind, kann der Anwender sie auch ganz bewußt provozieren.

In den folgenden schematischen Abbildungen sind die wesentlichsten Artefakte mit einer kurzen Erläuterung der Ursachen zusammengestellt. Als Beispiel dient hier ein Applikator vom Typ Linear array. Na-

Tabelle 3. Idealisierte Grundannahmen für den Bildaufbau gegenüber den in biologischen Medien vorliegenden (physikalischen) Bedingungen

Idealisierte Grundannahmen	Reale Bedingungen in biologischen Medien
1. Schallimpuls läuft mit definierter Richtung	Ablenkung durch Reflexion und/oder Brechung (unterschiedliche Schallgeschwindigkeiten)
2. Zurückkehrende Echos sind nur ein einziges Mal reflektiert worden	Mehrfachreflexionen bei starken Reflektoren (vor allem bei Luft und Knochen)
3. Schallimpulse breiten sich strahlenförmig aus	Schallfeld hat eine (tiefenabhängige) laterale Ausdehnung
4. Schallimpulse unterliegen einem konstanten Dämpfungskoeffizienten	Dämpfungskoeffizienten von nahe 0 bis −4 dB/(MHz · cm)
5. Schallimpulse laufen mit konstanter Schallgeschwindigkeit von 1540 m/s	Schallgeschwindigkeiten von 1400 m/s (Fett) bis zu 4200 m/s (Knochen)
6. Schallimpulse haben eine begrenzte Reichweite	Bei schwacher Dämpfung (Vorlaufstrecken!) und starken Reflektoren können „Geisterechos" wegen fehlender Zuordnung von Echo und Sendepuls entstehen

türlich sind die Artefakte keineswegs an diesen Typ gebunden und treten bei anderen Typen prinzipiell in entsprechender Weise auf.

In Tabelle 3 ist Annahme Nr. 1, daß der Schallimpuls sich längs einer definierten Richtung ausbreitet, die der im Bild dargestellten Zeile entspricht. Trifft er in dieser Richtung auf eine Sprungstelle der akustischen Impedanz, so wird davon ausgegangen, daß der Schallimpuls (geschwächt) in seiner ursprünglichen Richtung weiterläuft, während der reflektierte Anteil der Energie als Echo zum Wandler zurückkehrt (Abb. 13a).

Ist nun der Impedanzsprung an einem Hindernis (z. B. Knochen, Luft) zu groß, so kommt es praktisch zu einer Totalreflexion. Folge ist, daß der Bereich hinter dem Hindernis vom ausgesandten Schallimpuls nicht erreicht und dementsprechend auch nicht abgebildet werden kann (Abb. 14). Der Ort des Hindernisses kann dabei hell oder auch gar nicht im Bild erscheinen, je nachdem, ob der Reflektor den Impuls zum aussendenden Wandler zurückspiegelt (Abb. 14a) oder nicht (Abb. 14b).

Entsprechend kann ein Objekt, dessen Begrenzungsflächen nur teilweise senkrecht

Abb. 13a–d. Reflexion und Transmission. **a–c** Der reflektierte Anteil nimmt mit zunehmendem Auftreffwinkel auf eine Grenzfläche zu, während der hindurchgehende Anteil abnimmt. **d** Grenzen Medien mit unterschiedlicher Schallgeschwindigkeit aneinander, so erhält man bei schrägem Auftreffen zusätzlich Brechungseffekte

a
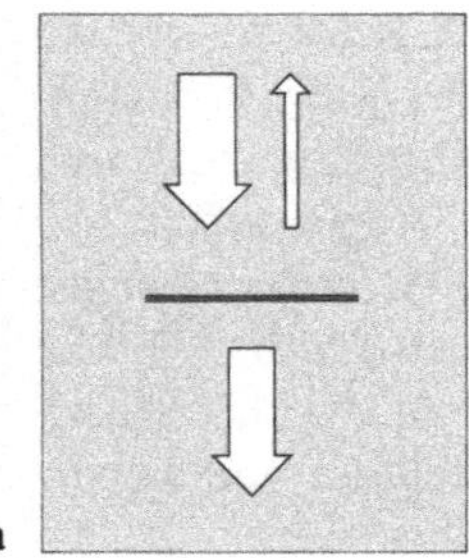

b
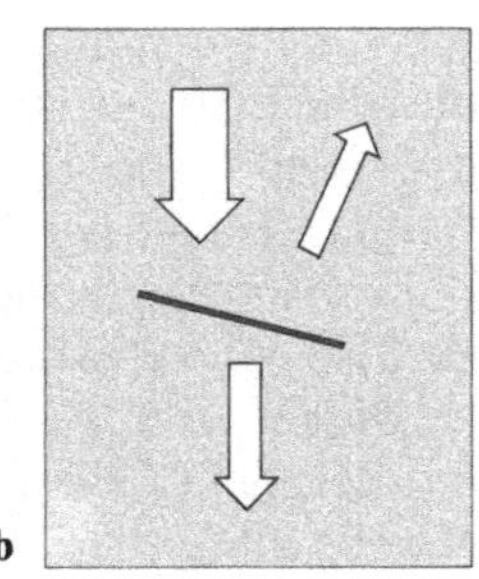

c
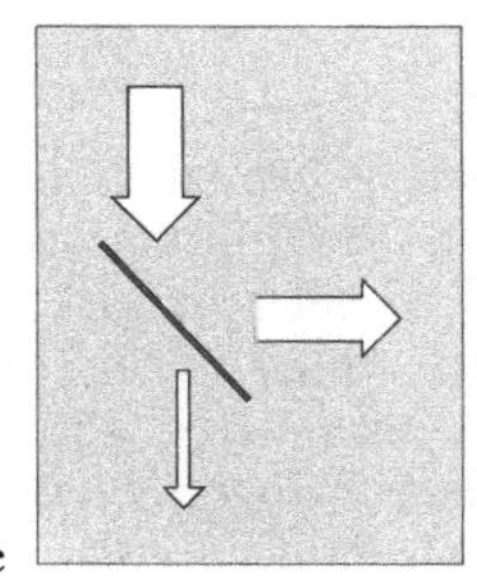

d
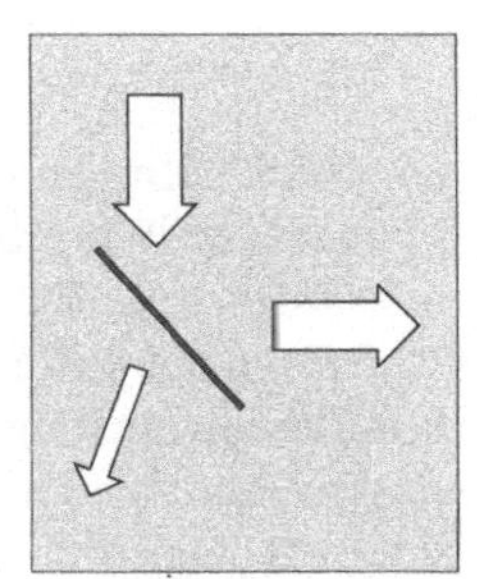

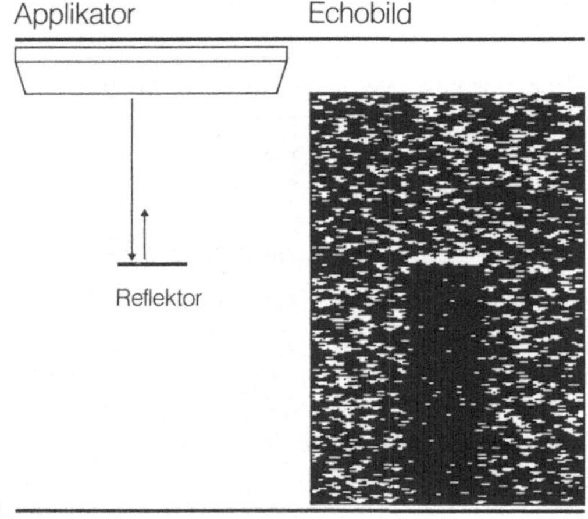

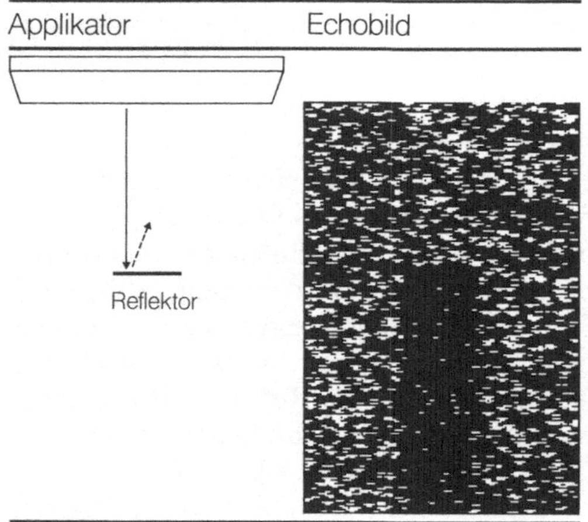

Abb. 14 a, b. Schallschattenartefakt. **a** Bei starken Reflektoren wird der Bereich dahinter nicht mehr von Schallimpulsen erreicht, entsprechend auch nicht mehr abgebildet. Der reflektierte Impuls erzeugt ein starkes Echo an der Stelle des Reflektors. **b** Wird der Impuls vom Reflektor nicht zum Wandler zurückreflektiert, sondern z. B. aus der Bildebene heraus (dem Betrachter entgegen), so erscheint zwar der Schallschatten, aber kein Anfangsreflex mehr

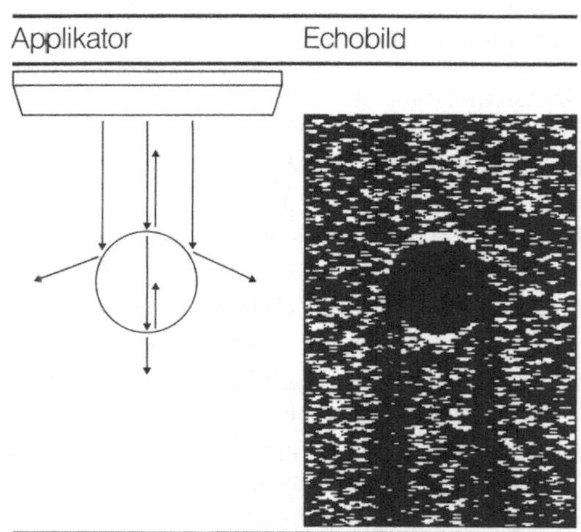

Abb. 15. Ungleichmäßige Randstruktur: Bei Objekten mit zum Wandler nicht parallelen Begrenzungsflächen werden die schräg liegenden Bereiche weniger Intensität zum Wandler reflektieren. Im dargestellten Beispiel gelangen die Randbereiche daher kaum zur Abbildung

zur Ausbreitungsrichtung stehen, auch mit seinem Umriß nur teilweise im Bild erscheinen (Abb. 15). Da zudem mit schrägerem Auftreffen der reflektierte Anteil bis zur Totalreflexion ansteigen kann (s. Abb. 13a–c), können die Seitenflächen sogar Schallschatten nach sich ziehen. In der Literatur ist dann oft von „Randschatten“ oder „Abtropfphänomenen“ die Rede.

In Annahme Nr. 2 der Tabelle 3 wird vorausgesetzt, daß ein zurückkehrendes Echo nur ein einziges Mal – und zwar bei seiner Entstehung – reflektiert worden ist. Gilt das nicht, sondern hat das Echo bei der Rückkehr einen Umweg genommen, so kann die Tiefenanzeige im Bild nicht stimmen. Beispiele dafür sind Mehrfachreflexionen an Schichtstrukturen (Abb. 16a), die diese mehrfach im Bild erscheinen lassen, aber auch Mehrfachreflexionen in Vorlaufstrecken (Abb. 16b), wobei hier die Artefakte sogar stärker sein können als die Originale. Letzteres tritt ein, wenn die Vorlaufstrecke eine geringere Dämpfung als das Untersuchungsgebiet aufweist und so die scheinbar aus größerer Tiefe kommenden Mehrfachechos übermäßig verstärkt werden (Effekt der TGC-Regelung).

Bei starken Reflektoren kann es sogar zu Spiegelbildern kommen (Abb. 17). Ein bekanntes, weil einfach zu durchschauendes Beispiel ist die Darstellung von Lebergewebe hinter dem Diaphragma.

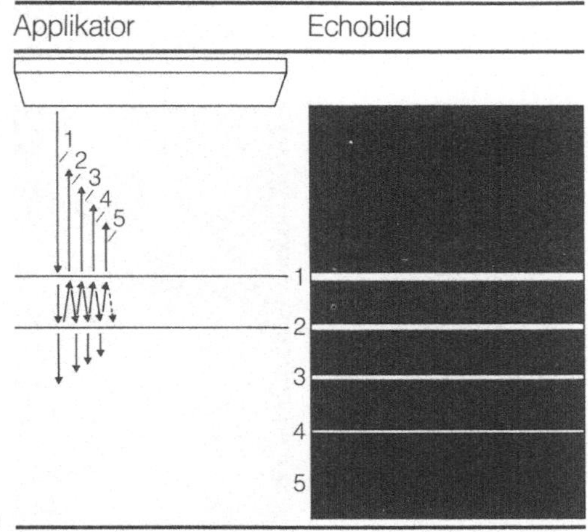

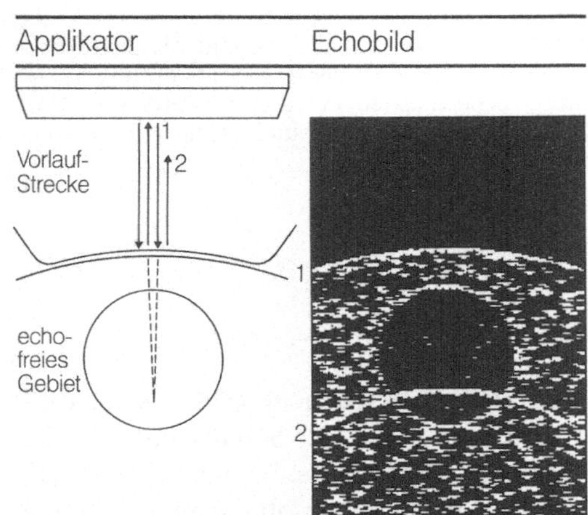

Abb. 16 a, b. Mehrfachreflexionen. Da beim Auftreffen auf Grenzflächen zwischen Medien verschiedener akustischer Impedanz jeweils ein Teil des auftreffenden Schallimpulses reflektiert, der andere Teil hindurchgeht, kann es zu Mehrfachreflexionen kommen: **a** Schichtstruktur, die im Bild mehrfach erscheint; **b** Vorlaufstreckenartefakt. Das Wiederholungsecho kann sogar stärker ausgeprägt sein als das Original, da die Impulse in der Vorlaufstrecke in der Regel weniger stark gedämpft werden, in der Signalverarbeitung jedoch von der „Gewebedämpfung" ausgegangen wird

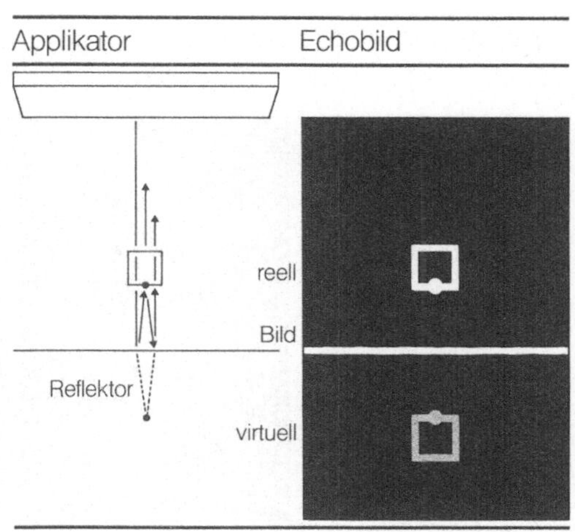

Abb. 17. Spiegelartefakt. Liegen Objekte vor einem starken Reflektor, so können sie durch Mehrfachreflexionen an diesem auch als Spiegelbild hinter diesem erscheinen

Die 3. Annahme in Tabelle 3 idealisiert das Schallfeld zu einer Linie (s. S. 13). So gesehen ist natürlich die endliche laterale Auflösung bereits ein Artefakt. Nicht ganz so offensichtlich treten solche Artefakte auf, wenn schmale und echofreie Objekte abgebildet werden. Hier können durch das ausgedehnte Schallfeld die seitlichen Ränder in die Mitte des Objektbildes projiziert werden (Abb. 18), wo sie dann als „künstliche Sedimentation" erscheinen.

Artefakte können durch starke Reflektoren auch in der Weise provoziert werden, daß sie die Ausläufer des Schallfeldes zur Darstellung kommen lassen (Abb. 19). Da der Laufweg vom Wandler zum Reflektor und zurück mit zunehmender Verschiebung der Ultraschallzeile aus der zentralen Position immer größer wird, wird der Reflektor in den entfernteren Bildzeilen immer tiefer abgebildet werden; daher der Name „Bogenartefakte".

Die Dämpfung der Ultraschallimpulse im menschlichen Körper schwankt sowohl individuell als auch zwischen den Untersuchungsgebieten. So gehören die Regler des Tiefenausgleichs (TGC-Einstellung) sicher zu den meist benutzten Bedienungselementen eines Ultraschallgerätes. Regelbar ist allerdings nur die Tiefenabhängigkeit des Verstärkungsverlaufs. Schwankt die Dämpfung auch lateral innerhalb des Untersuchungsgebietes, so kann die TGC-Einstel-

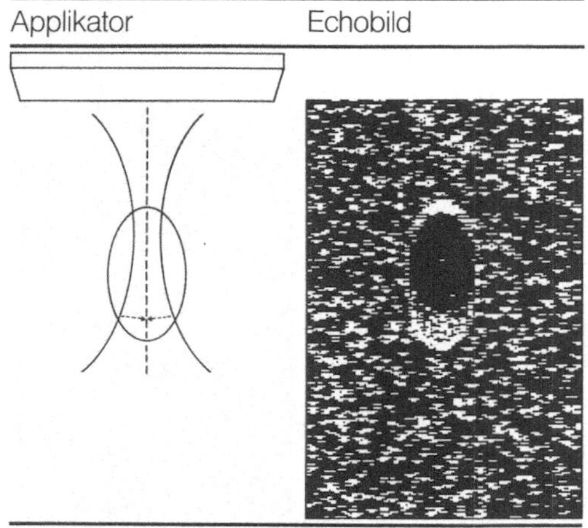

Abb. 18. Künstliche Sedimentation. Bei schmalen Objekten (Ausdehnung in der Größenordnung der lateralen Auflösung) wird durch die Ausdehnung des Schallfeldes, das auch in der zentralen Position die Ränder des Objektes erfaßt, eine künstliche Sedimentation vorgetäuscht: Die Echos vom Rand werden in die jeweilige Bildzeile projiziert und liegen dann sowohl hinter der vorderen als auch vor der hinteren Begrenzung der Struktur

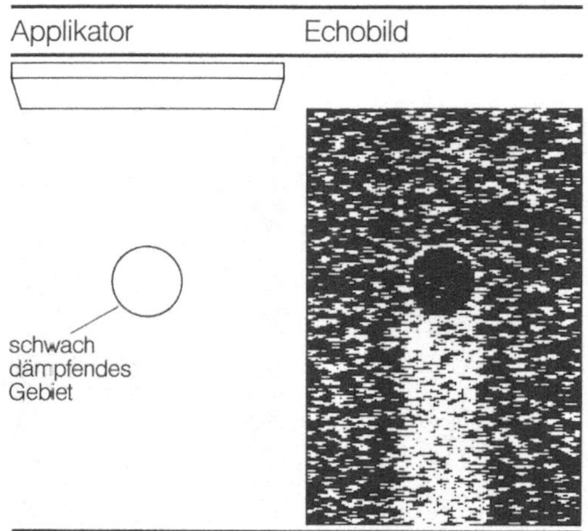

Abb. 20. Schallverstärkung. Durchlaufen die Schallimpulse (sowohl auf dem Hin- als auch Rückweg) ein Gebiet mit niedrigerer Dämpfung als im lateral benachbarten Bereich, so werden sie dort weniger stark bedämpft und erscheinen entsprechend stärker im Bild

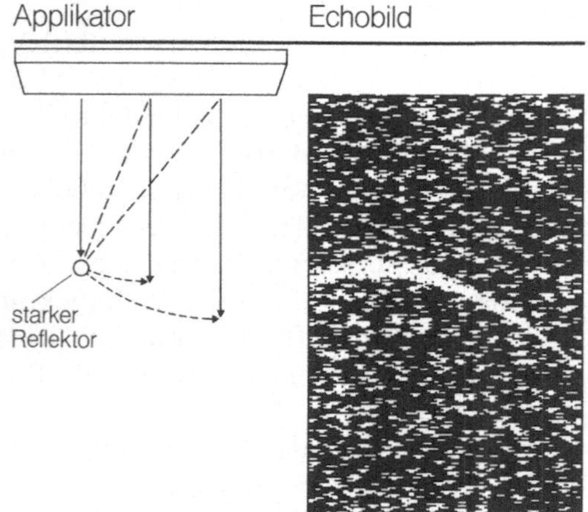

Abb. 19. Bogenartefakt. Starke Reflektoren bringen auch die schwachen Ausläufer des Schallfeldes zur Abbildung. Allerdings erscheinen die artifiziellen Bildpunkte mit zunehmendem lateralen Abstand als immer tiefer liegend, da sich der Abstand der aktiven Wandlergruppe vom Reflektor, und damit die Laufzeit der Pulse, immer mehr vergrößert

lung nur für Teilbereiche richtig sein. Entsprechend kann es zu Schallschatten oder auch zu „Schallverstärkung" (Abb. 20) kommen, je nachdem, ob die Schallimpulse im abweichenden Gebiet zu stark oder zu schwach gedämpft werden (Schall*verstärkung* ist eigentlich ein irreführender Begriff, da sie allenfalls eine *weniger starke Abschwächung* als angenommen ist).

Abweichungen von der angenommenen (s. Tabelle 3 Nr. 5) Schallgeschwindigkeit führen mindestens zu falschen Tiefenangaben (Abb. 21 a), da die Errechnung der Tiefe im Gerät über eine Zeitmessung erfolgt. Beim nicht senkrechten Durchtritt durch Grenzflächen, bei denen Schallgeschwindigkeitsunterschiede auftreten, kommt es darüber hinaus zu zusätzlichen Artefakten durch Brechungseffekte (Abb. 21 b). Diese Verzeichnungen können in ihrer Stärke je nach Applikatortyp und den Verhältnissen im Untersuchungsgebiet unterschiedlich sein.

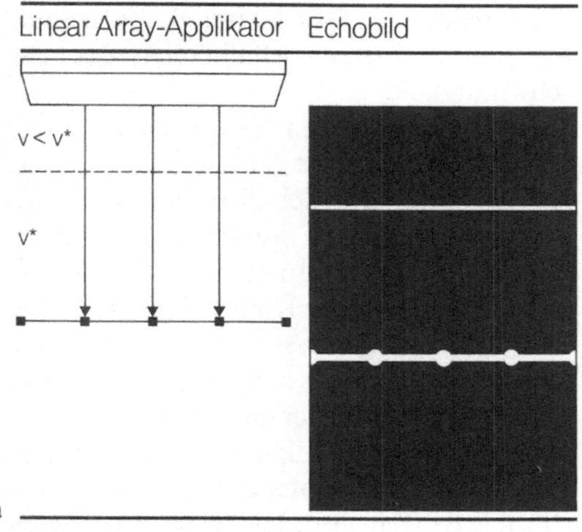

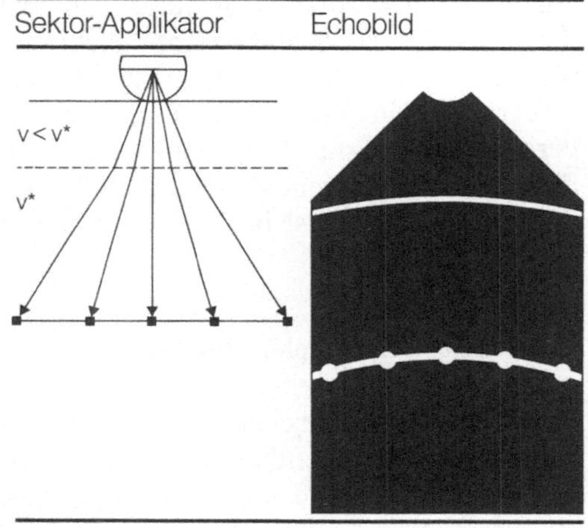

Abb. 21 a, b. Verzeichnungen durch Schallgeschwindigkeitseffekte: Liegen im Untersuchungsgebiet Bereiche mit unterschiedlicher Schallgeschwindigkeit, so erhält man je nach Orientierung dieser Gebiete zum Wandler mindestens Verschiebungen oder sogar Verzerrungen. Die dargestellten Beispiele gehen von einer parallelen Schicht mit niedrigerer Schallgeschwindigkeit (z. B. Fettschicht) aus: So kommt es **a** beim Linear array wegen senkrechten Durchtritts durch die Begrenzungsfläche nur zu einer Verschiebung und **b** beim Sektorapplikator zusätzlich zur Verzerrungen durch Brechungseffekte beim schrägen Durchtritt durch die Grenzfläche. (Allerdings ist der Sektorapplikator nicht prinzipiell ungünstiger: Läge die Schicht nicht parallel zum Linear array, sondern geneigt, so träten ähnliche Verzeichnungen auch dort auf.)

Insgesamt lassen sich Artefakte mit physikalischer Ursache selten umgehen. Teilweise sind sie diagnostisch auswertbar, meist jedoch störend. Bei Vorhandensein starker Reflektoren (Knochen, Luft) im Untersuchungsgebiet ist verstärkt mit ihrem Auftreten zu rechnen. Zudem können sie sowohl von der Applikation als auch vom Applikatortyp abhängig sein. – Gerade das Auftreten von Artefakten stellt hohe Ansprüche an das Vorwissen und die Erfahrung des Untersuchers, der letztlich die diagnostische Fragestellung mit entsprechend angepaßter Technik zu beantworten hat.

Geschwindigkeitsmessungen mit Ultraschall

In den bisherigen Abschnitten wurde die Bildgebung mit Ultraschall behandelt. Dabei wurde nur eine einzige der Informationen, die die Echos über das Untersuchungsgebiet mitbringen, ausgewertet: die Höhe der Echoamplituden. Eine weitere Information, die die Echos mit sich tragen, ist die *Frequenzinformation.* Diese wird nicht nur durch die frequenzabhängige Dämpfung, sondern auch durch eine Bewegung der Reflektoren, an denen die Echos entstehen, beeinflußt.

Dopplereffekt

Schon 1842 erkannte Christian Doppler folgenden Effekt: Wird eine Schallquelle in Relation zu einem Beobachter bewegt, so stellt dieser bei Annäherung eine Erhöhung, bei Entfernung eine Erniedrigung der Frequenz fest, mit der die Schallquelle schwingt. Mit Hilfe dieses Effekts läßt sich die Geschwindigkeit der Schallquelle über eine Frequenzmessung bestimmen. Auf die Ultraschalldiagnostik übertragen heißt dies, daß sich bei feststehendem Ultraschallwandler die Geschwindigkeit der Reflektoren, mit der sie sich auf ihn zu- oder von ihm wegbewegen, messen läßt. Die medizinische Hauptanwendung ist die Detektion und Messung von Blutströmungen, wobei die Erythrozyten die Streukörper sind, die die Echos liefern.

CW-Doppler und Pulsdoppler

Die Geschwindigkeitsmessung kann auf verschiedene Arten durchgeführt werden:

1. Continuous-wave-(CW-)Doppler: Bei dieser Methode werden 2 spezielle, dicht nebeneinander angeordnete Ultraschallwandler verwendet, und zwar einer nur als Sender und der zweite nur als Empfänger. Der Sendewandler sendet kontinuierlich Ultraschallwellen (continuous wave) mit einer genau definierten Frequenz in das Untersuchungsgebiet hinein. Der Empfangswandler nimmt entsprechend laufend die zurückkehrenden Schallwellen auf, die in einem Gerät auf eine Frequenzänderung hin untersucht werden. Nachteil dieser Methode ist, daß wegen der kontinuierlichen Abstrahlung nicht entschieden werden kann, aus welcher Tiefe die Schallwellen, die eine Frequenzänderung erfahren haben, zurückkehren. Man erhält also eine Summeninformation über alle Bewegungen in dem Schallfeld, daß vom Sende- und Empfangswandler überdeckt wird.

2. Pulsdoppler (PD): Im Pulsdopplerbetrieb wird wie bei einem konventionellen Ultraschallwandler, der Ultraschallbildzeilen aufnimmt, gearbeitet. Das heißt, daß die Schallwellen pulsförmig ausgesandt und danach die zurückkehrenden Echos empfangen werden. Aus der Differenzzeit läßt sich die Tiefe errechnen, aus der die Echos stammen. Die Impulse lassen sich natürlich ebenso auf Frequenzänderungen untersuchen. Der Vorteil ist, daß die Tiefeninformation erhalten bleibt (prinzipiell lassen sich sogar die Strömungsprofile in Gefäßen ausmessen). Nachteilig – verglichen mit der CW-Methode – ist jedoch eine geringere Genauigkeit der Geschwindigkeitsmessung und ein geringerer Meßbereich der Geschwindigkeit.

Beiden Methoden ist gemeinsam, daß sie, allein angewandt, „blind" arbeiten, da die Richtung des Schallstrahls durch die Positionierung von außen ohne weitere Bildinformation erfolgt. Hinzu kommt noch, daß nur solche Komponenten der Geschwindigkeit gemessen werden, die sich auf den Wandler zu- oder von ihm wegbewegen. Die Höhe der in einem Gefäß gemessenen Geschwindigkeit ist also von dem Winkel abhängig, unter dem es vom Schallstrahl getroffen wird. Die wahre Geschwindigkeit in Gefäßrichtung läßt sich bei Kenntnis dieses Winkels dann leicht berechnen. – Diese Untersuchungstechnik erfordert vom Untersucher allerdings eine außerordentliche Erfahrung. Der Durchbruch für eine breite Anwendung der Dopplermethode kam daher erst in der Kombination mit der Bildgebung.

Darstellung der Dopplerinformation

Hierbei ist zu unterscheiden zwischen der Darstellung der eigentlichen Geschwindigkeitsinformation und der Darstellung dieser Information im Hinblick auf einen bestimmten Bereich des Untersuchungsgebietes.

Geschwindigkeitsinformation

Bei Flußgeschwindigkeiten im Bereich von 10 cm/s und Ultraschallfrequenzen von einigen MHz liegen die Frequenzverschiebungen durch den Dopplereffekt gerade im Bereich von 100 Hz, also im Hörbereich. Entsprechend einfach läßt sich dann diese Information über Lautsprecher wiedergeben, wobei die Tonhöhe Auskunft über die Geschwindigkeit gibt. Genausogut ist diese Information jedoch auch in einem Geschwindigkeits-Zeit-Diagramm auf einem Bildschirm darstellbar, wobei hier zusätzlich die Möglichkeit besteht, auch die Richtung der Geschwindigkeit anzuzeigen.

Kombination mit dem Ultraschallschnittbild

Für eine einfache Interpretation der Geschwindigkeitsinformation ist die Kombination mit einem bildgebenden System von entscheidender Bedeutung. Wichtig ist dabei die Frage, welches Gefäß unter welchem Winkel getroffen wird.

Duplexverfahren. Hier ist ein bildgebendes Ultraschallsystem (häufig ein Linear array) mit einem 2-Element-Ultraschallwandler für die Doppleruntersuchung in einem Gehäuse untergebracht, wobei die Orientierung der beiden Systeme zueinander definiert ist. Entsprechend kann in einfacher Weise im Schnittbild eine Hilfslinie eingeblendet werden, die der Mittelachse des Dopplerschallfeldes entspricht. Die Geschwindigkeitsinformation aus dem Dopplersystem, sei es CW oder PD, läßt sich nun praktisch simultan mit dem Schnittbild darstellen, und der Untersucher erhält alle für die Interpretation nötigen Informationen.

Farbkodierte Geschwindigkeitsdarstellung. Neuere Systeme erlauben auch die direkte Darstellung der Geschwindigkeitsinformation im Ultraschall-B-Bild. Dabei wird Richtung der Geschwindigkeit in Farbe umgesetzt (z. B. Rot für Geschwindigkeiten zum Wandler hin, Blau für die umgekehrte Richtung), ihre Größe in Farbintensität bzw. Abtönung. So lassen sich in einfacher Weise die Strömungsverhältnisse eines Untersuchungsgebietes in einem Bild darstellen.

Literatur

1. Wells PNT (1977) Biomedical ultrasonics. Academic Press, London
2. Kuttruff H (1988) Physik und Technik des Ultraschalls. Hirzel, Stuttgart
3. Rott HD (1989) Biologische Wirkungen und Sicherheitsaspekte. Ultraschall in der Medizin 10, 3:98
4. Rott HD (1984) Ultraschall in der Medizin: Biologische Wirkungen und Sicherheitsaspekte. Dtsch Ärzteblatt 81:14
5. Hill CR (ed) (1986) Physical principals of medical ultrasonics. John Wiley, New York

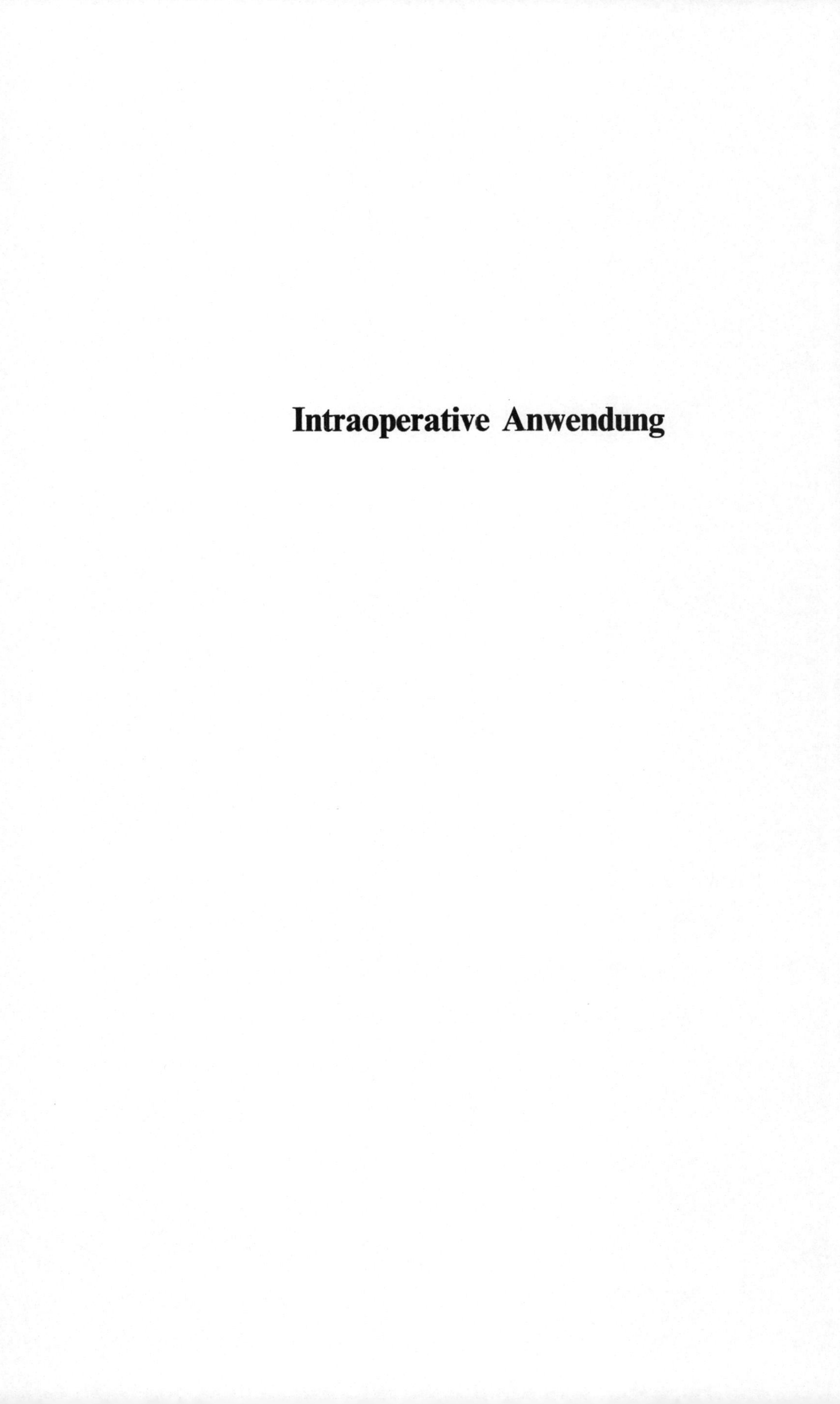

Intraoperative Anwendung

Vorbereitungen für den intraoperativen Einsatz

J. H. SIMANOWSKI [1]

Der intrakorporale intraoperative Ultraschall zeichnet sich gegenüber dem transkutanen Ultraschall bei nahezu freiwählbaren Schallrichtungen durch einige besondere Vorteile aus. Überlagerungsfrei (besonders von Luft) können die Schallköpfe direkt auf das Zielorgan aufgesetzt werden. Benutzt werden kann einerseits theoretisch jeder konventionelle Applikator an einem modernen Ultraschallgerät; andererseits empfiehlt sich jedoch wegen des relativ besseren Auflösungsvermögens der Einsatz von Schallköpfen mit mindestens 5 MHz. Ein Handikap bildet die Unhandlichkeit der meisten konventionellen Schallköpfe besonders bei relativ kleinen Laparotomieschnitten. Die Hersteller haben daher kleine, handliche Applikatoren für den intraoperativen Einsatz entwickelt. Viele haben den zusätzlichen Vorteil, daß sie kaltgassterilisierbar sind.

Konventionelle, nicht sterilisierbare Applikatoren

Für den intraoperativen Einsatz müssen diese Applikatoren und ihre Leitungsschläuche steril eingepackt werden. Dazu sind sie vorab mechanisch zu reinigen und anschließend mit einem plastik- und gumminverträglichen Desinfektionsmittel abzureiben. Nach diesen Vorbereitungen ziehen wir in Richtung Stecker eine sterile Cellophanhülle über den Schallkopf und seine Zuleitung (für Sektor- oder Small-part-Schallköpfe z.B. eine für handelsübliche Arthroskopiegeräte erhältliche; für konventionelle Linearschallköpfe eine entsprechende Sonderanfertigung, die sich ziehharmonikaartig auseinanderziehen läßt). Vom unsterilen Ende aus muß dabei der Schlauch ständig durch eine Hilfsperson von außen straff gehalten werden. Schließlich schieben wir den Schallkopf aus dem offenen, unteren Cellophanschlauchende so weit heraus, daß wir seine Sende- und Empfangsfläche mit einer sterilen, selbstklebenden Operationsfolie überkleben können (Abb. 1). Schrittweise wird nun der Schallkopf auf die Operationsfolie so aufgesetzt, daß er durch sie luftfrei überklebt wird (Abb. 2). Die ausreichend überstehende Fläche der Operationsfolie wird zur Zuleitung hin überlappend über den Cellophanschlauch geklebt, so daß eine geschlossene sterile Einheit entsteht (Abb. 3). Besonders bei unebener Schallkopfoberfläche ist durch festes Glattstreichen auf luftleeres Bekleben derselben zu achten (Abb. 4). Die Verbindungsstelle kann mit einem übriggebliebenen Operationsfolienstück oder einem Tape nochmals gesichert werden (Abb. 5 und 6).

Die Reißfestigkeit eines solchen Systems ist hoch. Wir haben noch nie einen Defekt entdecken können, der die Sterilität in Frage gestellt hätte. – Die Schallkopfzuleitung inklusive des Cellophanschlauches sollte dann mit einer Péan-Klemme am Operationstuch befestigt werden. Tuchklemmen sind nicht zu benutzen, weil be-

[1] Medizinische Hochschule Hannover, Klinik und Poliklinik für Allgemeinchirurgie im Krankenhaus Oststadt, Podbielskistraße 380, W-3000 Hannover 51, Bundesrepubik Deutschland.

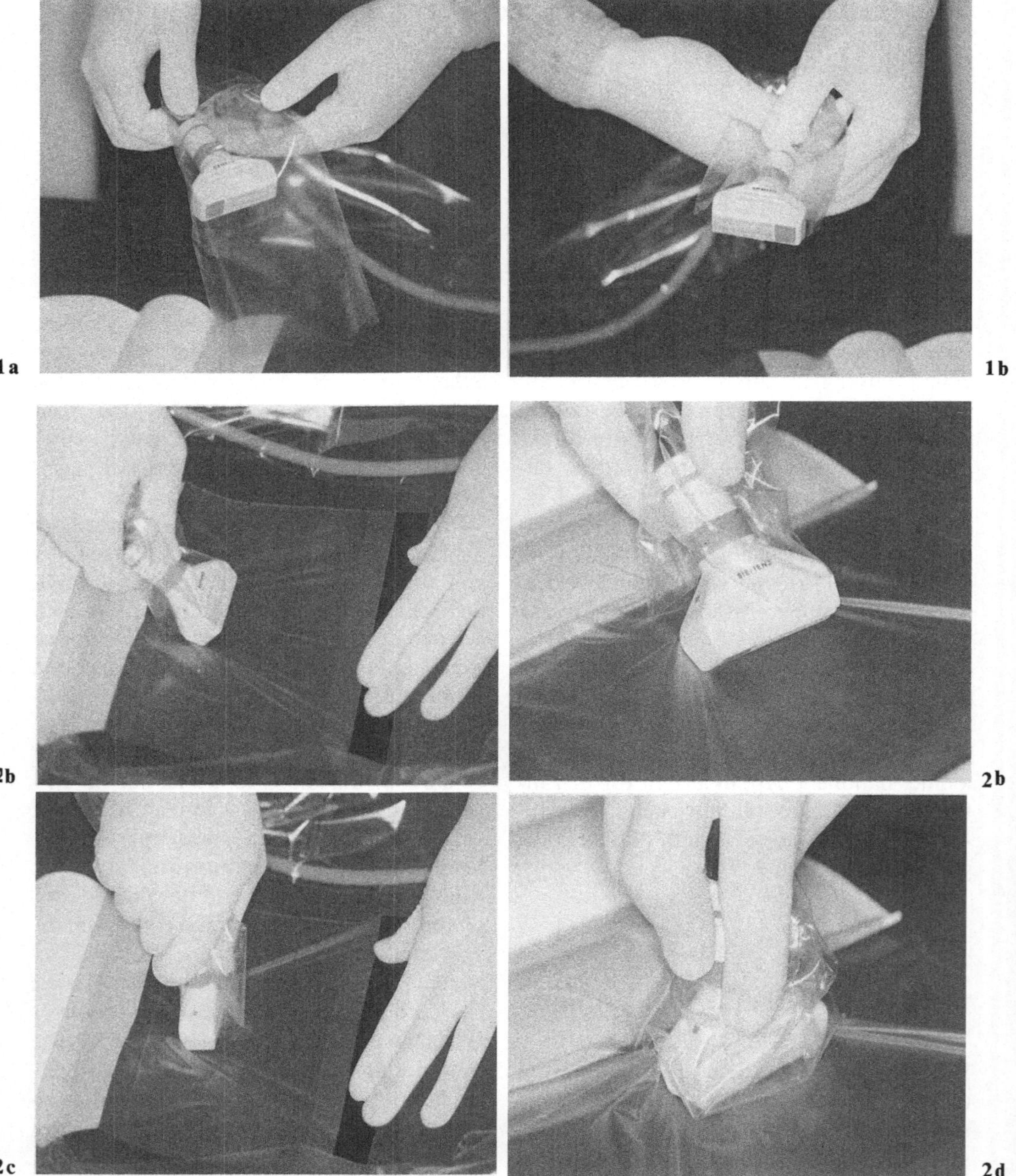

Abb. 1 a, b. Überziehen der sterilen Cellophanhülle

Abb. 2 a–d. Überkleben mit Operationsfolie

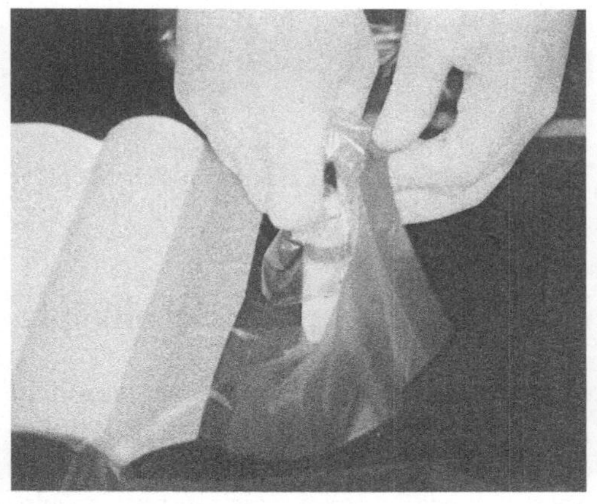
3a

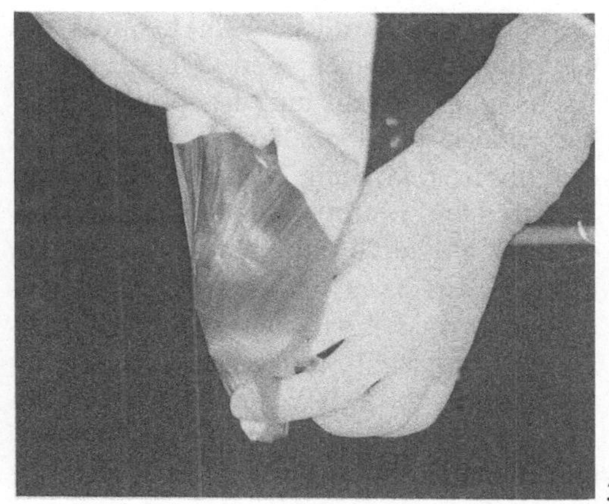
3b

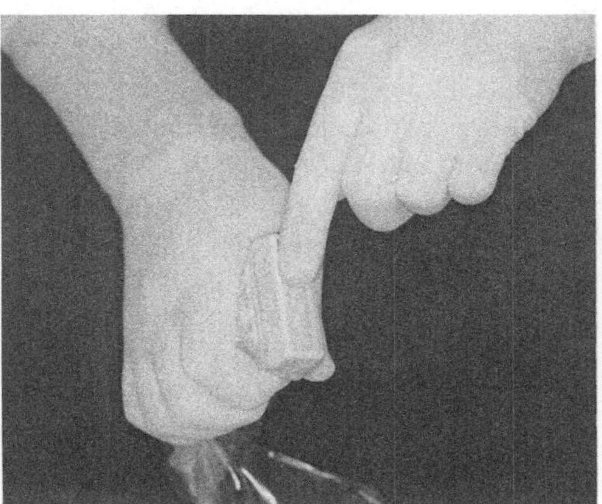
4

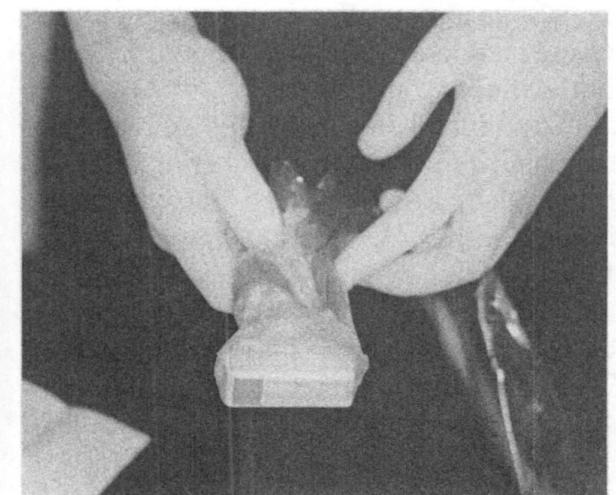
5

Abb. 3a, b. Überlappendes Ankleben über den Cellophanschlauch

Abb. 4. Glattstreichen über der Schallkopfoberfläche

Abb. 5. Sichern der Verbindungstelle mit weiterer Folie

Abb. 6. Vollständig steril eingepackter Ultraschallkopf

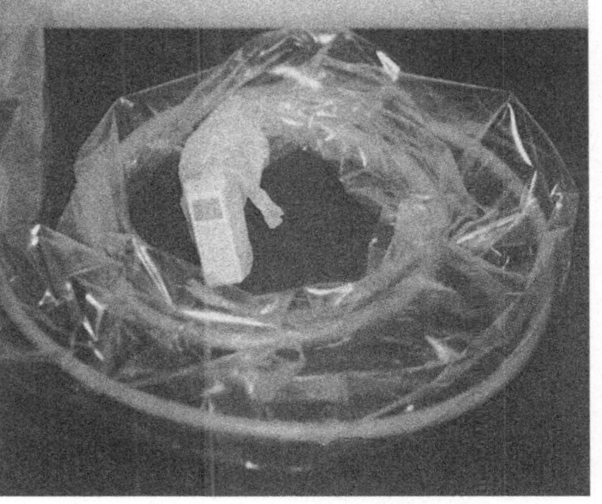
6

reits ein versehentliches Anklemmen des Cellophanschlauches den Operationsbereich unsteril macht und die spitzen Klemmenenden die Schallkopfzuleitung mit durchbohren können. Das in der Literatur beschriebene Einfüllen eines Sonographiegels als Wasservorlaufstrecke in einen an einer Seite blind endenden Cellophanschlauch wenden wir nicht mehr an, da einerseits entgaste 0,9%ige NaCl-Lösung im Operationsgebiet als Vorlaufstrecke dienen kann, andererseits die Organe aus verschiedenen Schallrichtungen vollständig erfaßt werden können. Die physiologisch bedingte Feuchtigkeit im offenen Operationsgebiet ersetzt zudem das extraabdominell gebräuchliche Kontaktgel.

Der erhebliche personelle Aufwand des sterilen Einpackens trübt sicher die Einsatzfreudigkeit. Für die ersten Schritte in der intraoperativen Sonographieanwendung mit Linearapplikatoren dürfte dieses Vorgehen aber hilfreich sein. Sektorapplikatoren werden aufgrund ihrer anderen „inneren" Technik bis auf weiteres wohl nur über dieses Vorgehen intraoperativ einsetzbar sein.

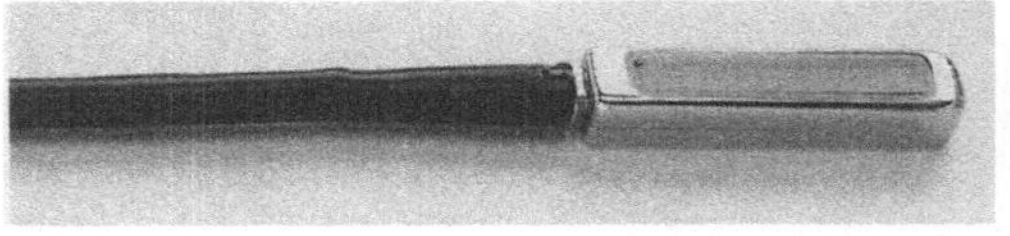

Abb. 7. Intraoperativer Linear-array-Schallkopf

Kaltgassterilisierbare Schallköpfe

Mehrere Hersteller haben kleine, handliche Linearapplikatoren entwickelt, die kaltgassterilisierbar sind und mit denen man auch über kleinere Laparotomien gut intraabdominell sonographieren kann (Abb. 7). So gelingt es zum Beispiel leicht, mit dem Schallkopf zwischen den Fingern in den Spalt zwischen Leber und Zwerchfell zu fahren und die Leber von kranial her zu beurteilen: eine völlig neue Perspektive.

Die Verkleinerung der Applikatoren wurde durch die Verlagerung von Technik aus dem Applikatorkorpus in das Ultraschallgerät möglich. Die Kaltgassterilisation erfolgt mit Äthylenoxid und anschließender 24stündiger intensiver Belüftung in einem Entlüftungsschrank. Eine Temperatur von 60 °C darf nicht überschritten werden. Die Schallköpfe sind anschließend sofort einsatzbereit.

Intraoperative Sonographie der Leber

J. SCHEELE [1]

Einleitung

Erste Erfahrungen mit der intraoperativen Sonographie (IOUS) reichen in die frühen 60er Jahre zurück [12, 21]. Eine breitere Anwendung erlangte dieses Verfahren jedoch erst durch die Entwicklung handlicher, gassterilisierbarer Schallapplikatoren mit einer Frequenz von 5–10 MHz und durch die Verbesserung der sonographischen Technologie zum zweidimensionalen B-Mode und zum Real-time-Verfahren.

Für die zunehmende Akzeptanz in der Leberchirurgie war daneben deren eigene Fortentwicklung entscheidend. Die wichtigsten Punkte betreffen eine drastische Senkung der Operationsletalität (<5% bei Elektiveingriffen), den Nachweis der onkologischen Effizienz (primäre Lebermalignome, Gallenblasenkarzinom, Metastasen des kolorektalen Karzinoms) und die Etablierung differenzierter segmentorientierter Resektionsverfahren [2, 11, 14, 16, 19, 22].

Die intraoperative sonographische Leberdiagnostik erfolgt mit 2 unterschiedlichen Zielsetzungen:

1. Einsatz als hochsensitives Screeningverfahren während der chirurgischen Primärtherapie gastrointestinaler Tumoren;
2. Anwendung im Rahmen der resezierenden Leberchirurgie mit den Aspekten: Überprüfung der Resektabilität, individualisierte Verfahrenswahl und Kontrolle während der Parenchymdurchtrennung.

IOUS als Screeningverfahren

Bereits die routinemäßige Anwendung der präoperativen Sonographie hebt bei Patienten mit gastrointestinalen Malignomen die Rate erkannter synchroner Lebermetastasen an, beim kolorektalen Karzinom beispielsweise von 10–15% [18] in den Bereich von ca. 20% [13]. Durch regelmäßige Anwendung der IOUS scheint eine weitere Steigerung mit entsprechender Präzisierung von Staging und Radikalitätsbeurteilung möglich. Machi et al. konnten in einer prospektiven Analyse bildgebender Untersuchungstechniken bei 23 von 84 konsekutiven Patienten mit kolorektalem Karzinom (27,4%) insgesamt 46 Lebermetastasen sichern. Durch präoperative Sonographie und Computertomographie waren 23 Metastasen nachweisbar, durch die intraoperative Palpation 27 Tumoren. Unter Zusammenfassung dieses diagnostischen Standardvorgehens wurden bei 19 Patienten 32 Metastasen erkannt. Weitere 14 Tumoren mit Maximaldurchmessern zwischen 4 und 16 mm waren ausschließlich in der IOUS faßbar, 9 von ihnen als Zusatzbefunde bei bereits bekannter hämatogener Aussaat. Die übrigen 5 Tumorknoten wurden bei 4

[1] Chirurgische Klinik mit Poliklinik der Friedrich-Alexander-Universität Erlangen-Nürnberg, Maximiliansplatz, W-8520 Erlangen, Bundesrepublik Deutschland.

Tabelle 1. Vergleichende Untersuchungen zur bildgebenden Diagnostik und intraoperativen Exploration maligner Lebertumoren (*PPW* positiver prädiktiver Wert, *NPW* negativer prädiktiver Wert). (Nach Machi [13] und Castaing [5])

	Sensitivität [%]	Spezifität [%]	PPW [%]	NPW [%]	Gesamt-genauigkeit [%]
Lebermetastasen beim kolorektalen Karzinom [13]					
Externe Sonographie	41,3	95,5	86,4	70,3	73,5
CT	47,8	92,5	81,5	72,1	74,3
Palpation	58,7	85,1	73,0	75,0	74,3
IOUS	97,8	94,0	91,8	98,4	95,6
Gemischte Malignome [5]					
Externe Sonographie	68	97,5	98	49	75
CT	66	93	95	58	58
Angiographie	38	57	94	44	39
Palpation	77	95	97	58	81
IOUS	78,5	100	100	59	84

der 65 (6%) bis dahin als metastasenfrei eingeschätzten Patienten nachgewiesen [13]. Hinsichtlich gängiger statistischer Bewertungskriterien erwies sich somit die intraoperative Sonographie als das aussagekräftigste Verfahren (Tabelle 1).

Eine diagnostische Überlegenheit, wenngleich weniger ausgeprägt und mit z.T. abweichenden Zahlenwerten, fanden Castaing et al. bei der Analyse eines gemischten Krankengutes unter Einschluß von Zirrhosepatienten (s. Tabelle 1). Auch in dieser Studie konnte bei 2 von 42 (5%) als metastasenfrei beurteilten Patienten mit gastrointestinalen Tumoren durch die IOUS ein Tumorbefall der Leber nachgewiesen werden [5].

Die therapeutische Konsequenz dieser enormen Sensitivität ist derzeit schwer einzuschätzen. Bei den genannten, nur durch IOUS erkennbaren Absiedlungen handelte es sich durchweg um Läsionen mit Durchmessern von weniger als 2 cm. Eine unmittelbare Resektionsindikation birgt besonders bei derartig kleinen, in der Tiefe des Leberparenchyms eingebetteten synchronen Tumoren die Gefahr überschießender chirurgischer Aktivität. Hier sollte der von Cady u. McDermott [4] geforderte „test of time" mit einer Verlaufskontrolle von 2–3 Monaten erwogen werden. Die tumorbiologische Grundsituation läßt sich dadurch fundierter einschätzen, ohne die technische Resektabilität zu gefährden.

IOUS in der resezierenden Leberchirurgie

Resektabilitätsentscheidung

Bei der Mehrzahl aller Patienten mit bekanntem Tumorbefall der Leber erlaubt bereits die adäquate präoperative Diagnostik mittels Sonographie und Computertomographie die orientierende Einschätzung der Resektabilität. Die endgültige Entscheidung fällt jedoch erst bei der Laparotomie, speziell im Falle multipler maligner Läsionen. In diesem Entscheidungsprozeß kommt einer ausgiebigen palpatorischen Exploration der Leber und der Inspektion und manuellen Revision des gesamten Abdomens die Schlüsselstellung zu. Die intraoperative Sonographie hat die Funktion eines nachgeschalteten Feinfilters, das besonders bei Patienten mit verhärtetem fibrotischem oder zirrhotischem Parenchym wertvolle Information liefert [8, 19].

Tabelle 2. Operativer Ultraschall in der resezierenden Leberchirurgie (1.10.1984 bis 31.12.1988)

	Intention nach konventioneller Exploration						
	Kurativ		Palliativ		Gesamt		
	Pat.	IOUS	Pat.	IOUS	Pat.	IOUS	
						n	[%]
Primärer, maligner Lebertumor	35	24	5	3	40	27	(68)
Metastasierendes Dickdarmkarzinom	168	124	9	6	177	130	(73)
Sonstige Metastasen	39	18	8	3	47	21	(45)
Gallenblasenkarzinom	13	11	3	2	16	13	(81)
Sonstige Tumorinfiltration der Leber	18	5	1	–	19	5	(26)
Klatskin-Tumor	10	4	3	1	13	5	(38)
Nicht bestätigter Malignitätsverdacht	11	3	1	–	12	3	(25)
Benigner Tumor	50	20	7	2	57	22	(39)
Zystische Veränderungen	–	–	–	–	36	10	(28)
Abszedierende Entzündungen	–	–	–	–	15	6	(40)
Lebertrauma	–	–	–	–	8	2	(25)
Sonstiges	–	–	–	–	12	5	(42)
Gesamt	343	209 (61%)	38	17 (45%)	452	249	(55)

Tabelle 3. Hauptintentionen beim Einsatz der IOUS in der resezierenden Leberchirurgie (1. 10. 1984 bis 31. 12. 1988)

Hauptintention	Maligner Tumor	Benigner Tumor	Sonstiges	Gesamt
Suche nach zusätzlichen Läsionen	101	4	–	105
Definition der Befundausdehnung	69	5	12[a]	86
Anatomische Orientierung	31	13	14	58
Gesamt	201	22	26	249

[a] 3 Patienten mit nicht bestätigtem Malignitätsverdacht hier enthalten.

Die prospektive Analyse der Resektabilitätsentscheidung in einer konsekutiven persönlichen Serie von 207 Patienten, die 1986 bis 1989 mit dem Ziel der Resektion maligner Lebertumoren laparotomiert wurden, läßt diesen schrittweisen Einfluß von konventioneller Exploration und anschließender intraoperativer Sonographie deutlich werden. Die Palpation der Leber und Revision des Abdomens (incl. evtl. Schnellschnittuntersuchungen) änderte die präoperative Einschätzung in 14% der Fälle; durch die IOUS ergab sich eine Zunahme dieses Effektes gegenüber der präoperativen Diagnostik auf 17,4%, während sich die Resektabilitätsbeurteilung gegenüber der konventionellen Exploration in 5,3% der Fälle änderte. Nur bei 6 der 155 abschließend als vermutlich resektabel eingeschätzten Patienten ergab die histologische Beurteilung eine unradikale Tumorentfernung [20].

Im Gesamtkrankengut unserer Klinik (Tabelle 2, 3) ergab die IOUS bei 7 von 186 (4%) nach manueller Exploration als komplett resektabel eingeschätzten Malignompatienten eine Kontraindikation zu diesem Eingriff. Sechsmal wurden zusätzliche Tumorknoten in essentiellen Leberarealen nachgewiesen, einmal konnte der auf einen

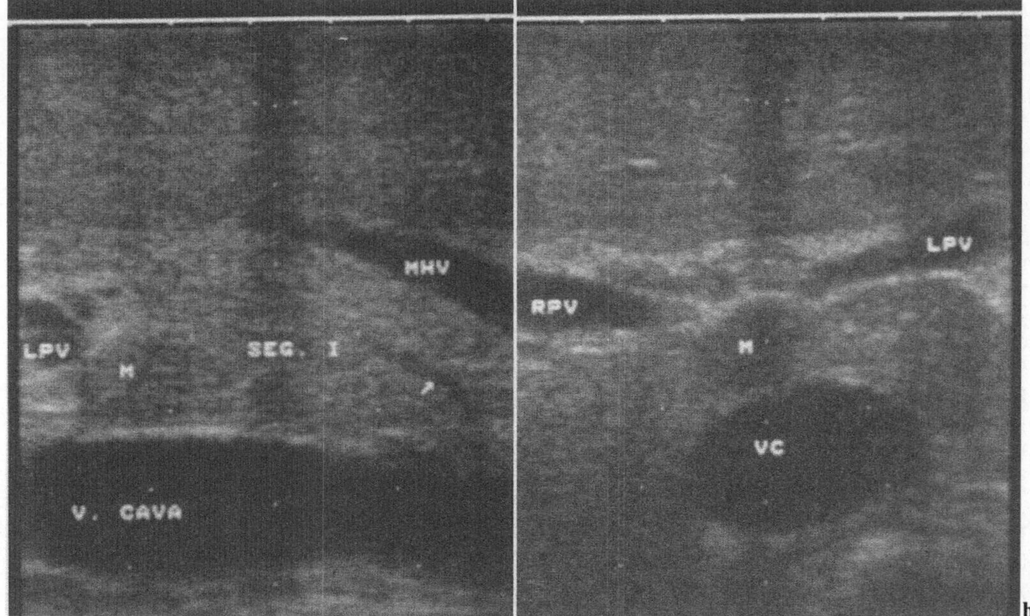

Abb. 1 a, b. Patient mit großer rechtsseitiger Lebermetastase nach Dickdarmkarzinom. In der IOUS kleine hypodense Läsion im Zentrum des Processus caudatus, die auch in Kenntnis des sonographischen Befundes nicht palpabel war. Erweiterung der geplanten Operation als Hemihepatektomie rechts mit zusätzlicher Entfernung von Segment I. Die Läsion erwies sich ebenfalls als Metastase (*M* Metastase, *VC* V. cava, *RPV* rechte Pfortader, *LPV* linke Pfortader, *MHV* mittlere Lebervene, *Pfeil* direkt in die V. cava mündende Venen von Seg. I). **a** Längsschnitt durch die Segmente IV und I unmittelbar links der mittleren Lebervene, **b** Querschnitt knapp kranial der Hilusaufzweigung

schwer interpretierbaren CT-Befund gegründete Metastasenverdacht sicher ausgeräumt werden (Tabelle 4, S. 45).

Deutlich ausgeprägter war der Effekt der IOUS in 2 anderen Serien: Bismuth et al. berichten über 77 Patienten mit primärem Lebermalignom, von denen 30 reseziert wurden. In 7 Fällen, also bei 9% der laparotomierten bzw. bei 19% der 37 zuvor als resektabel eingeschätzten Patienten, wies die IOUS eine chirurgisch nicht sanierbare Tumorausbreitung nach [3]. Gozzetti et al. nahmen bei 9 von 22 Patienten (41%) mit primären Lebertumoren aufgrund der intraoperativen Sonographie die zuvor geplante Resektion nicht vor; 6mal ließ sich ein multifokales Malignom sichern, 3mal räumte die IOUS-gezielte Biopsie den Malignitätsverdacht aus. Bei 15 Patienten mit Lebermetastasen wurde eine Resektion 2mal (13%) wegen sonographisch gesicherter multipler Tumorknoten bzw. einer Gefäßinvasion unterlassen [8].

Die überlegene Sensitivität der IOUS beim Nachweis kleiner, bislang unentdeckter Knoten (Abb. 1) ermöglicht darüber hinaus im Zweifelsfall eine *gezielte Biopsie* verdächtiger, in der Tiefe liegender Läsionen [8]. Wie schon bei der Anwendung als Screeningverfahren kommt hierbei der entscheidende Vorteil der IOUS – die Kombination von direkter Sicht, Palpation und sonographischer Tiefenexploration – nur dann voll zum Tragen, wenn der Chirurg die Untersuchung selbst vornehmen und interpretieren kann.

Verfahrenswahl

Probleme der Leberchirurgie

Die Bedeutung der IOUS für die Auswahl des geeigneten Resektionsverfahrens ergibt sich aus 2 hinsichtlich operativer Sicherheit und langfristiger Erfolgsaussichten entscheidenden Aspekten:

1. Das Operationsrisiko wird wesentlich von der „funktionellen Parenchymreduktion" (FPR), d. i. der Anteil des entfernten Leberparenchyms ohne Berücksichtigung von Tumorgewebe, geprägt. Bei einer nichtzirrhotischen Leber wird die entsprechende Gefahr einer postoperativen Leberinsuffizienz ab einer 50%igen FPR relevant und erreicht bei einer 70–80%igen FPR die Größenordnung von ca. 30% [19]. Im Falle der Leberzirrhose können bereits wesentlich kleinere Resektionen zum Leberversagen führen.
2. Nur die R0-Resektion, also die Entfernung allen makroskopisch erkennbaren Tumors mit einem auch histologisch kompletten Saum gesunden Gewebes, führt bei malignen Tumoren langfristig zu einer Prognoseverbesserung [7, 11, 16].

Die optimale Resektionsform muß daher eine radikale Tumorentfernung gewährleisten, ohne unnötig intaktes Leberparenchym zu opfern.

Herkömmliche Resektionsverfahren

Die traditionelle Leberchirurgie unterscheidet anatomiegerechte und atypische Resektionen. Bei den anatomiegerechten Standardverfahren verläuft die Resektionsebene entweder in der sog. Hauptgrenzspalte, also der Linie Gallenblasenbett – Vena cava, oder entlang des Ligamentum falciforme. Im ersten Fall handelt es sich um eine Hemihepatektomie; Resektionen entlang der linken intersegmentalen Fissur bezeichnen wir in Übereinstimmung mit englischen [10] und französischen Autoren [1] als Lobektomie, während die amerikanische Literatur überwiegend von der (rechtsseitigen) Trisegmentektomie bzw. der linkslateralen Segmentresektion spricht [22].

Der Gesichtspunkt des postoperativen Leberversagens ist besonders für die rechtsseitige Lobektomie, in geringerem Umfang für die rechte Hemihepatektomie von Bedeutung. Dies gilt speziell dann, wenn diese Resektionen wegen ungünstig gelegener bzw. multipler kleiner Tumoren vorgenommen werden und entsprechend große Volumina an intaktem Parenchym verloren gehen [19].

Kleinere rechtsseitige Tumoren wurden daher durch sog. atypische Resektionen entfernt. Diese Verfahren orientieren sich nicht an der vaskulären Leberanatomie, sondern an der vermutlichen Tumorausdehnung. Die Einschätzung beruht meist auf Inspektion und Palpation. Da das intrahepatische Tiefenwachstum häufig unterschätzt wird, ist die Rate unradikaler Tumorentfernungen gegenüber den anatomiegerechten Verfahren erheblich gesteigert. Im eigenen Krankengut lag sie bei der kleinen Keilexzision vormals bei 33% [7], in den vergangenen 4 Jahren bei 18% [19].

Segmentorientierte Resektion

Unter den beiden Gesichtspunkten von Parenchymerhaltung und Radikalität stellt bei etwa der Hälfte aller Patienten – besonders am rechten Leberlappen – die von Bismuth inaugurierte segmentorientierte Resektion ein günstiges Alternativverfahren dar [2]. Im Gegensatz zu den klassischen anatomiegerechten Resektionen basiert diese Methode auf einer Untergliederung der Leber in 8 [6] bzw. – nach anderen Autoren [9] und eigener Modifikation [19] – 9 selbständig resezierbare Segmente. Die entsprechenden intrahepatischen Grenzflächen sind in der Körperlängsachse durch den Verlauf der abführenden Lebervenen, in der Querachse durch die Aufzweigung der portalen Strukturen charakterisiert (Abb. 2).

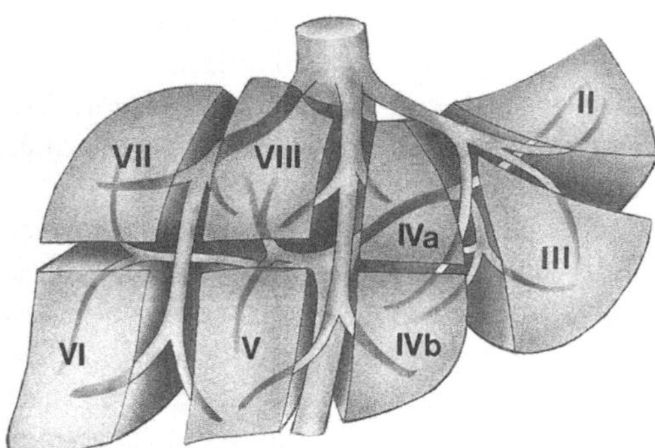

Abb. 2. Segmentale Leberarchitektur, eigene Modifikation mit Unterteilung von Segment IV in einen kranialen (*a*) und caudalen (*b*) Anteil; Segment I (Lobus und Processus caudatus) ist nicht dargestellt

Bei kleineren Tumoren stellt das an ihnen orientierte Resektionsverfahren eine „Plus-Variante" atypischer Keilexzisionen dar und führt zu einer sicheren radikalen Entfernung (Abb. 3). Bei größeren oder multiplen Tumorknoten bilden nach wie vor die 4 Standardresektionen das Basisrepertoir. Mit Ausnahme der Zirrhoseleber ist auch hier für den Einsatz segmentorientierter Alternativen der Radikalitätsaspekt gegenüber dem Gesichtspunkt der Parenchymeinsparung vorrangig. Häufig lassen sich jedoch dank der höheren Flexibilität beide Gesichtspunkte berücksichtigen. Ein typisches Beispiel hierfür ist die sog. Polysegmentektomie [IVa + (V-VIII)], also eine um Entfernung von Segment IVa erweiterte Hemihepatektomie rechts (Abb. 4).

Rolle der intraoperativen Sonographie

Die Bedeutung der IOUS für die individuelle Resektionsplanung beruht auf ihrer Eignung, die Ausdehnung tumoröser Veränderungen, den Verlauf der venösen Hauptstämme und die Aufzweigungsebene der portalen Struktur präzise zu definieren. Unter Berücksichtigung der recht konstanten Neigungswinkel [1, 19] gelingt auch die Festlegung der intersegmentalen Grenzzonen und eine zuverlässige Abschätzung der räumlichen Beziehung zum Tumorrand [2, 7, 14, 19].

Gelegentlich erlaubt die Sonographie eine weitere Präzisierung der orientierenden Abschätzung. Hierzu wird die Ultraschallsonde unter Fokussierung der intrahepatischen Bezugsstrukturen parallel zur vermuteten Segmentgrenze ausgerichtet und dann langsam über diese hinweggeführt. Eine gewisse Minderung der intrahepatischen Binnenechos weist auf den strukturärmeren Grenzbereich zwischen den beiden Nachbarsegmenten hin. Neben Details der portalen Aufzweigungscharakteristik (Abb. 5) lassen sich einige anatomische Varianten sonographisch nachweisen. Hierzu folgt man der entsprechenden Struktur im Längsschnitt, wodurch beispielsweise eine bis nach Segment VI reichende dominante mittlere Lebervene, eine kräftige rechtsretrohepatische Vene oder ein Abgang des anterioren Pfortaderastes aus der Pars transversalis des linken Hauptstammes erkannt werden kann.

Dank der nochmaligen Überprüfung der Erkrankungsausdehnung, der Festlegung anatomischer Grenzzonen und der exakten Messung des gegenseitigen Abstandes erleichtert die IOUS eine rationale Wahl zwischen atypischer Exzision, den einzelnen segmentorientierten Resektionsformen oder dem klassischen anatomiegerechten Vorgehen. Zusätzlich läßt sich entscheiden, wo die Parenchymdurchtrennung in der gefäßarmen Grenzzone erfolgen kann und wo sie ggf. im Sinne der „perisegmentalen Resektion" [19] zur Gegenseite verschoben werden sollte.

Kontrolle während der Parenchymdurchtrennung

Während der eigentlichen Parenchymdurchtrennung läßt sich durch IOUS überprüfen, ob die gewählte Resektionsebene einen ausreichenden Sicherheitsabstand vom Tumor gewährleistet. Hierzu wird ein metallisches Instrument (Pinzette, Scher-

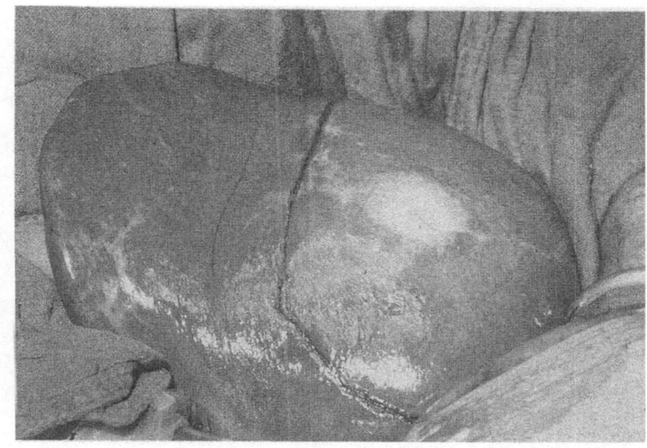

Abb. 3. Entfernung einer Solitärmetastase in Segment VII durch leicht „perisegmental" [10] erweiterte Monosegmentektomie. Gegenüber einer lokalen Exzision deutlich größerer Sicherheitsabstand, gegenüber der rechtsseitigen Hemihepatektomie Erhaltung der kaudalen Anteile der rechten Leberhälfte. (Aus [19])

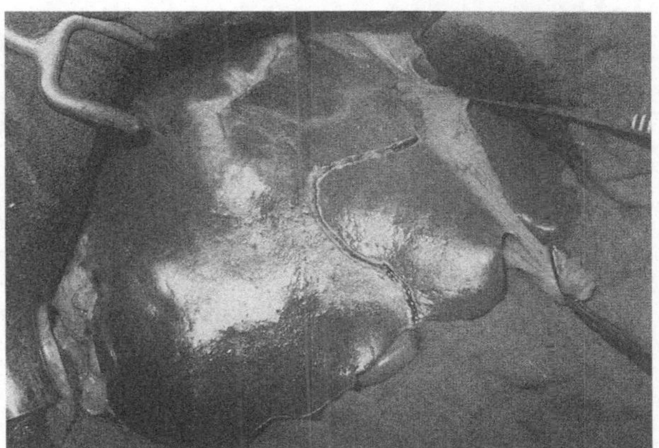

a

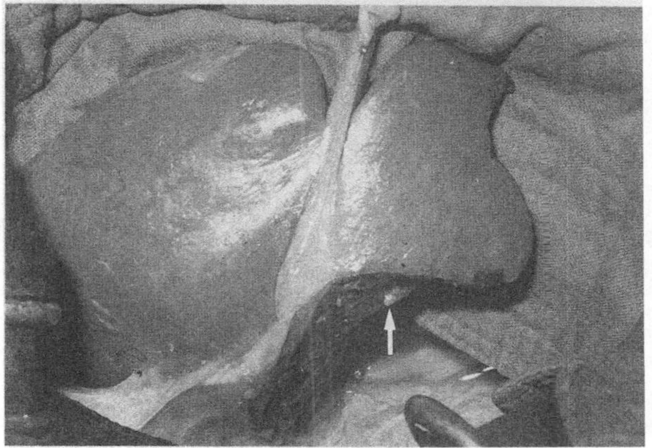

b

Abb. 4 a, b. Erweiterung einer rechtsseitigen Hemihepatektomie durch treppenförmige Mitentfernung von Segment IVa; dadurch radikale Resektion der in Segment VIII gelegenen Metastase. **a** Metastasen in den Segmenten VI und VIII, Resektionsebene markiert; **b** Restleber mit erhaltenem Lobus quadratus, Stumpf der mittleren Lebervene (*Pfeil*). (Aus [19])

a

b

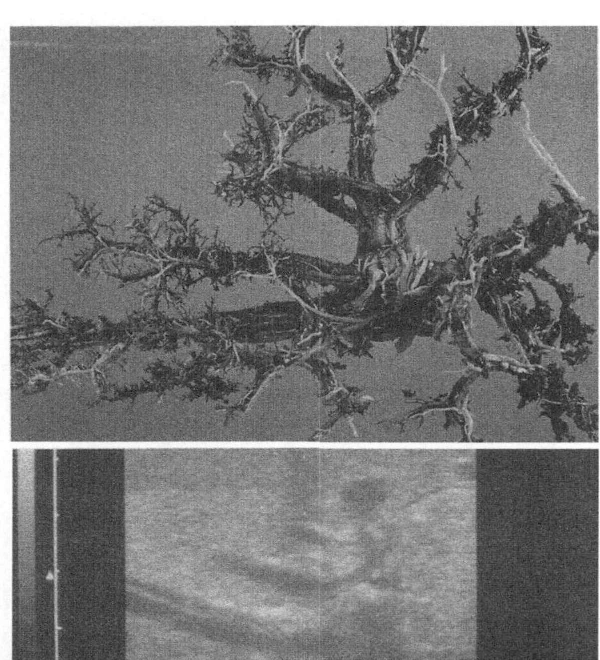

c

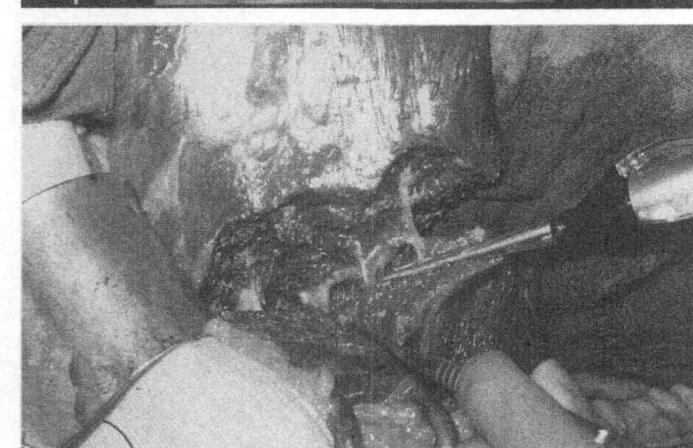

Abb. 5a–c. Sonographische Charakterisierung der portalen Aufzweigungscharakteristik V/VIII. **a** Korrisionspräparat mit einem kräftigen, anterior gerichteten Hauptast und schrittweiser Aufzweigung nach kranial und kaudal; **b** entsprechende Darstellung in der IOUS; **c** Freipräparation des anterior gerichteten Stammes und der nach kranial abgehenden Seitenäste während einer Bisegmentektomie (VII + VIII). (Mod. nach [19])

Tabelle 4. Änderung der Resektionsstrategie bei 186 malignen, nach präoperativer Diagnostik *und* intraoperativer Palpation scheinbar komplett resektablen Lebererkrankungen durch IOUS (1. 10. 1984 bis 31. 12. 1988)

IOUS-Befund	Modifikation der Resektion in Richtung		
	Größer	Kleiner	Keine Resektion
Zusätzliche Tumorknoten	13	–	6
Enge anatomische Beziehung	11	–	–
Weiter anatomischer Abstand	–	7	–
Exakte Tumorlokalisation	–	4	–
Tumorausschluß	–	–	1
Gesamt	24 (12,9%)	11 (5,9%)	7 (3,8%)

chen, US-Dissektor) in den kritischen Bereich der Durchtrennungsebene eingeführt und transtumoral sonographisch dargestellt. Auf diese Weise kann man den Abstand zwischen Tumorrand und Instrumentenspitze präzise messen.

Klinische Erfahrungen

Von Oktober 1984 bis Ende 1988 wurde die intraoperative Sonographie bei 249 von 452 Leberresektionen eingesetzt. Die Anwendungshäufigkeit hing in erster Linie vom jeweiligen Operateur ab, daneben von der Art der Erkrankung und der Zielsetzung des Eingriffs (s. Tabelle 2). Die Hauptintention betraf im Falle maligner Tumoren den Ausschluß zusätzlicher Läsionen (Resektabilitätsentscheidung) bzw. die exakte Festlegung der Tumorausdehnung in bezug auf die vaskuläre Leberanatomie (Verfahrenswahl). Bei benignen Veränderungen stand die grundsätzliche anatomische Orientierung im Vordergrund; dies galt besonders dann, wenn umschriebene atypische bzw. segmentorientierte Eingriffe ohne vorherige Gefäßunterbindung im Hilusbereich vorgenommen wurden (s. Tabelle 3).

In 22 Fällen kam die IOUS bei der Resektion gutartiger Veränderungen, 17mal bei einer bewußt palliativen Operation maligner Prozesse zur Anwendung. Nur einmal wurde der Eingriff angesichts eines sehr engen Kontaktes zwischen Tumor und einem portalen Hauptstamm erweitert; in den anderen Fällen diente die Methode eher der Präzisierung als einer Modifikation des Resektionsverfahrens. Unter den 186 Patienten mit malignen Erkrankungen, die nach ausgiebiger konventioneller Exploration des Abdomens komplett resektabel erschienen, ergab sich hingegen 42mal (23%) eine Änderung der Resektionsstrategie. Neben einem nicht resektionsbedürftigen Fall und 6 nicht komplett resektablen Fällen wirkte sich die IOUS bei 35 Patienten modifizierend auf die Verfahrenswahl aus. In 2 Dritteln der Fälle mußte die Resektion erweitert werden, bei einem Drittel wurde sie limitiert, meist in Richtung einer segmentorientierten Modifikation (Tabelle 4).

Die Effektivität der angestrebten Selektions- und Kontrollfunktion drückt sich sehr klar in der Rate unradikaler Tumorresektionen aus. Sie war sowohl bei malignen als auch bei benignen Läsionen ohne IOUS etwa um den Faktor 4 erhöht (Tabelle 5). Mit IOUS waren unradikale Eingriffe auf Situationen beschränkt, die als grenzwertig resektabel einzuschätzen sind; zu dem schlechteren Ergebnis ohne Ultraschall trugen 4mal zuvor nicht erkannte zusätzliche Läsionen, 7mal eine Unterschätzung der Tumorausdehnung bei.

Tabelle 5. Häufigkeit einer nichtradikalen Tumorentfernung mit und ohne IOUS (es wurden nur Eingriffe berücksichtigt, bei denen eine R0-Resektion angestrebt wurde und theoretisch möglich war, Grenzfälle eingerechnet)

	Maligner Tumor [%]	Benigner Tumor [%]	Gesamt [%]
Mit IOUS	7/179 (3,9)	1/20 (5,0)	8/199 (4,0)
Ohne IOUS	16/ 96 (16,7)	4/30 (13,3)	20/126 (15,9)
Gesamt	23/275 (8,4)	5/50 (10)	28/325 (8,6)

Resumé

Neben Letalität und operationsbedingter Morbidität ist die Sicherstellung tumorfreier Resektionsränder als entscheidendes Qualitätskriterium resezierender Leberchirurgie anzusehen. Wesentliche Erfolgsgaranten sind nach unseren Erfahrungen präzise anatomische Kenntnisse, eine kritische Auswahl der jeweils geeigneten Operationsmethode, eine subtile Methode der Parenchymdurchtrennung und die vom Chirurgen selbst kompetent durchgeführte intraoperative Sonographie. Der hier nötige Lernprozeß wird durch die unmittelbar postoperativ gemeinsam mit dem Pathologen durchgeführte Aufarbeitung des Resektates sehr effizient gefördert.

Für die Verwirklichung der eingangs angesprochenen Sequenz: Resektabilitätsüberprüfung – Verfahrenswahl – Durchführungskontrolle sollte die IOUS grundsätzlich nach festen Regeln checklistenartig erfolgen. Einleitend wird eine bekannte Läsion fokussiert und das Gerät optimal justiert. Anschließend hat sich bei uns folgender Untersuchungsablauf bewährt:

1. Suche nach weiteren vergleichbaren Läsionen
2. Darstellung der Lebervenen von rechts nach links
3. Darstellung der portalen Strukturen vom Hilus aus zuerst nach rechts, dann nach links
4. Festlegung der topographischen Beziehung zwischen Läsionen und intrahepatischen Grenzflächen.

Dieses systematische Vorgehen gewährleistet die möglichst vollständige Erfassung pathologischer Veränderungen und verbessert die Transparenz ihrer räumlichen Einordnung innerhalb der vaskulär definierten Leberarchitektur. Dadurch läßt sich die Resektionsstrategie unter Berücksichtigung von Tumorausdehnung und postoperativer funktioneller Reservekapazität der Leber optimal den individuellen Gegebenheiten anpassen.

Literatur

1. Bismuth H (1982) Surgical anatomy and anatomical surgery of the liver. World J Surg 6:3–9
2. Bismuth H, Houssin D, Castaing D (1982) Major and minor segmentectomies „réglées" in liver surgery. World J Surg 6:10–24
3. Bismuth H, Castaing D, Garden OJ (1987) The use of operative ultrasound in surgery of primary liver tumors. World J Surg 11:610–614
4. Cady B, McDermott WV (1985) Major hepatic resection for metachronous metastases from colon cancer. Ann Surg 201:204–209
5. Castaing D, Emond J, Bismuth H, Kunstlinger F (1986) Utility of operative ultrasound in the surgical management of liver tumors. Ann Surg 204:600–605
6. Couinaud C (1957) Le foie. Études anatomiques et chirurgicales. Masson, Paris
7. Gall FP, Scheele J (1986) Die operative Therapie von Lebermetastasen. In: Schildberg FW (Hrsg) Chirurgische Behandlung von Tumormetastasen. Bibliomed, Melsungen, S 223–240
8. Gozzetti G, Mazziotti A, Bolondi L, Cavallari A, Grigioni W, Casanova P, Bellusci R, Villanacci V, Labo G (1986) Intraoperative ultrasonography in surgery for liver tumors. Surgery 99:523–529

9. Healey jr JE, Schroy PC (1953) Anatomy of the biliary ducts within the human liver: analysis of the prevailing pattern of branchings and the major variations of the biliary ducts. Arch Surg 66:599–616
10. Hobsley M (1958) Intrahepatic anatomy: a surgical evaluation. Br J Surg 45:635–644
11. Hughes K, Scheele J, Sugarbaker PH (1989) Surgery for metastatic colorectal cancer to the liver: optimizing the results of treatment. Surg Clin North Am 69:339–360
12. Knight PR, Newell A (1963) Operative use of ultrasonics in cholelithiasis. Lancet I:1223–1225
13. Machi J, Isomoto H, Yamashita Y, Kurohiji T, Shirouzu K, Kagegawa T (1987) Intraoperative ultrasonography in screening for liver metastases from colorectal cancer: comparative accuracy with traditional procedures. Surgery 101:678–684
14. Makuuchi M, Hasegawa H, Yamanzaki S (1985) Ultrasonically guided subsegmentectomy. Surg Gynecol Obstet 161:346–350
15. Nagasue N, Suchiro S, Yukaya H (1984) Intraoperative ultrasonography in the surgical treatment of hepatic tumors. Acta Chir Scand 150:311–316
16. Okuda K, Obata H, Nakajima Y, Ohtsuki T, Okazaki N, Ohnishi K (1984) Prognosis of primary hepatocellular carcinoma. Hepatology 4:35–65
17. Ravikumar TS, Kane R, Cady B, Jenkins RL, McDermott W, Clouse M, Steele jr G, (1987) Hepatic cryosurgery with intraoperative ultrasound monitoring for metastatic colon carcinoma. Arch Surg 122:403–409
18. Scheele J, Gall FP, Wopfner F, Altendorf A, Hoferichter S (1985) Chirurgische Behandlung von Lebermetastasen kolorektaler Karzinome. Fortschr Med 103:49–59
19. Scheele J (1989) Die segmentorientierte Leberresektion: Grundlagen, Technik, Stellenwert. Chirurg 60:251–265
20. Scheele J, Stangl R (1990, to be published) The impact of intraoperative ultrasound on assessment of resectability of malignant liver disease
21. Schleber JO, Diggdon P Cuellar J (1961) The use of ultrasound for localizing renal calculi. J Urol 86:367–369
22. Starzl TE, Bell RH, Beart RW, Putnam CW (1975) Hepatic trisegmentectomy and other liver resections. Surg Gynecol Obstet 141:429–437

Ultraschallgesteuerte Resektion bei Lebermetastasen

H. J. Klotter [1], R. Förster, H. Sitter und M. Rothmund

Kolorektale Karzinome stehen in der Häufigkeit der malignen Erkrankungen an der zweiten Stelle, sowohl bei Männern als bei Frauen. 1982 starben in der Bundesrepublik 22 500 Menschen an den Folgen dieses Tumors bei einer geschätzten Inzidenz von 50 000 Erkrankungen pro Jahr [1]. Nach allgemeiner Ansicht ist eine Heilung nur durch operative Maßnahmen möglich, im Stadium der Metastasierung sind nur noch palliative Möglichkeiten gegeben. Ausnahme bildet jedoch der isolierte Metastasenbefall der Leber [2].

Hughes [10] berichtet aus einer Sammelstatistik, in der 607 Leberresektionen zusammengefaßt wurden, über eine 5-Jahres-Überlebensrate von 23%, d. h., 100 Patienten lebten noch zum Zeitpunkt der Untersuchung. Kein anderes Therapieverfahren hat beim isolierten Tumorbefall der Leber einen solchen Therapieerfolg [18]. Trotzdem haben 35–68% der Patienten nach Lebermetastasenresektion ein Tumorrezidiv in der Leber [10]. Möglicherweise wurde die Tumorausdehnung intraoperativ falsch eingeschätzt oder vorhandene kleine Tumoren nicht getastet und nicht gesehen, da sie tief im Parenchym versteckt lagen [12]. Hier könnte die intraoperative Sonographie eine Abhilfe schaffen. Wir überprüften daher unser Patientenkollektiv mit Lebermetastasen vorwiegend kolorektaler Karzinome daraufhin, ob sich durch die intraoperative Sonographie weitere präoperativ unbekannte Tumoren entdecken ließen und welchen Einfluß sie auf die operative Verfahrenswahl haben würde.

Methode und Material

Von 1982 bis 1989 wurden 58 Patienten mit präoperativ gesicherten Lebermetastasen laparotomiert. 51 Patienten hatten Metastasen kolorektaler Karzinome, 7 hatten Metastasen endokriner, mesenchymaler oder anderer epithelialer Tumoren. Die Tumoren wurden präoperativ durch Sonographie, Computertomographie und Angiographie lokalisiert. Nach Laparotomie und einer ausführlichen Exploration des Abdomens mit Revision des ehemaligen Operationsgebietes sowie der paraaortalen und der Lymphknoten im Ligamentum hepatoduodenale wurde die Leber mobilisiert und chirurgisch untersucht. Auch beim sicht- und tastbaren Tumor wurde eine intraoperative Sonographie mit einem gassterilisierbaren, speziell konstruierten Schallapplikator (5 MHz Siemens Sonoline-SL1) (Abb. 1) durchgeführt. War der Schallapplikator am Untersuchungstag nicht mehr steril, hüllten wir ihn in einen sterilen Plastiksack, in den wir zur akustischen Ankopplung Schallgel gaben. Der Schallkopf wurde zur Orientierung in Quer- und dann in Längsrichtung über die Leberoberfläche geführt, unter Darstellung der Lebervenen und der Pfortaderäste. Die „chirurgische Anatomie“ der Leber (s. Couinaud in [5]) mit Aufteilung in 8 Segmente konnte durch Inspektion und Palpation nicht, mit der in-

[1] Zentrum für Operative Medizin I der Philipps-Universität. Baldinger Straße, W-3550 Marburg, Bundesrepublik Deutschland.

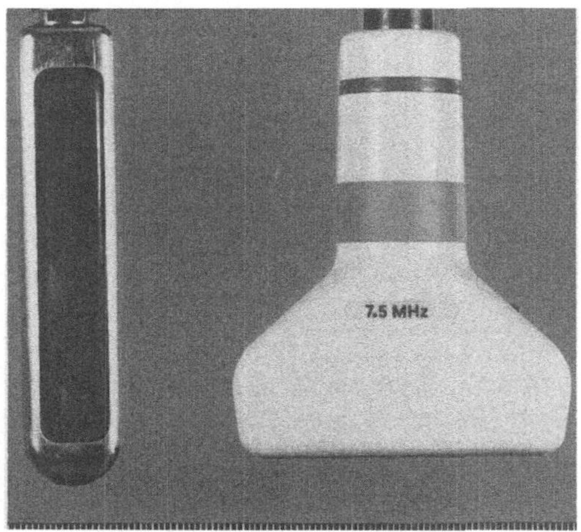

Abb. 1. Zur intraoperativen Sonographie benutzten wir handlich kleine, gassterilisierbare Schallapplikatoren oder wickelten den Schallkopf in eine sterile Plastikhülle ein. Die Schallfrequenz betrug 5 und 7,5 MHz

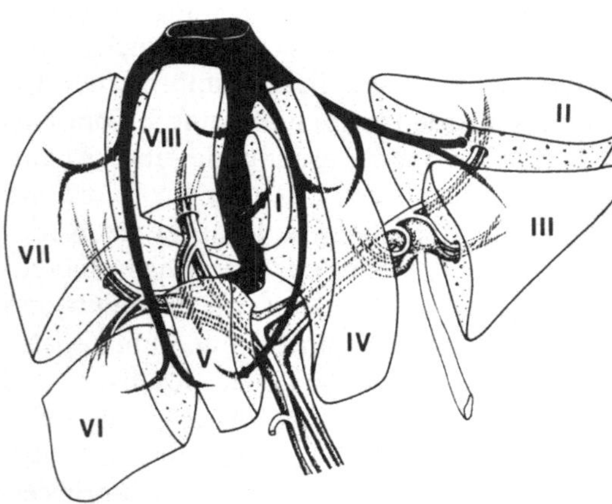

Abb. 2. Schematische Darstellung der portalen und venösen Verzweigungen in der Leber und der daraus folgenden Leberaufteilung in 8 Lebersegmente (Segment 4 wird noch in 4a und 4b unterteilt). (Aus [5])

traoperativen Sonographie aber gut nachvollzogen werden (Abb. 2). Durch Darstellung dieser funktionellen Leberanatomie, die auf einer Segmenteinteilung der Leber gemäß der venösen und portalen Versorgung beruht [16], wurden die sonographisch dargestellten Tumoren den entsprechenden Segmenten zugeordnet und danach reseziert. Bei der Tumorlokalisation achtete man nicht allein auf den „Haupttumor" (Schießscheibenphänomen), sondern es wurde nach weiteren Tumoren gesucht und auf deren Beziehung zu den vaskulären Strukturen geachtet. Zur Resektion benutzten wir einen Ultraschalldissektor (Sonoca, Fa. Söhring, Quickborn), der eine subtile, blutarme Präparation und Resektion im Leberparenchym ermöglichte.

Ergebnisse

Durch die bildgebenden Verfahren (Sonographie und CT) wurden bei den 58 Patienten 30 solitäre Metastasen nachgewiesen, 2 Metastasen fanden sich bei 18 Patienten und bei 10 Patienten wurden 3 und mehr Tumoren entdeckt. Der Durchmesser der dargestellten Tumoren betrug in allen Fällen mehr als 1,5 cm. Durch die chirurgische Exploration gelang es nur bei 49 Patienten, die Lebermetastasen zu lokalisieren. Obwohl die Lokalisation der Tumoren präoperativ positiv war, konnten sie in 9 Fällen nicht gesehen und nicht getastet werden.

Mit Hilfe der intraoperativen Sonographie waren alle präoperativ nachgewiesenen Tumoren zu lokalisieren, und ihre Beziehung zu den benachbarten Gefäßstrukturen konnte dargestellt und den Segmenten zugeordnet werden (Abb. 3). Darüber hinaus konnten bei 11 Patienten zusätzliche, der präoperativen Diagnostik wie auch der chirurgischen Exploration entgangene Tumoren entdeckt werden, die tief im Parenchym der Leber eingebettet waren. Diese Metastasen hatten alle einen Durchmesser von unter 2 cm (Abb. 4). – Schlüsselt man die Ergebnisse der intraoperativen Sonographie weiter auf, so fand sich bei 5 Patienten eine zusätzliche Metastase, bei 2 fanden sich 3 weitere Metastasen, während man bei 4 eine diffuse Metastasierung (mehr als 4) in beiden Leberlappen feststellen mußte. Bei 6 der 11 Patienten mit zusätzlichem Ultraschallbefund mußte die

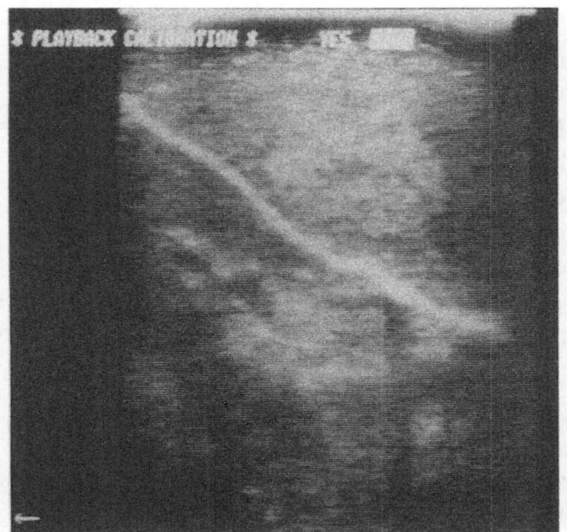

Abb. 3. Gut tastbare Lebermetastase, deren Ausdehnung durch die intraoperative Sonographie festgestellt werden konnte. Der Tumor ist echoreich, inhomogen und hat einen Durchmesser von 2 cm

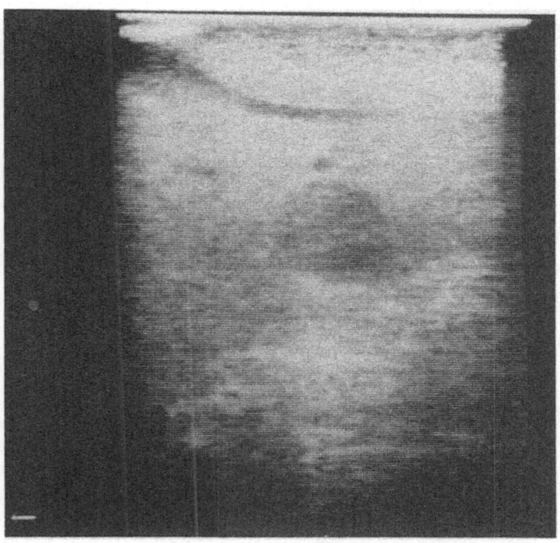

Abb. 4. Die kleinste nichtpalpable, sonographisch jedoch darstellbare Lebermetastase (Durchmesser 4 mm). Nach intraoperativer Ortung unter Schallkontrolle konnte sie entfernt werden

Tabelle 1. Ergebnisse und Konsequenzen der intraoperativen Sonographie (11 Patienten; *LL* Leberlappen)

Patienten	Präoperativ bekannte Metastasen	Zusatzbefunde		Konsequenz
		Patienten	Befund	
6	1	4	Je 1 Tumor im selben LL	1mal Segment statt Keilresektion
		2	Multiple Tumoren im selben LL	Hemihepat. statt Keilresektion
			Multiple Tumoren in beiden LL	Keine Resektion statt Keilresektion
3	2	1	3 weitere Tumoren im selben Segment	
			1 Tumor im selben Segment	2 Segmentresektionen (statt einer)
			2 Tumoren im anderem Segment	
		2	Multiple Tumoren in beiden LL	Keine Resektion
2	4	1	1 weiterer im selben LL	
	Multiple	1	Multiple Tumoren im anderen LL	Keine Resektion/Port.-Katheter

operative Verfahrenswahl geändert werden, 3mal wurde auf die Resektion verzichtet (Tabelle 1). Dagegen wurde bei 3 Patienten die Resektion erweitert. Durch die ultraschallgesteuerte Leberresektion mit zusätzlichem Einsatz des Ultraschalldissektors war der intraoperative Blutverlust gering (1–6 Einheiten), nur in einem Fall kam es zu einer intraoperativen Massenblutung mit letalem Ausgang.

Diskussion

Mit Verbesserung der Kenntnisse über die Leberanatomie, der Standardisierung des perioperativen Monitorings und der Therapie sowie aufgrund der neueren Ergebnisse der Transfusions- und Intensivmedizin hat sich die Leberresektion in der Hand des Geübten zu einem Routineverfahren entwikkelt [2, 4, 6]. Durch neuere blutarme Resektionsverfahren und Techniken gehört die postoperative Leberinsuffizienz zu den seltenen Komplikationen in der Leberchirurgie [14, 15, 17]. Die Resektionsbehandlung von malignen Lebertumoren stellt, wie zahlreiche Studien belegen, die einzige Therapie dar, die die Chance für eine Heilung beinhaltet [18]. Trotz dieser Erfolge ist die Rate der Metastasenrezidive in der Leber immer noch sehr unbefriedigend.

Übersehene Tumoren bzw. der nicht tumorfreie Resektionsrand sind sicherlich mit verantwortlich für diese Rezidivquote [6, 8, 10]. Hier kann, wie auch unsere Untersuchung zeigte, die intraoperative Sonographie einen zusätzlichen Informationsgewinn bringen [9, 20] (Abb. 5). Nicht sichtbare und nicht tastbare Tumoren bis zu einer Größe über 4 mm können lokalisiert und auch die Tumorausdehnung kann besser eingeschätzt werden. So mußte allein bei 6 unserer Patienten aufgrund des Schallbefundes das operative Verfahren geändert werden, bei 3 wäre von vornherein ein kurativer Eingriff versäumt worden. (Einschränkend muß angefügt werden, daß Mikrometastasen natürlich auch nicht mit der intraoperativen Sonographie erkannt werden.)

Trotzdem stellt die intraoperative Sonographie, wie auch andere Arbeitsgruppen

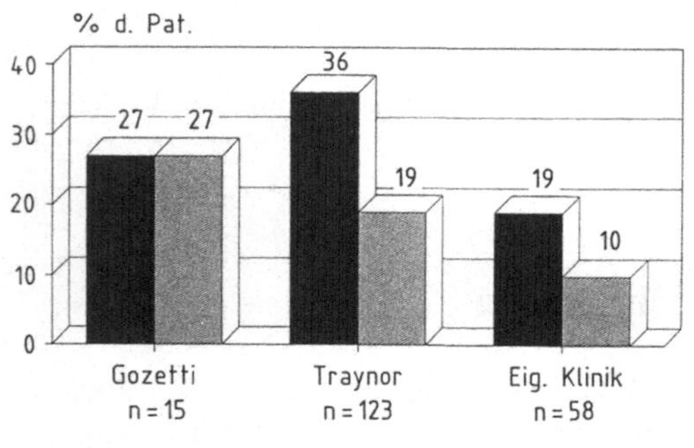

Abb. 5. Therapeutische Konsequenzen nach IOUS bei Lebermetastasen: Die intraoperative Sonographie erweist sich auch in anderen Kliniken [9, 20] als sinnvolle Ergänzung der chirurgischen Exploration mit direktem Einfluß auf die operative Verfahrenswahl

bestätigen, das effektivste Diagnoseverfahren dar, um das volle Ausmaß der Tumorausdehnung festzustellen [9, 14, 15, 19]. Es ist direkt dem Chirurgen zugänglich und hat somit einen sofortigen Einfluß auf das weitere chirurgische Vorgehen [13]. Grundvoraussetzung ist, daß ein mit der Leberresektion vertrauter Chirurg intraoperativ selbst sonographiert. Er führt den Schallapplikator in die Region of interest, stellt die Beziehung des zu resezierenden Tumors zu den vaskulären Strukturen dar und bestimmt somit das notwendige Resektionsausmaß bzw. das Resektionsverfahren [11]. Die Leitung der intraoperativen Sonographie durch einen Sonographiespezialisten anderer Fachrichtung halten wir für wenig sinnvoll, da die für die Resektion entscheidende Information Resektionslinie (Resektionsausmaß) nicht übermittelt werden kann [5]. Bildlich gesprochen dient der Ultraschall als Lineal, das der Chirurg selbst anlegen muß, um die Resektionslinie zu finden.

Wurde die intraoperative Sonographie noch bis vor kurzem als unnötiges neues Spielzeug des Chirurgen abgetan, gilt sie heute als unverzichtbares Hilfsmittel jedes Leberchirurgen, ohne das eine Resektion nicht mehr durchgeführt werden sollte [7].

Die intraoperative Sonographie ist somit eine sinnvolle Bereicherung des chirurgischen Handwerkzeuges geworden, das in der Chirurgie von Lebermetastasen eine höhere Radikalität garantiert [5, 9, 19]. Durch Darstellung der funktionellen Leberanatomie mit 8 Lebersegmenten können die dargestellten Tumoren den jeweiligen Segmenten zugeordnet und danach reseziert werden. Neben den Standardresektionstechniken bietet sich somit die Lebersegmentresektion als ein neues, parenchymsparendes Operationsverfahren an, das eine adäquate Radikalität des chirurgischen Eingriffes gewährleistet, bei Belassung einer genügenden Funktionsreserve. Die gefürchtete postoperative Leberinsuffizienz wird somit zu einer seltenen Komplikation [17].

Literatur

1. Becker N, Frentzel-Beyme R, Wagner G (1984) Krebsatlas der Bundesrepublik Deutschland. Springer, Berlin Heidelberg New York Tokyo
2. Bengmark S (1987) Leberchirurgie. Chir Gastroenterol 3:5–11
3. Bismuth H (1982) Surgical anatomy and anatomical surgery of the liver. World J Surg 6:3–9
4. Bismuth H, Houssin D, Castaing D (1982) Major and minor segmentectomies „réglées" in liver surgery. World J Surg 6:10–24
5. Bismuth H, Castaing D (1985) Echographie per-opertoire du foi et des voies biliaires. Flammarion Médicine-Sciences, Paris
6. Ekberg H et al. (1986) Determinants of survival in liver resections of colorectal secondaries. Br J Surg 73:727–731
7. Eßer G (1989) Chirurgie der Leber. Vortrag beim 106. Kongreß der Deutschen Gesellschaft für Chirurgie München
8. Finlay IG, McArdle CS (1986) Occult hepatic metastases in colorectal carcinoma. Br J Surg 73:732–735
9. Gozetti G, Mazziotti A, Bolindi L, Cavallari A et al. (1986) Intraoperative ultrasonography in surgery for liver tumors. Surgery 99:523–529
10. Hughes KS et al. (1988) Resection of the liver for colorectal carcinoma metastases. A multi-institutional study of long term survivors. Dis Colon Rectum 31:1–4
11. Klotter HJ, Rückert K (1983) Intraoperative Sonographie. Dtsch Med Wochenschr 108: 727–728
12. Klotter HJ, Rothmund M, Rückert K, Kümmerle F, Klose KJ (1985) Intraoperative Sonographie bei chirurgischen Erkrankungen der Leber. Z Gastroenterol 23:381–389
13. Klotter HJ, Rückert K, Kümmerle F (1984) Intraoperative Ultraschalldiagnostik. Urban & Schwarzenberg, München
14. Machi J, Isomoto H, Kurohiji T, Yamashita Y, Kasegawa T, Sigel B (1986) Detection of unrecognized liver metastases from colorectal cancer by routine use of operative ultrasonography. Dis Colon Rectum 29:405–409
15. Makuuchi M, Hasegawa H, Yamazaki S (1985) Ultrasonically guided subsegmentectomy. Surg Gynecol Obstet 161:346–351
16. Priesching A (1986) Leberresektionen. Urban & Schwarzenberg, München
17. Scheele J (1989) Die segmentorientierte Leberresektion. Chirurg 60:251–265
18. Taylor I (1985) Colorectal liver metastases – to treat or not to treat? Br J Surg 72:511–516
19. Thomas WM, Morris DL, Hardcastle JD (1987) Contactultrasonography in detection of liver metastases from colorectal cancer: An in vitro study. Br J Surg 74:955–956
20. Traynor O, Castaing D, Bismuth H (1986) Occult hepatic metastases in colorectal carcinoma. Br J Surg 73:732–735

Intraoperative Sonographie zum Nachweis okkulter Lebermetastasen beim kolorektalen Karzinom

A. H. HÖLSCHER und J. STADLER [1]

Einleitung

Etwa 15–35% der Patienten mit kolorektalen Karzinomen haben zum Zeitpunkt der Operation bereits Metastasen in der Leber [4, 5, 15, 16, 21, 31]. Der Prozentsatz okkulter, d. h. intraoperativ nicht sichtbarer oder palpabler Lebermetastasen läßt sich nur schwer bestimmen. Finlay fand durch postoperative Computertomographie (CT) und Ultraschalluntersuchung in Verbindung mit einer genauen Verlaufsbeobachtung solche okkulten Lebermetastasen bei 24% der Patienten, die eine vermeintlich kurative Resektion ihres Kolontumors gehabt hatten [16]. Aufgrund von Fortschritten der resektiven bzw. chemotherapeutischen Behandlung von Lebermetastasen ist es sinnvoll, auch diese kleinen Herde möglichst frühzeitig und vollständig zu erfassen.

Die präoperativen Routineuntersuchungen wie Sonographie, CT, Szintigraphie oder die Bestimmung von CEA haben bei der Erkennung von Lebermetastasen nur eine begrenzte Genauigkeit [18, 23, 34, 35]. Der intraoperativen Inspektion und Palpation können insbesondere tief im Parenchym gelegene kleine Metastasen entgehen; bei zirrhotischer Leber ist die Palpation zusätzlich erschwert. Wir haben daher in einer prospektiven Studie bei der Operatin kolorektaler Karzinome die intraoperative Sonographie eingesetzt, um festzustellen, ob Lebermetastasen damit häufiger und genauer erkannt werden können als mit den bisher üblichen Verfahren.

Material und Methode

Vom 1. 7. 88 bis zum 30. 6. 89 wurden 114 Patienten mit kolorektalem Karzinom operiert. 14 Patienten mit präoperativ nachgewiesenen sog. „Metastasenlebern" (>7 Herde) wurden nicht in die Studie eingeschlossen, da die z. T. multiplen Herde hinsichtlich Anzahl, Größe und Lokalisation mit den einzelnen Verfahren nur schwer vergleichbar sind und diese Fragestellung keine wesentliche Relevanz hat. Bei 15 Patienten wurde wegen Risikofaktoren (kurze OP-Zeit), Peritonealkarzinose oder nicht verfügbaren Ultraschallköpfen keine intraoperative Sonographie durchgeführt. 85 Patienten wurden in dem genannten Zeitraum in die prospektive Studie aufgenommen. Es handelte sich um 48 Männer und 37 Frauen mit einem Durchschnittsalter von 63,8 Jahren. Diese Patienten wurden wegen eines Adenokarzinoms des Kolons oder Rektums laparotomiert, und es wurde immer eine Tumorresektion durchgeführt (Hemikolektomie rechts oder links, radikale Sigmaresektion, anteriore Rektumresektion, OP nach Miles). Präoperativ erfolgte bei allen Patienten eine Oberbauchsonographie (3,5-MHz-Schallkopf) und ein CT mit Kontrastmittelgabe zur Erfassung von Lebermetastasen. Die erhobenen Befunde wurden prospektiv dokumentiert. Der operative Zugang war immer eine me-

[1] Chirurgische Klinik und Poliklinik der Technischen Universität München, Klinikum rechts der Isar, Ismaninger Str. 22, W-8000 München 80, Bundesrepublik Deutschland.

diane Unter- und Mittelbauchlaparotomie mit Linksumschneidung des Nabels, so daß die Leber gut zugänglich war. Nach Inspektion der Leberoberfläche erfolgte die beidhändige Palpation des linken und rechten Leberlappens. Danach wurde die intraoperative Sonographie mit einem T- oder I-förmigen 5-MHz-Schallkopf vorgenommen (Aloka/Hellige, Echokamera SSD 650). Bei Verdachtsmomenten für sehr kleine Lebermetastasen kam zusätzlich ein I-förmiger 7,5-MHz-Schallkopf zur Anwendung. Die Sonographie wurde standardisiert durchgeführt mit Darstellung des linken und rechten Leberlappens zunächst von ventral und danach von dorsal [25, 26]. Bei Verdacht auf oberflächliche Herde wurde eine Wasservorlaufstrecke benutzt. Alle metastasenverdächtigen Strukturen wurden zur histologischen Sicherung bioptisch punktiert oder reseziert, außer wenn makroskopisch sichere Metastasen vorlagen. Die Befunde von Inspektion, Palpation und Sonographie wurden in einem Formblatt mit Lebersegmenteinteilung nach Couinaud dokumentiert und positive sonographische Befunde vermessen und photographiert [13]. Die Auswertung erfolgte durch Vergleich der durch die einzelnen Methoden erhobenen positiven bzw. negativen Befunde mit Berechnung der Sensitivität und Spezifität. Die Ergebnisse der präoperativen Sonographie und des CT wurden zusammengefaßt, da das Resultat der zuerst vorgenommenen Untersuchung dem nachfolgenden Untersucher bekannt war.

Ergebnisse

Bei 58 der 85 untersuchten Patienten konnten weder durch präoperative Sonographie oder CT noch durch intraoperative Inspektion und Palpation bzw. Sonographie Lebermetastasen nachgewiesen werden. 14 Patienten hatten kleine Hämangiome oder Zysten. 27 Patienten wiesen 1–7 Metastasen auf; insgesamt wurden 70 Lebermetastasen gefunden.

Bei 12 Patienten konnte durch die intraoperative Sonographie ein direkter Informationsgewinn erzielt werden (Tabelle 1). – Bei 4 dieser Patienten wurde weder durch das präoperative Sonogramm bzw. CT noch durch die intraoperative Inspektion und Palpation eine Metastase gefunden. Dagegen konnte mit der intraoperativen Sonographie jeweils eine solitäre Metastase nachgewiesen werden, die in 3 Fällen nach Resektion histologisch gesichert wurde (Abb. 1). Bei dem 4. Patienten konnte die im Durchmesser 0,8 cm große Metastase aufgrund ihrer geringen Ausdehnung bzw. weit dorsalen Lage neben der V.

Tabelle 1. Direkter Informationsgewinn durch intraoperative Sonographie (*IOS*). (– kein Metastasennachweis, + Nachweis einer Metastase, ⊕ Nachweis nur durch IOS)

Pat. Nr.	Präop. Sono/CT	Insp./Palp.	IOS
1	–	–	⊕
2	–	–	⊕
3	–	–	⊕
4	–	–	⊕
5	–	+	+ ⊕
6	+	+	+ ⊕
7	+	+	+ ⊕
8	+	+	+ ⊕⊕⊕
9	+ +	+ +	+ + ⊕
10	+ +	+ +	+ + ⊕⊕
11	+ +	+ +	+ + ⊕⊕⊕
12	+ + +	+ + + + + +	+ + + + + + ⊕

Tabelle 2. Größe und Lokalisation der durch intraoperative Sonographie gefundenen Metastasen

Segment	Größter Durchmesser [cm]
I	–
II	–
III	0,9
IV	0,5; 0,8; 0,9
V	1,0; 1,0
VI	0,6; 0,8; 1,4; 1,8; 2,0
VII	0,7; 0,8; 1,0; 2,0
VIII	0,6; 1,0

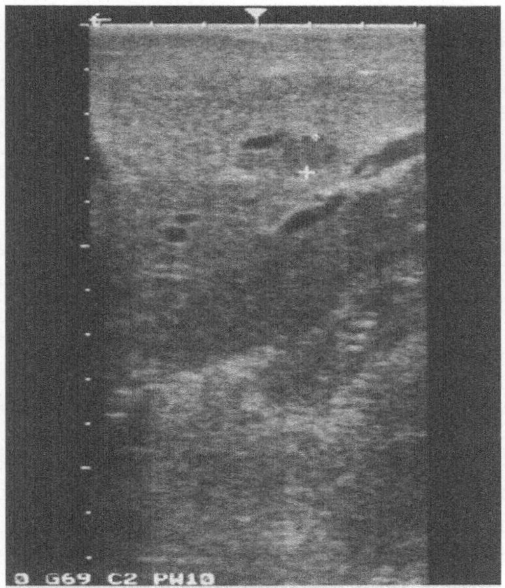

Abb. 1. 0,8 cm Durchmesser große, leicht echoarme solitäre Metastase im rechten Leberlappen, die allein durch intraoperative Sonographie nachgewiesen wurde

Abb. 2. Zusätzlich gefundene im Durchmesser 0,8 cm große Metastase im rechten Leberlappen bei präoperativ bekannter größerer Metastase im gleichen Segment

Tabelle 3. Konformer Informationsgewinn durch intraoperative Sonographie und intraoperative Inspektion und Palpation (⊕ Metastasennachweis nur durch Insp./Palp. oder IOS)

Pat. Nr.	Präop. Sono/CT	Insp./Palp.	IOS
13	+	–	–
14	+	–	–
15	++	+	+
16	++	+	+
17	+++	+++⊕⊕	+++⊕⊕
18	+++	+++⊕⊕⊕	+++⊕⊕⊕

Tabelle 4. Informationsgewinn allein durch intraoperative Inspektion und Palpation. (Die Angaben zum Durchmesser beschreiben die größte Breite, nicht die Tiefe der oberflächlichen Metastasen; ⊕ Metastasennachweis nur durch Insp./Palp.)

Pat. Nr.	Präop. Sono/CT	Insp./Palp. [mm]	IOS
19	–	⊕⊕⊕ (1–5)	–
20	–	⊕⊕ (6–10)	–
21	–	⊕ (5)	–
22	++	++++⊕⊕ (3–8)	++++

cava nicht bioptisch gesichert werden. Wegen eingeschränkter funktioneller Operabilität wurde in diesem Fall keine Metastasenresektion vorgenommen. Bei 8 weiteren Patienten waren durch die präoperativen Untersuchungen und durch die Inspektion/Palpation jeweils 1–6 Herde nachgewiesen worden. Mit der intraoperativen Sonographie fanden sich zusätzlich je 1–3 weitere Metastasen (Abb. 2). Die allein durch intraoperative Sonographie gefundenen Metastasen waren im Durchmesser 0,5–2,0 cm groß und lagen vorwiegend im rechten Leberlappen (Tabelle 2). Sie hatten überwiegend ein dem Leberparenchym sehr ähnliches Echomuster, das in der Regel nur gering echoärmer, selten etwas echoreicher war (Abb. 1 und 2). Nur die sehr kleinen Metastasen (<1 cm Durchmesser) hatten zum Teil eine deutlich echoärmere Schallstruktur. Bei keinem der Patienten mit erst intraoperativ sonographisch erkannten Metastasen lag eine Leberzirrhose vor.

Ein gleicher Informationsgewinn durch intraoperative Sonographie und Inspektion

Tabelle 5. Vergleich der Ergebnisse von 4 Verfahren zur Erkennung von Lebermetastasen

	Richtig – positiv	Falsch – positiv	Richtig – negativ	Falsch – negativ	Sensitivität [%]	Spezifität [%]
Präop. Sonographie/CT	33	4	56	35	48,5	93,3
Intraop. Insp./Palp.	52	1	58	17	75,4	98,3
Intraop. Sonographie	62	1	58	7	89,9[a, b]	98,3
Intraop. Verfahren	69	1	58	0	100,0[c – e]	98,3

[a] $p<0{,}0001$ gegenüber präop. Sono/CT.
[b] $p<0{,}05$ gegenüber intraop. Insp./Palp.
[c] $p<0{,}0001$ gegenüber präop. Sono/CT.
[d] $p<0{,}0001$ gegenüber intraop. Insp./Palp.
[e] $p<0{,}01$ gegenüber intraop. Sonographie.

bzw. Palpation gegenüber den präoperativen Untersuchungen ergab sich bei 6 Patienten (Tabelle 3). Bei 4 dieser Patienten wurden präoperativ zu viele Metastasen vermutet; dies wurde durch die Inspektion/Palpation und intraoperative Sonographie korrigiert. In 2 Fällen ließ sich damit je eine solitäre, im präoperativen Sonogramm und CT beschriebene Metastase ausschließen. Bei 2 weiteren Patienten konnten 2 bzw. 3 präoperativ nicht erkannte Metastasen intraoperativ zusätzlich gesichert werden.

In 4 Fällen wurden auf der Leberoberfläche liegende flache Metastasen nur durch die intraoperative Inspektion bzw. Palpation nachgewiesen (Tabelle 4). Trotz Benutzung einer Wasservorlaufstrecke konnten diese flachen Herde durch die Sonographie nicht sicher dargestellt werden. Bei den 7 weiteren Patienten mit Lebermetastasen bestanden zwischen den prä- und intraoperativen Untersuchungsergebnissen keine Diskrepanzen.

Insgesamt mußten in 22 Fällen (25,9%) die präoperativen Befunde durch die intraoperativen Untersuchungen (Inspektion, Palpation, Sonographie) korrigiert werden. 17 (24,3%) der insgesamt 70 Metastasen dieser Untersuchungsserie konnten nur durch die intraoperative Sonographie nachgewiesen werden. Die beschriebenen 17 Metastasen betrafen 12 (14,1%) der insgesamt 85 untersuchten Patienten. 4 (5,7%) dieser Herde waren solitär und betrafen 4,7% der Fälle.

Die Ergebnisse der präoperativen Ultraschall- und CT-Untersuchung, der chirurgischen Exploration und der intraoperativen Sonographie werden in Tabelle 5 verglichen. Die intraoperative Sonographie hatte eine signifikant höhere Sensitivität als die präoperativen Untersuchungen bzw. die alleinige intraoperative Inspektion und Palpation.

Eine direkte Änderung der Operationstaktik durch die Befunde der intraoperativen Sonographie ergab sich bei 13 von 85 Patienten (15,3%). Es wurden 3mal bisher unbekannte solitäre Metastasen reseziert, und 2mal wurde eine zusätzlich gefundene Metastase mitentfernt. In 4 Fällen wurde aufgrund des intraoperativen Sonographiebefundes nicht mehr reseziert. 2mal lagen dabei die zusätzlich nachgewiesenen Metastasen im linken Lappen, während ein großer Herd im rechten Lappen nur durch Hemihepatektomie rechts hätte entfernt werden können. Bei 2 Patienten waren 1 bzw. 2 Metastasen bekannt, und es wurden 3 bzw. 4 zusätzliche an verschiedenen Stellen im rechten und an der Grenze zum linken Leberlappen gefunden, so daß die primär geplante Resektion nicht sinnvoll erschien. In 2 weiteren Fällen wurde auf eine geplante Resektion verzichtet, da sich die präoperativ vermutete Metastase durch Sonographie nicht bestätigen ließ. In 2 Fällen wurde nach Darstellung der Leberanatomie neben der Metastase die Resektionstechnik geändert.

Diskussion

Die Behandlung von Lebermetastasen ist in den letzten Jahren durch verschiedene Methoden wie Leberresektion und intraarterielle Chemotherapie verbessert worden [1, 3, 8, 9, 12, 32, 33]. In einer Serie von Starzl konnte durch Resektionen von Lebermetastasen kolorektaler Karzinome eine 5-Jahres-Überlebenszeit von 40% erreicht werden [22]. Greenway stellte in einer Übersicht einen signifikanten therapeutischen Effekt für Patienten fest, bei denen eine Metastasenresektion vorgenommen wurde, gegenüber Patienten mit vergleichbarem Krankheitsstadium, bei denen keine Resektion von Metastasen kolorektaler Karzinome durchgeführt wurde [17, 21]. Diese Fortschritte geben Anlaß zu einer genauen Diagnostik der Metastasen hinsichtlich ihrer Zahl, Lokalisation und Ausdehnung in der Leber.

Die präoperativ zum Screening von Lebermetastasen angewendeten bildgebenden Verfahren wie Sonographie, CT und Szintigraphie haben nur eine Genauigkeit von 80–84% [34]. Mit dem CT, das bisher als genaueste Methode angesehen wurde, konnten in der Studie von Kemeny Lebermetastasen nur in 43% hinsichtlich ihrer Anzahl und Lokalisation korrekt nachgewiesen werden [2, 23]. Auch die Kernspintomographie (MRI) führt nicht zu einer Verbesserung dieser Resultate. In der Vergleichsstudie von Ward hatte die am besten abschneidende T1-betonte MRI ebenfalls nur eine Sensitivität von 84% [37]. Bei der chirurgischen Exploration können zwar manchmal Lebermetastasen gefunden werden, die präoperativ nicht bekannt waren; die Inspektion und Palpation kann jedoch bei der Erkennung kleiner Herde versagen, insbesondere, wenn diese tief im Parenchym liegen oder wenn eine Leberzirrhose besteht. In 3 verschiedenen Studien wurden postoperativ in 16–30% sog. okkulte Lebermetastasen nachgewiesen, die intraoperativ nicht erkannt worden waren [16, 19, 30]. Dieser relativ hohe Anteil ist unter anderem darauf zurückzuführen, daß kleine Lebermetastasen besonders im rechten Lappen schlecht palpiert werden können. Finlay fand 74% der „okkulten Filiae" in den schlecht zugänglichen Segmenten VI und VII [16]. Dieser Zusammenhang kam auch in der eigenen Studie zum Ausdruck (Tabelle 2). Da die intraoperative Sonographie der Leber ein hohes Auflösungsvermögen hat, erscheint der Einsatz für den genannten Zweck sinnvoll [6, 14, 28, 29]. Schon bei In-vitro-Untersuchungen konnte Thomas eine hohe Genauigkeit feststellen: Herde von >1,5 cm Durchmesser wurden zu 100% und 0,5–0,9 cm große Tumoren noch zu 66% exakt erkannt [36].

Bei dem Nachweis von Lebermetastasen allein durch intraoperative Sonographie ist zwischen dem Nachweis zusätzlicher Metastasen bei bereits bestehenden Herden und dem Nachweis solitärer Metastasen bei der vorherigen Annahme einer gesunden Leber zu unterscheiden. Der Nachweis zusätzlicher Metastasen kann die Operationstechnik insofern verändern, als dadurch die zusätzlich gefundenen Metastasen mitentfernt werden bzw. eine Resektion nicht mehr durchgeführt wird. Der Nachweis eines rein solitären Herdes erscheint um so wichtiger, weil die Prognose nach einer dadurch erreichten R0-Resektion erheblich verbessert wird [8, 12, 22].

Der Grund für das präoperative Nichterkennen der erst durch die intraoperative Sonographie nachgewiesenen Metastasen liegt zum einen in der geringen Ausdehnung der Herde, zum anderen in ihrer Echostruktur. Die meisten dieser Leberfiliae hatten in der eigenen Studie ein Echomuster, das sich nur wenig von dem des umgebenden Leberparenchyms unterschied und daher bei der perkutanen Untersuchung sehr schwer zu interpretieren war.

Die dargestellten eigenen Ergebnisse entsprechen in etwa den Literaturangaben, wie sie in Tabelle 6 aufgeführt sind. Der Prozentsatz von Metastasen, die allein durch intraoperative Sonographie nachge-

Tabelle 6. Anzahl und Prozentsätze der nur durch intraoperative Sonographie nachgewiesenen Lebermetastasen (*LM*) kolorektaler Karzinome. Die Prozentsätze in Klammern geben die Relation zu der Gesamtzahl an Lebermetastasen bzw. an Patienten des untersuchten Krankengutes wieder

Autoren	Jahr	Pat.	LM	Nachweis von LM nur durch intraop. Sonographie			
				Solit. und zusätzl. LM	Pat.	Solit. LM	Pat.
			n	[%]	[%]	[%]	[%]
Gozzetti	1986	15	15	3 (20,0)	1 (6,6)	–	–
Castaing	1986	42	2	2 (100,0)	2 (4,8)	2 (100,0)	2 (4,8)
Boldrini	1987	86	8 (sol.)	2 (25,0)	2 (2,3)	2 (25,0)	2 (2,3)
Machi	1987	84	46	14 (30,4)	10 (11,9)	5 (10,8)	5 (5,9)
Charnley	1988	53	11	5 (45,4)	5 (9,4)	5 (45,4)	5 (9,4)
Klotter	1988	51	51	17 (30,3)	17 (30,3)	8 (15,6)	8 (15,6)
Eig. Ergebn.	1989	85	70	17 (24,3)	12 (14,1)	4 (5,7)	4 (4,7)

wiesen wurden, ist zwar im Vergleich zu den anderen Mitteilungen mit am geringsten, dies läßt sich aber auf den prospektiven Charakter der Studie zurückführen. Von den anderen Autoren wurde außer von Machi immer ein selektioniertes Krankengut untersucht. Dieser Autor führte eine intraoperative Sonographie bei 84 Patienten im Rahmen der Operation eines kolorektalen Karzinoms durch [25]. Bei 10 Operationen (11,9%) fand er 15 vorher nicht identifizierte Metastasen, die alle <2 cm waren und 1–5 cm tief im Parenchym lagen. 4 Patienten (4,8%) hatten 5 sog. Solitärmetastasen, während bei 6 Patienten (7,1%) 9 zusätzliche Metastasen gefunden wurden. Der von Machi vorgenommene Vergleich der intraoperativen Sonographie mit der präoperativen Sonographie, dem CT und der chirurgischen Exploration hinsichtlich des Nachweises von Lebermetastasen ergab für die intraoperative Sonographie die bei weitem höchsten Werte von Sensitivität, positivem und negativem prädiktiven Wert und Genauigkeit.

In der eigenen Studie konnten vergleichbare Resultate erreicht werden; die Sensitivität der intraoperativen Sonographie lag allerdings niedriger als bei Machi. Dies ist auf die sonographisch falsch-negativen Befunde von 8 kleinen, makroskopisch aber sichtbaren Metastasen an der Leberoberfläche zurückzuführen (Tabelle 4). Beim Nachweis oberflächlicher Lebermetastasen mit ganz geringer Tiefenausdehnung hat die Sonographie Schwächen. Dieser Nachteil ist auch von Machi beschrieben worden [25]. Da oberflächliche Herde aber durch die immer gleichzeitig ausgeführte Inspektion und Palpation erkannt werden können, hat diese Feststellung keine wesentliche praktische Relevanz.

Eine weitere Problematik liegt in der Differenzierung zwischen gutartigen Läsionen wie Cholangiomen, Zysten, Hämangiomen, follikulärer Hyperplasie und malignen Herden. In den meisten Fällen kann aufgrund des charakteristischen Echomusters der gefundenen Struktur eine Zuordnung vorgenommen werden; in einzelnen Fällen ist diese Unterscheidung jedoch sehr schwierig. Die intraoperative Punktion und Schnellschnittuntersuchung führt dabei nicht immer zu einer genauen Aussage. Weiterhin ist eine Biopsie bei sehr kleinen Herden auch unter Verwendung einer schallgezielten Technik oft schwierig. – Die Entscheidung zur Resektion eines Herdes hängt auch von seiner Lokalisation in der Leber ab. So sind oberflächlich am linken Lappen liegende Strukturen sehr viel leichter zu entfernen als dorsal am rechten Lappen lokalisierte metastasenverdächtige Tumoren. Die intraoperativ ausgeführte Sonographie zwingt aufgrund dieser Problematik auch zu einer intraoperativen Entscheidung hinsichtlich der Ausführung oder des Unterlassens einer Resektion, insbesondere wenn keine bioptische Sicherung gelingt. Die Differenzierung von Herden kann eventuell durch die Entwicklung der computergestützten Farbsonographie verbessert werden.

Ein wichtiges Faktum der vorliegenden Studie ist, daß die präoperativen Befunde nach den intraoperativen Untersuchungen in 25,8% der Fälle korrigiert werden mußten. Eine genaue Planung der Ausdehnung der Operation und entsprechende Aufklärung des Patienten erscheint damit nur eingeschränkt möglich. Besonders bei Patienten mit präoperativ bekannten Lebermetastasen ist mit dem intraoperativen Nachweis weiterer Herde zu rechnen. So fanden sich bei 10 (47,6%) von 21 Patienten mit präoperativem Nachweis von Lebermetastasen noch zusätzliche Filiae durch die chirurgische Exploration und Ultraschalldiagnostik. Dagegen wurde bei den präoperativ vermeintlich metastasenfreien Lebern nur in 12,5% (8/64) der Fälle eine Metastasierung nachgewiesen.

Nach den in Tabelle 6 zusammengestellten Ergebnissen ist bei etwa 10% der Patienten mit allein durch intraoperative Sonographie nachweisbaren solitären bzw. zusätzlichen Metastasen zu rechnen. In der eigenen Studie führten die intraoperativen Schallbefunde bei 15% der Patienten zu einer Änderung der Operationstaktik. Diese Prozentsätze erscheinen relevant und rechtfertigen den routinemäßigen zusätzlichen Einsatz der intraoperativen Sonographie im Rahmen der Kolonchirurgie. Bei vorhandenen Geräten stellt die intraoperative Ultraschalluntersuchung keinen wesentlichen Aufwand dar, da sie in der Regel nur etwa 10 min in Anspruch nimmt.

Zusammenfassung

Aufgrund der eigenen Ergebnisse und der Literaturmitteilungen ist festzustellen, daß die intraoperative Sonographie, verbunden mit der chirurgischen Exploration, die höchste Sensitivität und Spezifität aller bisher verfügbaren Verfahren für die Erkennung von Lebermetastasen kolorektaler Karzinome besitzt. Die intraoperative Sonographie dient zum Nachweis präoperativ nicht diagnostizierter sowie intraoperativ nicht sichtbarer bzw. palpabler Metastasen. Es können damit sowohl zusätzliche Herde als auch solitäre Metastasen bei einer vermeintlich tumorfreien Leber festgestellt werden. Bei der Resektion solcher Metastasen dient der intraoperative Ultraschall zur Lokalisation und Bestimmung der Größe der Metastasen. Weiterhin ist die sonographische Darstellung der Leberanatomie bei der Planung der Resektion und Schonung benachbarter Strukturen wie Arterien, Venen oder Gallengängen sehr hilfreich [6, 14, 25, 27].

Literatur

1. Adson MA, van Heerden JA, Adson MH, Wagner JS, Ilstrup DM (1984) Resection of hepatic metastases from colorectal cancer. Arch Surg 119:647–651
2. Alderson PO, Adams BS, McNeal BJ (1983) Computertomography, ultrasound and scintigraphy of the liver in patients with colon carcinoma: prospective comparison. Radiology 149:225–230
3. Balch CM, Urist MM, Soong SJ, McGregor M (1983) A prospective phase II clinical trial of continuous FUDR regional chemotherapy for colorectal metastases to the liver using a totally implantable drug infusion pump. Ann Surg 198:567–573
4. Bengmark S, Hafstrom L (1966) The natural history of primary and secondary malignant tumors of the liver: I. The prognosis for patients with hepatic metastases from colonic and rectal carcinoma at laparotomy. Cancer 23:198–202
5. Bengtsson G, Karlsson G, Havstrom L, Jonsson E (1981) Natural history of patients with untreated liver metastases from colorectal cancer. Am J Surg 141:586–589
6. Bismuth H, Castaing D, Gordon OJ (1987) The use of operative ultrasound in surgery of primary liver tumors. World J Surg 11:610–614
7. Boldrini G, deGaetano AM, Giovanni I, Castagneto M, Colagrande C, Castiglioni G (1987)

The systematic use of operative ultrasound for detection of liver metastases during colorectal surgery. World J Surg 11:622–627
8. Butler J, Attiyeh SS, Daly JM (1986) Hepatic resection for metastases of the colon and rectum. Surg Gynecol Obstet 162:109–113
9. Cady D, McDermott WV (1985) Major hepatic resection for metachronous metastases from colon cancer. Ann Surg 201:204–209
10. Castaing D, Emont J, Kunstlinger F, Bismuth H (1986) Utility of operative ultrasound in the surgical management of liver tumors. Ann Surg 204:600–605
11. Charnley RM, Morris DL, Dennison HR, Griffith CDN, Amar FS, Hardcastle JD (1988) Intraoperative ultrasound: more accurate staging of colorectal cancer. Surg Endosc 2:112
12. Coppa GS, Eng K, Ranson JHC, Gouge TH, Localio SA (1985) Hepatic resection for metastatic colon and rectal cancer. Ann Surg 202:203–208
13. Couinaud C (1957) Le foie. Études anatomiques et chirurgicales. Masson, Paris
14. Deixonne B, Lopez FM (1988) Operative ultrasonography during hepatobiliary and pancreatic surgery. Springer, Berlin Heidelberg New York
15. Finlay IG, Meek WR, Gray HW (1982) Incidence and detection of occult hepatic metastases in colorectal carcinoma. Br Med J 284:803–805
16. Finlay IG, McArdle CS (1986) Occult hepatic metastases of colorectal carcinoma. Br J Surg 73:732–735
17. Finlay IG, Meek D, Brunton F, McArdle CS (1988) Growth rate of hepatic metastases in colorectal carcinoma. Br J Surg 75:641–644
18. Gianola SJ, Dwyer A, Jones AE, Sugarbaker PH (1984) Prospective studies of laboratory and radiologic tests in the management of colon and rectal cancer. Dis Colon Rectum 27:806–818
19. Goligher JC (1941) The operability of carcinoma of the rectum. Br Med J II:393–397
20. Gozzetti G, Mazziotti A, Bolondi L, Cavalari A, Grisioni W, Casanova E, Beluschi R, Villanacci V, Labo G (1986) Intraoperative ultrasonography in surgery for liver tumors. Surgery 99:523–529
21. Greenway B (1988) Hepatic metastases from colorectal cancer: resection or not. Br J Surg 75:513–519
22. Iwazuki S, Shaw BW, Starzl TE (1983) Experience with 115 liver resections. Ann Surg 197:247–253
23. Kemeny MM, Hogan JN, Ganteaune L, Goldberg DA, Terz JJ (1986) Preoperative staging with computerized axial tomography and biochemical laboratory tests in patients with hepatic metastases. Ann Surg 203:169–172
24. Klotter HJ, Sattler J, Rothmund M (1988) Intraoperative sonography with surgical liver disease. Surg Endosc 2:142–143
25. Machi J, Isomoto H, Yamashita Y, Kurohiji T, Shirouzu K, Kakegawa T (1987) Intraoperative ultrasonography in screening for liver metastases from colorectal cancer. Comparative accuracy with traditional procedures. Surgery 101:678–684
26. Machi J, Isomoto H, Kurohiji T, Shirouzu K, Yamashida Y, Kakegawa T, Sigel B (1986) Detection of unrecognized liver metastases from colorectal cancer by routine use of ultrasonography. Dis Colon Rectum 29:405–409
27. Makuuchi M, Hasegawa H, Yamazaki S (1985) Ultrasonically guided subsegmentectomy. Surg Gynecol Obstet 161:246–250
28. Makuuchi M (1987) Abdominal intraoperative ultrasonography. Igaku-Shoin, Tokyo New York
29. Makuuchi M, Hasegawa H, Yamazaki S, Takayasu K, Moriyama N (1985) The use of operative ultrasound as an aid to liver resection in patients with hepatocellular carcinoma. World J Surg 11:615–621
30. Mooney B, Critchley M, Grime S, Taylor I (1981) Portal vein liver scanning for early detection of liver metastases in colorectal cancer. Gut 25a:436
31. Oxley EN, Ellis H (1969) Prognosis of carcinoma of the large bowel in the presence of liver metastases. Br J Surg 56:149–152
32. Riether RD, Khubghandani ET, Sheets JA, Stasik JJ, Rosen L (1985) A prospective study of continuous hepatic perfusion with implantable pump. Dis Colon Rectum 28:24–26
33. Rich JA, Dailey JM (1985) Treatment of colorectal hepatic metastases. Surg Gynecol Obstet 161:597–607
34. Smith TJ, Kemeny NN, Sugarbaker PH (1982) A prospective study of hepatic imaging in the detection of metastatic disease. Ann Surg 195:486–491
35. Temple DF, Parthasarathy KL, Bakshi SP, Mittelman AE (1983) A comparison of isotopic and computerized tomographic scanning in the diagnosis of metastases of the liver in patients with adenocarcinoma of the colon and rectum. Surg Gynecol Obstet 156:205–208
36. Thomas WM, Morris DL, Hardcastle JD (1987) Contest ultrasonography in the detection of liver metastases from colorectal cancer: An in-vitro study. Br J Surg 74:955–956
37. Ward BA, Miller DL, Frank JA, Dwyer AJ, Simmons JTh, Chang R, Shawker ThH, Choyke P, Chang AE (1989) Prospective evaluation of hepatic imaging studies in detection of colorectal metastases: Correlation with surgical findings. Surgery 105:180–187

Wertigkeit der intraoperativen Sonographie bei gastrointestinalen Malignomen

A. El Mouaaouy [1] und H. D. Becker

Die Diagnosestellung von Lebermetastasen bei bekannten Primärtumoren hat ihre Konsequenzen bezüglich Therapie und operativem Vorgehen. Limitiert durch das Auflösungsvermögen der Abdomensonographie und der Computertomographie kommen präoperativ häufig besonders kleine Lebermetastasen nicht zur Darstellung [1, 2, 5]. Auch intraoperativ können tiefgelegene und kleine Leberfiliae inspektorisch und palpatorisch nicht erfaßt werden [3, 4, 6]. Die Einführung der intraoperativen Sonographie in der Tumorchirurgie allgemein und speziell bei der Suche nach okkulten Lebermetastasen bei Magen-Darm-Karzinomen brachte, wie in mehreren neuen Studien berichtet, beträchtliche Hilfe und gilt heute für spezielle chirurgische Fragestellungen als unentbehrlich. Diese Feststellung deckt sich mit unseren Ergebnissen.

In einer prospektiven Studie haben wir bei 108 Magen-Darm-Karzinom-Patienten sowohl präoperativ als auch intraoperativ die Leber auf Filiarisierung mittels Sonographie untersucht. Das sonographische Ergebnis verglichen wir mit dem palpatorischen und inspektorischen intraoperativen Befund. Wir überprüften die intraoperative Lebersonographie bezüglich ihrer Verbesserung in der Diagnosestellung bei okkulten Metastasen gegenüber der herkömmlichen perkutanen Sonographie.

Methodik

Präoperative Lebersonographie

Leberbefund: Binnenechos, Kontur, Größe, umschriebene Formationen, diffuse Leberveränderungen, verdächtige Leberherde, Metastasen (solitär, multipel, diffus, Lokalisation). Schallsonden: Linear- und Sektorscan, 3,5 MHz und 5 MHz.

Intraoperative Lebersonographie

Suche nach Leberbefunden in sämtlichen Ebenen. Bei oberflächennahen Befunden wurde die Sonographie entweder mittels einer Wasservorlaufstrecke durchgeführt oder die verdächtige Stelle durch eine Leberparenchymbrücke aus einer anderen Ebene vorgenommen. Schallsonden: 5 MHz und 7 MHz.

Makroskopischer und histologischer Befund

Intraoperativ wurde zunächst die Leber ausgiebig inspektorisch und palpatorisch untersucht. – Die Diagnose einer Lebermetastase wurde endgültig histologisch gesichert. Bei intraoperativ eindeutigem ausgedehntem makroskopischen Befund wurde gelegentlich auf eine Histologie verzichtet. Alle diese Patienten wurden in unsere Tumornachsorge aufgenommen.

[1] Abteilung für Allgemeine Chirurgie und Poliklinik der Chirurgischen Klinik der Universität Tübingen, Calwer Straße 7, W-7400 Tübingen, Bundesrepublik Deutschland.

Ergebnisse

In 28% der Fälle lagen synchrone Lebermetastasen (zum Zeitpunkt der Primäroperation) vor. Bei 9 Patienten ließen sich gutartige Leberherde wie Zysten und Adenome nachweisen. In 6 Fällen traten die Lebermetastasen solitär, bei den übrigen multipel oder diffus auf. 52mal waren die einzelnen Metastasen gleich oder kleiner als 2 cm, 11mal größer als 2 cm, und 9mal traten die Metastasen diffus auf.

Die Metastasen waren in 40% der Fälle sonographisch echoarm, in 29% der Fälle dem Lebergewebe ähnlich isodens mit einem Demarkierungssaum, in 21% der Fälle echodichter als das umgebende Lebergewebe und in 10% echoheterogen.

Wie in der Tabelle 1 dargestellt wird, war die perkutane Lebersonographie in 57%, die intraoperative Sonographie in 90% und die makroskopische inspektorische und palpatorische Untersuchung in 70% der Fälle mit Leberfiliarisierung richtig-positiv.

Berücksichtigen wir die Gesamtzahl aller aufgetretenen Lebermetastasen (solitär und multipel), so ergibt sich eine Zahl von 72 Lebermetastasen. Hiervon wurden perkutan sonographisch 43 (60%), makroskopisch 14 (19%) und intraoperativ sonographisch 5 (7%) nicht erkannt. – Solche schwer erfaßbaren Metastasen sind <3 cm, hypodens, unscharf begrenzt und wegen fehlender perifokaler Gefäße und fehlender Kapsel nicht zu demarkieren; auch findet man sie bei Lebergewebsschäden. Für die perkutane Sonographie bleibt festzuhalten:

Tabelle 1. Lebermetastasen bei gastrointestinalen Karzinomen ($n = 108$)

Primär erfaßte Lebermetastasen	28%
Richtig erkannte Lebermetastasen:	
Präoperative Sonographie	57%
Intraoperative Sonographie	90%
Makroskopischer Tastbefund	70%

- Binnenechos: Die Mehrzahl der schwer erkennbaren Metastasen waren hypo- oder dem Lebergewebe ähnlich isodens (77%).
- Größe: In 60% der Fälle waren die Metastasen bis 2 cm groß.
- Lokalisation: Sie lagen sowohl zentral als auch am leberventrokaudalen Rand.
- Diffuse Metastasierung: Bei 5 von insgesamt 9 Patienten mit diffuser Lebermetastasierung hat sowohl die perkutane Sonographie als auch die Computertomographie falsch-negative Ergebnisse geliefert.

Die Inspektion bzw. Palpation hat bei kleineren, tief zentral gelegenen Lebermetastasen versagt.

Die intraoperative Sonographie konnte solche (auch palpatorisch tastbare und zum Teil sichtbare) Metastasen, die kleiner als 2 cm waren und ähnliche Echos wie das umgebende Lebergewebe besaßen, nicht erkennen. Die Schwierigkeit liegt darin, daß der Impedanzunterschied zwischen der Lebermetastase und dem Leberparenchym so gering ist, daß sie insbesondere bei fehlendem Demarkierungssaum nicht als solche sonographisch wahrgenommen werden. – Diese Leberherde konnten mit unterschiedlichen Frequenzen zwischen 5 und 7,5 MHz und bei wiederholten Untersuchungen nicht einwandfrei dargestellt werden. Sie sind nur bei größeren Raumforderungen mit Gefäßverdrängungen und Bildung einer Demarkierungszone indirekt erkennbar. Die indirekten Zeichen einer bösartigen Raumforderung, wie Gefäßverdrängung und Verbuckelung der Leberoberfläche, verstärken zwar den Verdacht, sind allerdings kein Beweis für eine Metastasierung. Zudem kommen diese zuletzt genannten sonographischen Veränderungen bekanntlich bei einer Parenchymschädigung (z. B. Leberzirrhose) vor.

Das schlechte Ergebnis der perkutanen Sonographie deckt sich mit den Ergebnissen zahlreicher neu veröffentlichter Arbeiten [1, 4, 7]. Der intraoperativen Sonographie können besonders solche Metastasen entgehen, die kleiner als 1,5 cm sind und hypo- oder dem Lebergewebe ähnlich isodens sind [2, 4, 6, 7]. Im Gegensatz zu anderen Autoren [1, 6] fanden sich in unserem Krankengut häufig Metastasen, die hypodens waren: Bisher wird in der Literatur vertreten, daß die gastrointestinalen Malignome eher echodichte Lebermetastasen besitzen. – Der Grund für diese Auffassung liegt mit Sicherheit darin, daß die hypodensen Areale bzw. Metastasen, die zwar gleichermaßen oder eher häufiger auftreten, bedingt durch das schlechtere Auflösungsvermögen der alten Geräte nicht sonographisch-perkutan erfaßbar waren. In den neuen prospektiven Studien konnte wie bei uns auch bewiesen werden, daß 8–15% der tatsächlich vorhandenen Metastasen, bedingt durch die tiefe Lage und Größe, makroskopisch, palpatorisch und inspektorisch nicht erfaßbar sind [3, 4, 6]. Die sonographische Suche nach kleineren Herden wird auch durch atemabhängige Leberbeweglichkeit und Pulsationen benachbarter großer Gefäße gestört.

Zusammenfassend ist festzustellen, daß die intraoperative Lebersonographie die Sensitivität von 57 auf 90% verbessert hatte. Sie ist daher als eine Bereicherung der intraoperativen Untersuchung auf okkulte Lebermetastasen anzusehen.

Da die Sonographie allein nicht immer zwischen einem gutartigen und bösartigen kleineren Leberherd unterscheiden kann, wird bei suspekten Befunden gleichzeitig eine gezielte, sonographisch gesteuerte Punktion empfohlen. Um den Prozentsatz der falsch-negativen Befunde bei der intraoperativen Lebersonographie zu senken, käme die noch im Versuchsstadium befindliche Echokontrastmittelsonographie der Leber in Frage. Hier erhoffen wir, durch Echogenitätsanhebung des Lebergewebes (bedingt durch den Perfusionsunterschied der umschriebenen Leberherde und der Gesamtleber) die Darstellbarkeit der okkulten Lebermetastasen zu verbessern.

Literatur

1. Becker-Gaab Ch, zur Nieden G et al. (1987) Sonographische Diagnostik von Lebertumoren. Ergebnisse vergleichender Untersuchungen von Ultraschall, Computertomographie, Laparoskopie, Biopsie und Szintigraphie bei 413 Patienten. Digit Bilddiagn 7:35–42
2. Boldrini G et al. (1987) The systematic use of operative ultrasound for detection of livermetastases during colorectalsurgery. World J Surg 7:622–627
3. El Mouaaouy A (1987) Intraoperative echotomographic diagnosis in abdominal and neurosurgery. Surg Endoscop 2:109–112
4. Machi jr MD et al. (1987) Intraoperative ultrasonography in screening for liver metastases from colorectal cancer: comparative accuracy with traditional procedures. Surgery 101 (6):678–684
5. Matsui O et al. (1987) Liver metastases from colorectal cancer, detection with CT during arterial portography. Radiology 165 (1):65–69
6. Thomas VM, Morris DL et al. (1987) Contact ultrasonography in the detection of liver metastases from colorectal cancer: an in vitro study. Br J Surg 74:955–956
7. Zocholl VG, Kuhn FP et al. (1988) Diagnostische Aussagekraft von Sonographie und Computertomographie bei Lebermetastasen. ROFO 148 (1):8–14

Verbesserung des Stagings gastrointestinaler Karzinome durch intraoperative Sonographie der Leber? – Erste Ergebnisse im Vergleich mit eingeführten Methoden und der Magnetresonanztomographie

P. HEISTERMANN [1], H. STROSCHE, H. HÖTZINGER und F. J. SCHUMACHER

Einleitung

Voraussetzung einer stadiengerechten Therapie gastrointestinaler Karzinome ist das sichere Erfassen von Lebermetastasen im Rahmen der primären chirurgischen Therapie, denn daran entscheidet sich das weitere Schicksal des Patienten. So haben 10–25% der Patienten mit kolorektalen Karzinomen synchrone Lebermetastasen [2, 3], und auch an Solitärmetastasen sterben ohne Therapie 90% innerhalb von 3 Jahren [4].

Die eingeführten Methoden wie präoperative Sonographie, Computertomographie (CT) und intraoperative Exploration dekken jedoch nur 50–70% aller Lebermetastasen auf. Wir haben daher eine vergleichende Untersuchung dieser Methoden mit der intraoperativen Sonographie (IOS) durchgeführt, wobei die Magnetresonanztomographie (MRT) zur Validisierung hinzugezogen wurde, da es angesichts der Fortschritte in der Resektionstherapie nicht mehr einziges Problem sein kann, ob Lebermetastasen vorliegen, sondern es auch darum geht, deren exakte Anzahl und Lokalisation festzustellen und damit die Voraussetzung für lokalchirurgische Maßnahmen unter kurativem Aspekt zu schaffen. Hier liegt in der präoperativen Diagnostik der Vorteil der MRT, mit der sich zwar im Vergleich mit dem CT nicht signifikant häufiger das Vorliegen einer Lebermetastasierung verifizieren läßt, die jedoch eine höhere Sensitivität in der Erkennung einzelner Metastasen besitzt [1]. Es stellt sich demnach nicht nur die Frage, ob sich durch Anwendung der IOS unerkannte Träger einer hepatischen Filiarisierung identifizieren lassen, sondern auch, ob bei bekannter Filiarisierung eine präoperativ gestellte Indikation zur Resektionsbehandlung relativiert oder zu anderen Therapieformen wie der intraarteriellen Chemotherapie übergegangen werden muß.

[1] Chirurgische Universitätsklinik, Ruhruniversität Bochum, Hölkeskampring 40, W-4690 Herne 1, Bundesrepublik Deutschland.

Patientenkollektiv und Methodik

Unser bisheriges Patientenkollektiv besteht aus 11 Männern und 4 Frauen mit einem Durchschnittsalter von 66,5 Jahren. Ein kolorektales Karzinom hatten 8 Patienten (Colon ascendens: 2, Sigma: 3, Rektum: 3), 6 wiesen ein Magenkarzinom auf, bei einem Patienten bestand ein Papillenkarzinom. Die Aufschlüsselung nach pTNM-Stadien zeigt Tabelle 1. Nach präoperativer Durchführung von Sonographie, CT und MRT wurde die intraoperative Sonographie unmittelbar nach Eröffnen des Abdomens und Exploration des Situs vorgenommen.

Tabelle 1. Verteilung der pTNM-Stadien bei 15 Patienten

	n	[%]
$T_{1-4} N_0 M_0$	10	66,7
$T_{1-4} N_1 M_0$	2	13,3
$T_{1-4} N_2 M_0$	1	6,7
$T_{1-4} N_1 M_1$	2	13,3

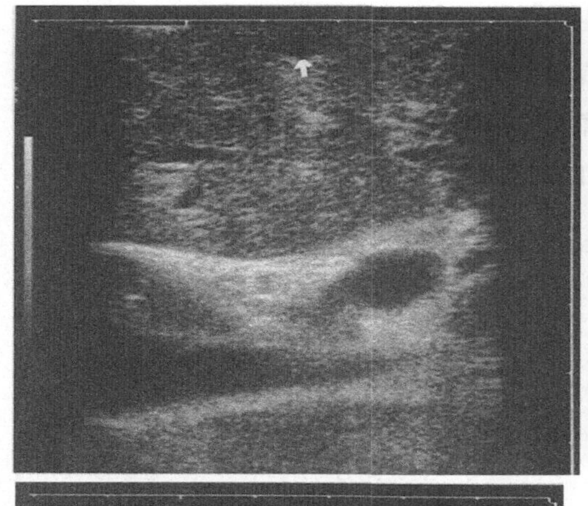
a

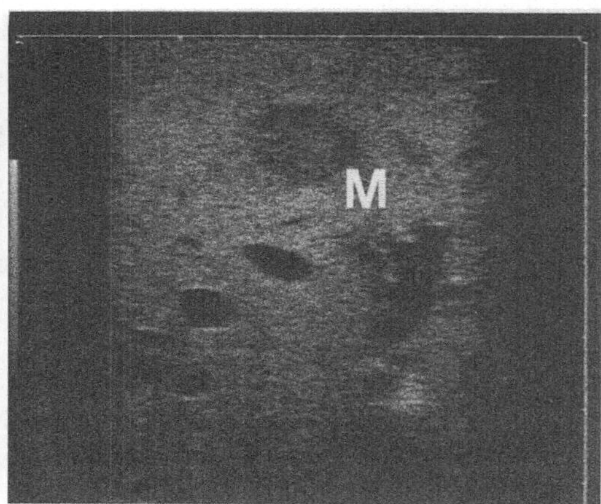

c

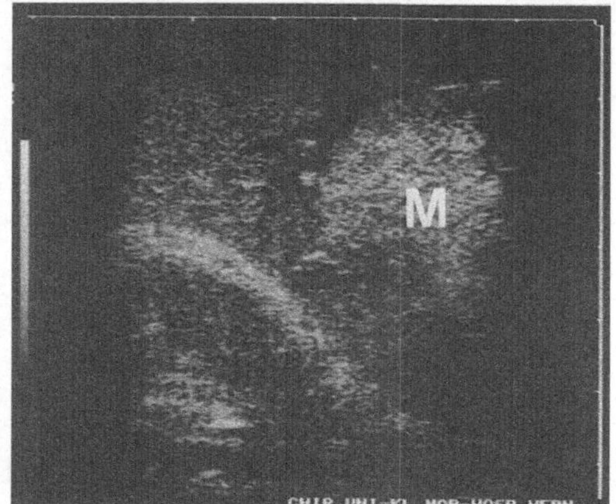

b

Abb. 1. a Palpable, kleine fokale Leberveränderung mit den sonomorphologischen Zeichen einer Leberzyste, **b** große Metastase mit unscharfer Begrenzung und echoreicher, heterogener Binnenstruktur, **c** kleine Metastase mit Ausbildung eines schmalen Halo

Der Zeitbedarf betrug weniger als 5 min, Komplikationen wie z. B. Leberverletzungen traten nicht auf. Die gefundenen fokalen Veränderungen (Abb. 1) wiesen mit gewissen Einschränkungen folgende typische Charakteristika auf (eine histologische Sicherung wurde angestrebt):

- Leberzyste: echofrei, rund, glatt begrenzt;
- Hämangiom: echoreich, meistens rund, glatt begrenzt, homogen;
- Metastase: häufiger echoarm als echoreich, heterogen, unregelmäßig begrenzt, oft echoarmer Randsaum.

Ergebnisse

Ein positiver Metastasennachweis fand sich in 2 Fällen (13,3%). Präoperativ ließen sich sonographisch jeweils 2 Metastasen nachweisen, bei einer Patientin kamen im CT 2 weitere kleine zentrale Metastasen zur Darstellung, die MRT deckte in beiden Fällen noch weitere Metastasen auf (Abb. 2). Eine Aussage zur Dignität fokaler Leberveränderungen in der MRT wird durch den Vergleich unterschiedlich gewichteter Messungen erleichtert (Abb. 3). Peripher lokalisierte Metastasen waren auch bei geringer Größe gut palpabel, zentrale entzogen sich meistens der Palpation, waren sonographisch jedoch gut nachweisbar (Abb. 4) und führten zu einer nochmaligen Befund-

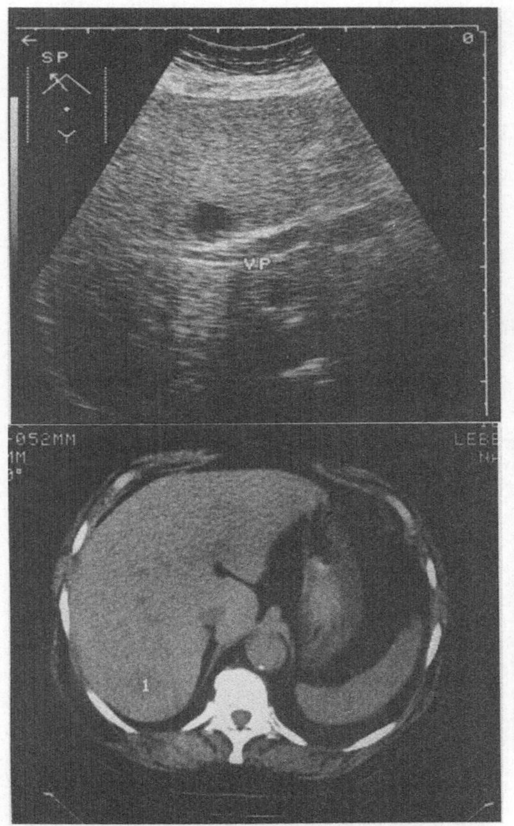

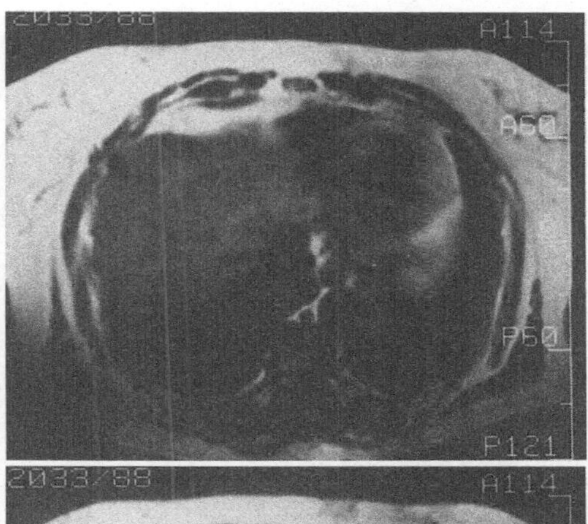

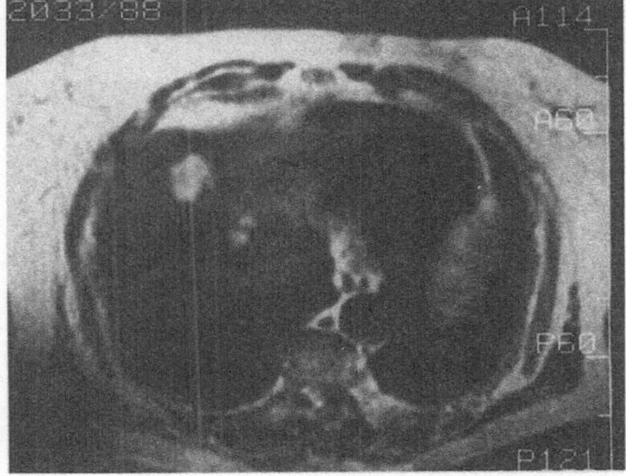

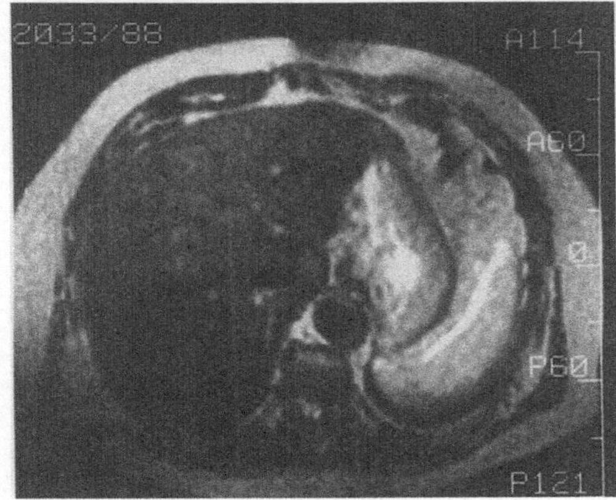

Abb. 2. a Präoperativ sonographisch nachgewiesene, unscharf begrenzte, echoarme fokale Leberveränderung, **b** CT-Befund zweier kleiner zentraler fokaler Leberveränderungen, **c** multiple kleine fokale Leberveränderungen mit heller Darstellung im T2-gewichteten Bild

Abb. 3. a Große fokale Veränderung im rechten Leberlappen mit hellgrauer Darstellung im intermediär gewichteten Bild, **b** weiße Darstellung derselben und zusätzlicher Veränderungen im T2- gewichteten Bild als Hinweis auf Metastasen

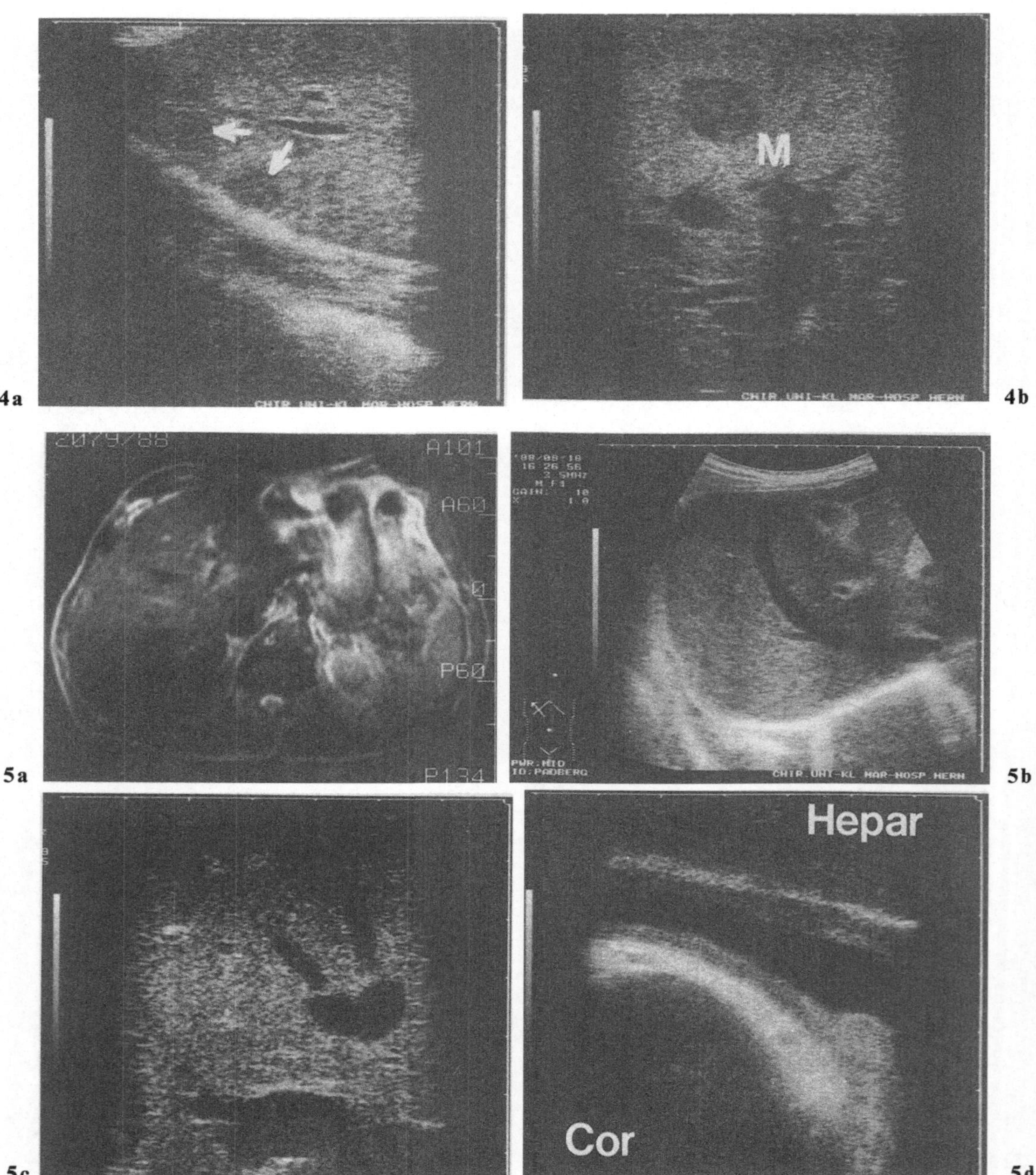

Abb. 4. a Periphere kleine, gut palpable Metastasen, **b** zentrale große, nicht palpable Metastase

Abb. 5. a Diffuse, T2-betonte, signalintensive Leberbinnenstrukturveränderung, Metastasierung nicht auszuschließen; **b** erweiterte Lebervenen in der präoperativen Sonographie; **c** erweiterte Lebervenen in der intraoperativen Sonographie; **d** verdicktes Perikard und Perikarderguß

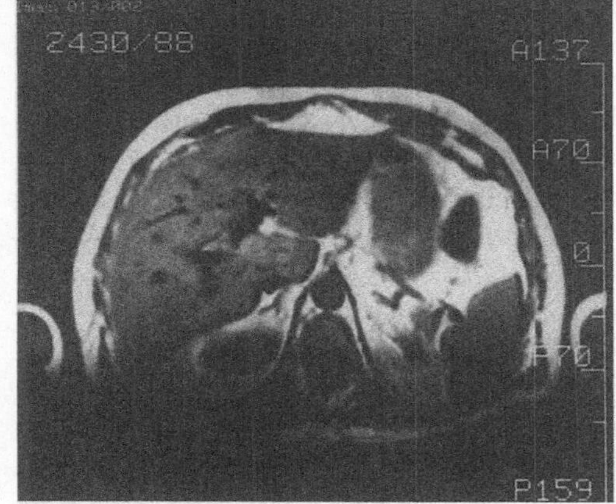

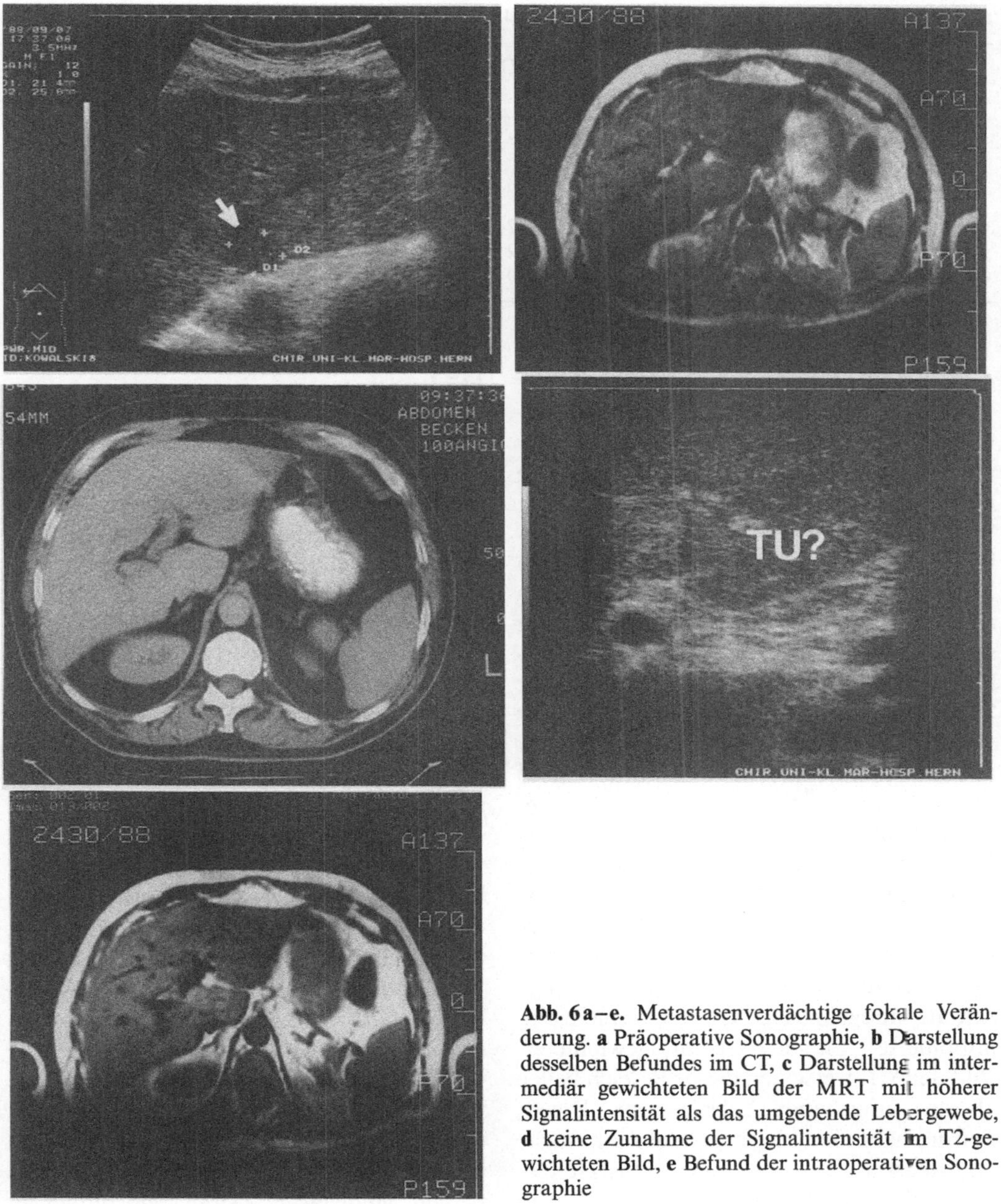

Abb. 6a–e. Metastasenverdächtige fokale Veränderung. **a** Präoperative Sonographie, **b** Darstellung desselben Befundes im CT, **c** Darstellung im intermediär gewichteten Bild der MRT mit höherer Signalintensität als das umgebende Lebergewebe, **d** keine Zunahme der Signalintensität im T2-gewichteten Bild, **e** Befund der intraoperativen Sonographie

Tabelle 2. Positiver Metastasennachweis bei 2 von 15 Patienten (13,3%)

	Präoperative Sonographie	CT	MRT	Intraoperative Palpation	Intraoperative Sonographie
I. G., weibl.	2	4	7	2	8
>15 mm	2	2	3	1 zentral	3
<15 mm	0	2	4	1 peripher	5
K. M., männl.	2	2	4	2	7
>15 mm	2	2	2	0	2
<15 mm	0	0	2	2 peripher	5

erweiterung (Tabelle 2). Bei einem Patienten fand sich in der MRT eine diffuse, T2-betonte signalintensive Leberbinnenstrukturveränderung, die eine Metastasierung nicht ausschließen ließ. Die präoperative Sonographie zeigte eine homogene Leberbinnenstruktur mit jedoch auffällig weiten Lebervenen, die sich auch intraoperativ verifizieren ließen. Als Ursache der Stauung stellte sich ein Perikarderguß bei tuberkulöser Perikarditis heraus (Abb. 5). In der Synopsis der Befunde konnte nun der suspekte MRT-Befund als Stauungsleber mit zeitweisem Sistieren des Blutflusses und perivaskulärem Ödem interpretiert werden, das sich im T2-gewichteten Bild ebenfalls weiß wie Metastasen darstellen kann.

Bei der präoperativen Sonographie eines anderen Patienten kam im Bereich der Leberpforte eine metastasenverdächtige Struktur zur Darstellung, die im CT lediglich als unregelmäßige Gewebsvermehrung imponierte. Im intermediär gewichteten Bild der MRT erschien dieser Bereich heller als das umgebende Lebergewebe. Dieser Befund nahm im T2-gewichteten Bild nicht an Intensität zu, so daß eine Metastase wenig wahrscheinlich war. Durch Biopsie konnte der in der IOS als relativ glatt begrenzt und echoarm identifizierbare Tumor histologisch als segmentale portale Fibrose identifiziert werden (Abb. 6).

Diskussion

Im Hinblick auf die eingangs gestellten Fragen ließ sich eine Verbesserung der Qualität des Stagings bei der bisher begrenzten Fallzahl nicht erzielen. Der Grund hierfür mag in der nur kurzen Zeitspanne liegen, in der das Wachstum einer Metastase durch die IOS, aber noch nicht durch die zum Vergleich herangezogenen bildgebenden Verfahren nachweisbar ist. Dennoch sollte dieser Weg gerade bei den gastrointestinalen Karzinomen, die nicht kolorektalen Ursprungs sind, weiter beschritten werden, da eine Lebermetastasierung in diesen Fällen wegen der häufig bereits vorliegenden, komplexen lymphogenen Metastasierung nicht mehr kurativ angegangen werden kann. Eine intraoperative Neuentdeckung von Lebermetastasen würde dann das Verlassen eines risikoreichen Eingriffs zugunsten einer Palliation indizieren.

Eindeutig ließen sich jedoch durch die IOS bisher unerkannte einzelne Filiae identifizieren. Als Vorteil erweist sich hier ihre hohe Sensitivität bei kleinen und nicht palpablen Metastasen. Deren Zuordnung zu den Lebersegmenten in Verbindung mit der variablen Schnittführung zum Aufsuchen vaskulärer Strukturen und Klärung der lokalen Operabilität ist von hohem Nutzen bei einer geplanten Resektionstherapie.

Nachteilig wirken sich jedoch die stark von der Erfahrung des Untersuchers abhängige Befundung, die unzureichende Möglichkeit zur vollständigen Dokumentation und die Unmöglichkeit von Kontrolluntersuchungen mit derselben Methode außer im Rahmen von notwendigen Zweiteingriffen aus. Dennoch sollte die IOS zum unentbehrlichen Rüstzeug des in der Leberchirurgie tätigen Operateurs werden.

Zusammenfassung

Voraussetzung einer stadiengerechten Therapie gastrointestinaler Karzinome ist das sichere Erfassen von Lebermetastasen im Rahmen der primären chirurgischen Therapie. Eine vergleichende Untersuchung von präoperativer Sonographie, Computertomographie, Magnetresonanztomographie und intraoperativer Exploration mit der intraoperativen Sonographie zeigte an 15 Patienten, daß sich zwar kein bisher unerkannter Träger einer hepatischen Filiarisierung identifizieren ließ, im Nachweis von kleinen und zentralen Metastasen die intraoperative Sonographie jedoch überlegen war. Aufgrund ihrer hohen Sensitivität ist sie von hohem Nutzen bei der Resektionsbehandlung von Lebermetastasen.

Literatur

1. Ferrucci JT (1988) The liver. In: Stark DD, Bradley WG (eds) Syllabs MR-Imaging. Mosby, Chicago, pp 69–82
2. Häring R, Bauknecht KJ, Boese-Landgraf J (1987) Chirurgie der Lebermetastasen. In: Schumpelick V, Pichlmayr R (Hrsg) Chirurgie der Leber. Springer, Berlin Heidelberg New York London Paris Tokyo
3. Raute M, Trede M (1983) Metastasenchirurgie im Bereich der Abdominalorgane. Chirurg 54:505
4. Wood CB, Gillis CR, Blumgart LH (1976) A retrospective study of the natural history of patients with liver metastases from colorectal cancer. Clin Oncol 2:285

Echokontrastmitteldarstellung bei intraoperativer Lebersonographie

A. El Mouaaouy [1] und H. D. Becker

Der Einsatz der intraoperativen Lebersonographie in der Tumorchirurgie ist mittlerweile nicht mehr wegzudenken. Durch ihre Hilfe ist das operative Vorgehen insgesamt präziser, parenchymschonender und zeitsparend geworden. Limitiert durch das Auflösungsvermögen aller zur Zeit verfügbaren sonographischen Geräte bleiben jedoch kleinere, sonographisch dem Lebergewebe ähnliche (isodense) Metastasen auch mittels intraoperativer Kontaktsonographie unerkannt. Bei diffusen Leberveränderungen, beispielsweise bei einer Leberzirrhose, versagt gelegentlich die Suche nach tiefgelegenen, auch größeren Lebertumoren sowohl palpatorisch und inspektorisch als auch sonographisch-intraoperativ [1, 5, 6].

Untersuchungsgegenstand und Methodik

Wir haben uns die Frage gestellt, ob durch intravasale Gabe eines Echokontrastmittels in die Leber (ähnlich wie beim Kontrastcomputertomogramm) aufgrund unterschiedlicher Perfusion der umschriebenen Leberformationen und Lebergewebe diese schwer erkennbaren Herde sichtbarer gemacht werden können.

Aufgrund der Erkenntnis, daß feinste Luftbläschen den Ultraschall reflektieren und so eine homogene Echogenitätssteigerung hervorrufen, wurden verschiedene Echokontrastmittel entwickelt, die intravasal bzw. intrakorporal appliziert wurden, um verschiedene Fragestellungen in der Echokontrastsonographie zu klären [2, 3, 4].

Wir bezogen das Echokontrastmittel Echovist der Firma Schering. Dieses Echokontrastmittel besteht aus Galaktosepartikeln in Trockensubstanz, die vor der Verwendung in 0,9%iger Kochsalzlösung gelöst und kräftig geschüttelt wird. Dadurch entstehen Mikrobläschen mit einem Durchmesser zwischen 3 und 7 μ, welche sonographisch zur homogenen, gut reproduzierbaren Echogenitätssteigerung führen [2].

In der vorliegenden Arbeit soll geklärt werden, inwieweit die Anwendung von Echovist im tierexperimentellen Modell die sonographische Diagnostik kleinerer isodenser Leberherde verbessern kann. Eine Änderung der Echogenität in der Leber wird erreicht unter der Vorstellung, daß das Kontrastmittel nach intravasaler Verabreichung (intraarteriell, in die Pfortader, in den Ductus choledochus) die Echogenität der gesamten Leber anheben kann. Aufgrund unterschiedlicher Perfusionsverhalten von Lebertumoren würden diese dadurch sonographisch besser erkennbar (Abb. 1–3).

Vorgehen

Es wurden intraoperativ sonographische Untersuchungen an experimentell erzeugten Lebertumoren durchgeführt (Abb. 1).

[1] Abteilung für Allgemeine Chirurgie und Poliklinik der Chirurgischen Klinik der Universität Tübingen, Calwer Straße 7, W-7400 Tübingen, Bundesrepublik Deutschland.

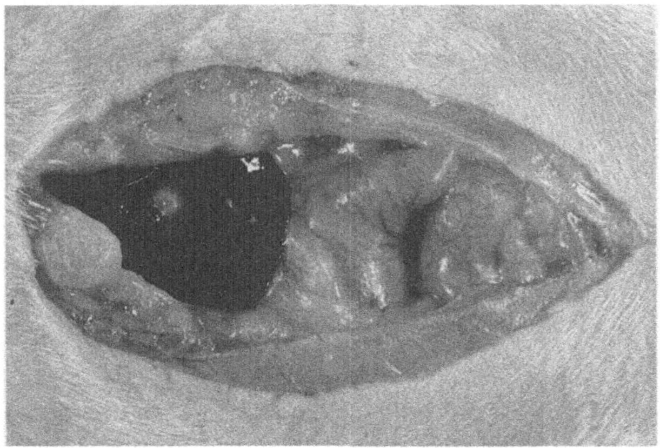

Abb. 1. 0,3 cm großes Hepatom in der Rattenleber

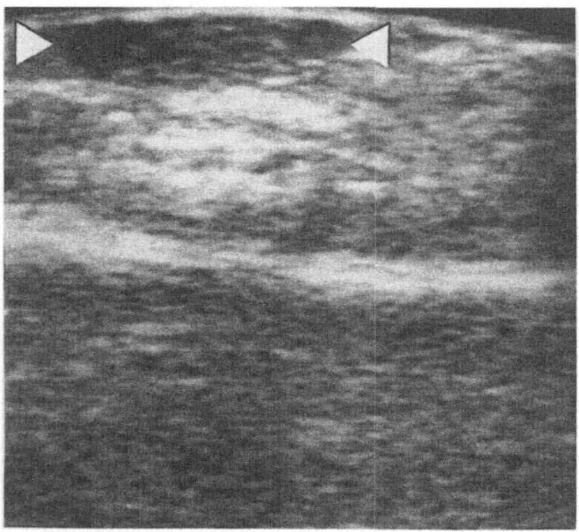

Abb. 2. Sonographische Aussparung eines in die Rattenleber induzierten Hepatoms nach Kontrastmittelgabe in den Ductus choledochus

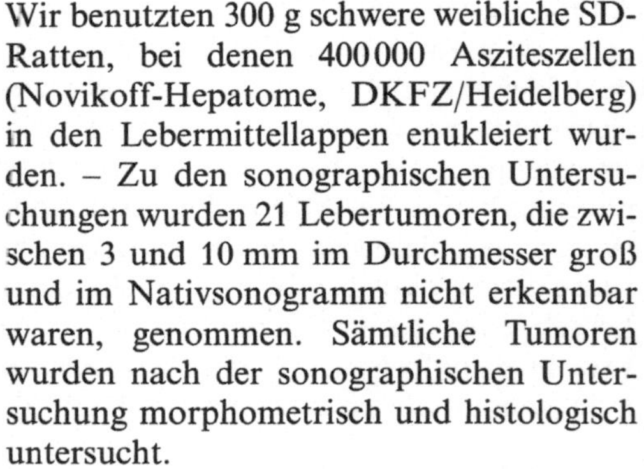

Wir benutzten 300 g schwere weibliche SD-Ratten, bei denen 400000 Asziteszellen (Novikoff-Hepatome, DKFZ/Heidelberg) in den Lebermittellappen enukleiert wurden. – Zu den sonographischen Untersuchungen wurden 21 Lebertumoren, die zwischen 3 und 10 mm im Durchmesser groß und im Nativsonogramm nicht erkennbar waren, genommen. Sämtliche Tumoren wurden nach der sonographischen Untersuchung morphometrisch und histologisch untersucht.

Die Applikationswege (mikrochirurgisch) für die Kontrastmittelsonographie waren Arteria hepatica (7mal), Vena portae (7mal), Ductus hepaticus communis (7mal). Kontrastmittelmenge: 0,1 – 0,3 ml pro Untersuchung. Die Gabe erfolgte als Bolus (Konzentration: 300 mg/ml).

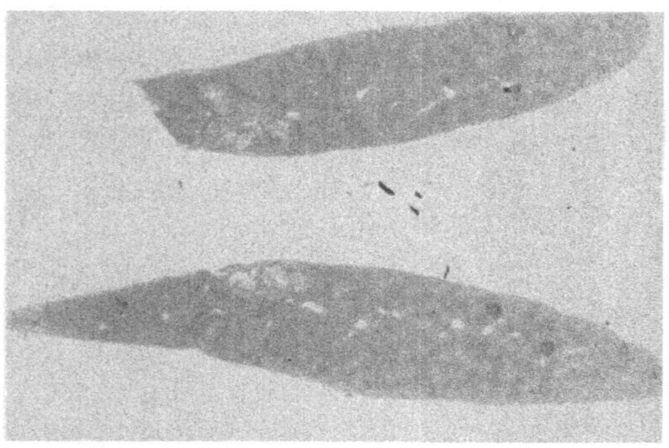

Abb. 3. Histologisches Präparat eines Rattenhepatoms

Ergebnisse

Nach Kontrastmittelgabe konnten die Tumoren unabhängig von den Applikationswegen sonographisch dargestellt werden. Über die 3 Applikationswege wurde in allen Fällen eine gleichmäßige Dichteanhebung des normalen Leberparenchyms erreicht. Die erzeugten Tumoren imponierten dabei nach der Anflutungsphase als hypodense

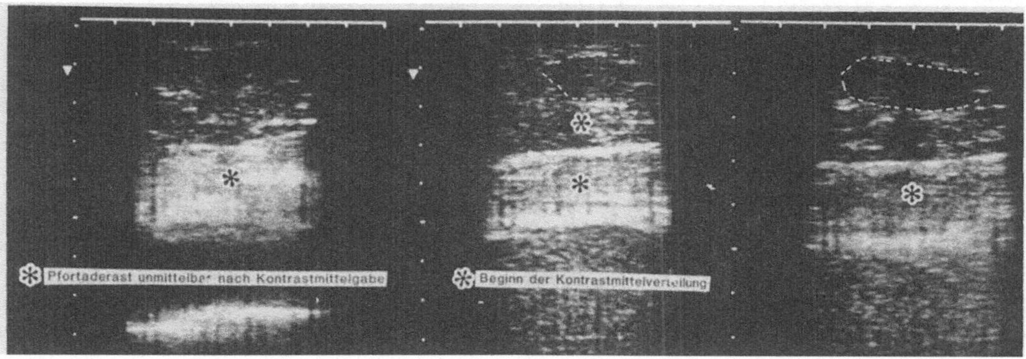

Abb. 4. Patient mit Leberzellkarzinom. *Links* Punktion eines Pfortaderastes und Kontrastmittelgabe, *Mitte* beginnende Kontrastmittelverteilung in dem kleinen Leberzellkarzinom. *Rechts* Aussparung eines ca. 2,5 cm großen Leberzellkarzinoms

Raumforderungen bei der Gabe des Kontrastmittels in den Ductus choledochus und in die Vena portae (Abb. 2). Mit der Applikation in die Arteria hepatica waren die Tumoren nur in der Anflutungsphase eindeutig als hyperdense Formationen einwandfrei darzustellen.

Die ersten klinischen Erfahrungen mit der Kontrastmittelsonographie bei kleineren Leberläsionen waren ermutigend. Außer der Erkennung von Lokalisation kann zusätzlich Information über die Vaskularisation des Tumors gewonnen werden. Die Abb. 4 zeigt einen Leberzirrhosepatienten mit einem primären Leberzellkarzinom. Intraoperativ-makroskopisch war die Leber knotig verändert, so daß sowohl inspektorisch als auch palpatorisch der Tumor nicht definitiv sicher abgegrenzt werden konnte. Die Nativsonographie und das Computertomogramm zeigten eine ca. 5 cm große Raumforderung im linken Leberlappen. Im Gegensatz dazu konnte die intraoperative Kontrastsonographie (nach Kontrastmittelgabe über einen Pfortaderast, s. Abb. 4) lediglich einen ca. 2 cm großen, echoarmen Tumor feststellen. Dieser sonographische Befund stimmte überein mit dem intraoperativ aufgeschnittenen Präparat.

Zusammenfassend kann festgestellt werden, daß bei dem tierexperimentellen Modell alle Applikationswege bei den künstlich erzeugten Lebertumoren mit einem Durchmesser zwischen 3 und 10 mm zum gleichen Ergebnis geführt haben. Bei intraoperativ nicht eindeutigem Leberbefund bzw. bei einer Diskrepanz zwischen dem prä- und intraoperativen Leberbefund ist bei der Suche nach einem Lebertumor und bei z. B. okkulten Lebermetastasen eine segmental eingeschränkte Kontrastmittelgabe zu empfehlen, um eine genauere Abgrenzung des Tumors bzw. der Metastase zu erreichen.

Die Untersuchung mit Echokontrastmittel wird derzeit in der notwendigen Menge und Konzentration limitiert sein, da die Perfusion der gesamten Leber mit einem Kontrastmittel von einer Konzentration von 300 mg/ml nicht möglich erscheint. Diese Frage soll tierexperimentell-klinisch bearbeitet werden.

Literatur

1. El Mouaaouy A (1987) Intraoperative echotomographic diagnosis in abdominal and neurosurgery. Surg Endoscop 2 (1):109–112
2. El Mouaaouy A (1988) Rattenlebermodell zur Prüfung der Echokontrastsonographie. Langenbecks Arch Chir 11 [Suppl]:223
3. Frank K et al. (1986) Echokontrastsonographie der Leber. Erste klinische Erfahrungen. Ultraschall Klin Prax 1 (2) [Suppl]

4. Fritsch T et al. (1985) Aktueller Stand der Entwicklung von Kontrastmittel für die Echokardiologie. In: Erbel R, Meyer J, Brennecke R (eds) Fortschritte der Echokardiographie. Springer, Berlin Heidelberg New York Tokyo, S 117–125
5. Machi jr MD et al. (1987) Intraoperative ultrasonography in screening for liver metastases from colorectal cancer: comparative accuracy with traditional procedures. Surgery 101(6): 678–684
6. Thomas VM, Morris DL et al. (1987) Contact ultrasonography in the detection of liver metastases from colorectal cancer: an in vitro study. Br J Surg 74:955–956

Intraoperative Sonographie des Gallenwegssystems – eine Alternative zur intraoperativen Cholangiographie *

J. J. Jakimowicz [1] und H. Rutten

Einleitung

Bei 3–7% der wegen Gallenblasensteinen cholezystektomierten Patienten werden Ductus-hepatocholedochus-Steine erstmals intraoperativ mit der Cholangiographie oder Sonographie entdeckt. Jedoch stellt sich dem Operateur die Frage, ob die ansteigende Komplikations- und Morbiditätsrate die routinemäßige Untersuchung des Ductus hepatocholedochus rechtfertig – ganz abgesehen von den Kosten. Wird die Entscheidung nur von der absoluten klinischen Indikation und relativen klinischen Indikationen abhängig gemacht, so führt dies in bis zu 45% der Fälle zu negativen Resultaten [4].

Die besten Ergebnisse chirurgischer Interventionen wurden mit den intraoperativen Diagnostikmethoden erreicht, die einfach, sicher, schnell und verläßlich sind. Die Vor- und Nachteile der Cholangiographie als intraoperative Screeningmethode anläßlich einer Cholezystektomie sind im Detail von verschiedenen Untersuchern diskutiert worden [1–7].

Aufgrund ihrer rasanten dynamischen Entwicklung konnte die Sonographie als alternative intraoperative Diagnostik zur Untersuchung des biliären Systems eingeführt werden. In den Tabellen 1 und 2 haben wir die allgemeinen und die technischen Möglichkeiten der intraoperativen Sonographie und der intraoperativen Cholangiographie gegenübergestellt. Im folgenden haben wir dann in einer prospektiven Studie beide Methoden anhand dieser Möglichkeiten kritisch gewertet.

Technische Voraussetzungen

Neben den allgemeinen Bedingungen, die für intraoperativ verwendete Geräte gelten, ist für die intraoperative Ultraschalluntersuchung des biliären Systems der Einsatz von Sektorscannern möglichst mit einem trapezoiden Feld zu fordern. Ein Sektorwinkel von 60–100 Grad, eine Ultraschallfrequenz um 7 MHz, eine Eindringtiefe von 4–6 cm mit einem Fokus bei 1–2 cm, eine hohe Seitenauflösung und eine möglichst kleine Auflagefläche sind anzustreben.

Um dem zum Teil erheblich gebogenen Verlauf des Ductus hepatocholedochus möglichst optimal folgen zu können, ist ein trapezoidales Sichtfeld notwendig. Zur optimalen Begutachtung sollten 5 cm in einem Stück zu sehen sein, damit der Chirurg Bilder erhält, an die er durch die Cholangiographie gewöhnt ist (Abb. 1).

Material und Methoden

Vom April 1982 bis Mai 1988 führten wir intraoperativ bei 528 Patienten mit Gallensteinen sowohl die Sonographie als auch die

* Übersetzt von G. und J. H. Simanowski.

[1] Abteilung Chirurgie des Catharina/Ziekenhuis, Michelangelolaan 2, NL-5602 ZA Eindhoven.

Tabelle 1. Vergleich der intraoperativen Sonographie mit der intraoperativen Cholangiographie in Hinblick auf generelle Kriterien

	Sonographie	Cholangiographie
Leicht auszuführen und zu interpretieren	+	+
Beweis bzw. Ausschluß zu erwartender pathologischer Befunde	+ (+)	+
Auffinden von nicht erwarteten pathologischen Befunden	+ (+)	+
Demonstration der Lokalisation und Ausdehnung pathologischer Befunde	+	+
Erhalten von zusätzlichen anatomischen Informationen	+ (−)	+
Generelle Anwendbarkeit	+	+
Nichtinvasivität	+	−
Günstige Kosten-Nutzen-Rechnung	+ (+)	(+) −

Tabelle 2. Vergleich der intraoperativen Sonographie mit der intraoperativen Cholangiographie unter technischen Gesichtspunkten

	Sonographie	Cholangiographie
Wiederholbarkeit	Beliebig	Limitiert
Untersuchungszeit	5–7 min	10–15 min
Ausbildungszeit (Erlernen der Methode)	Lang	Kurz
Kosten der einzelnen Untersuchung	Niedrig	Hoch
Darstellbarkeit des Gallenflusses	Unmöglich	Möglich
Darstellbarkeit intrahepatischer Steine	Eingeschränkt	Gut
Möglichkeiten zu weiteren Verbesserungen	Hoch	Niedrig
Auffinden von pathologischen Veränderungen der Papille	Gut	Gut

Cholangiographie durch. Die Sonographie und ihre Befundung erfolgte immer vor der Cholangiographie. Ergab eine dieser Diagnostikmethoden einen positiven Nachweis, so wurde der Ductus hepatocholedochus durch Eröffnen direkt und mit abschließender Choledochoskopie untersucht. Am 7. postoperativen Tag erfolgte dann noch zur endgültigen Dokumentation der Gallenwege eine Cholangiographie über den T-Drain. Kamen dagegen Sonographie und Cholangiographie zu einem negativen Ergebnis und gab es klinisch keine anderen Hinweise für einen pathologischen Ductus hepatocholedochus, so wurden diese Patienten definitiv mit negativem Nachweis eingestuft.

Alle Patientendaten wurden den zuvor ausgearbeiteten Protokollen entsprechend gesammelt und computerisiert. Die ersten 100 Patienten wurden intraoperativ von 2 sonographisch erfahrenen Medizinern untersucht, so daß nach und nach alle Chirurgen lernten, die intraoperative Sonographie am Gallenwegssystem zu nutzen.

Technik der Untersuchung

Über die Technik der Untersuchung wurde in der Literatur schon berichtet [3, 8, 9]. Die Hauptschritte können wie folgt zusammengefaßt werden:

Die intraoperative Sonographie am Gallenwegssystem wird immer durchgeführt, nachdem die Gallenblase entfernt und der Ductus cysticus ligiert wurde. Ein ausreichender Zystikusstumpf zur später folgenden Cholangiographie wird jedoch stehengelassen. Das Duodenum wird etwas

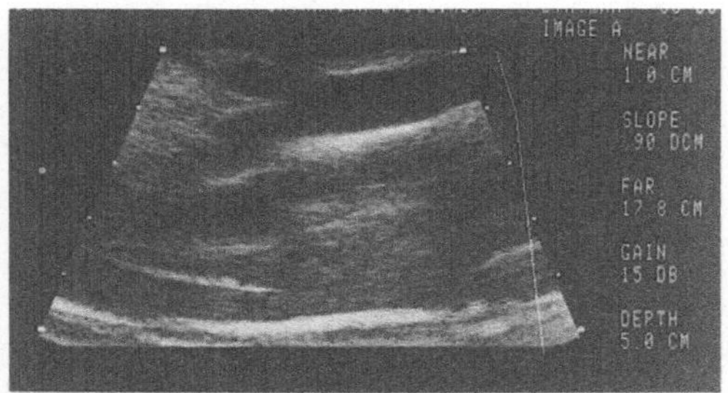

a

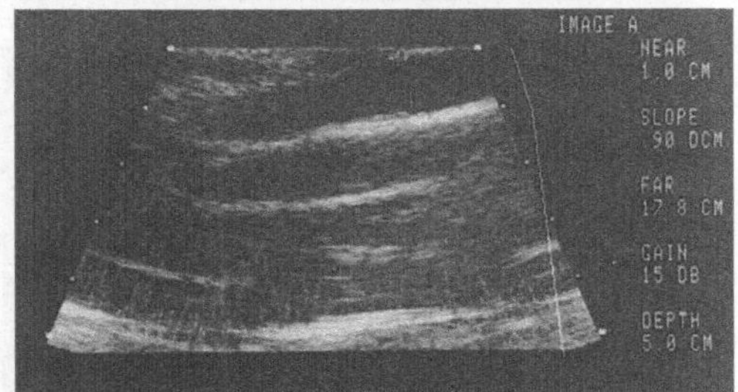

b

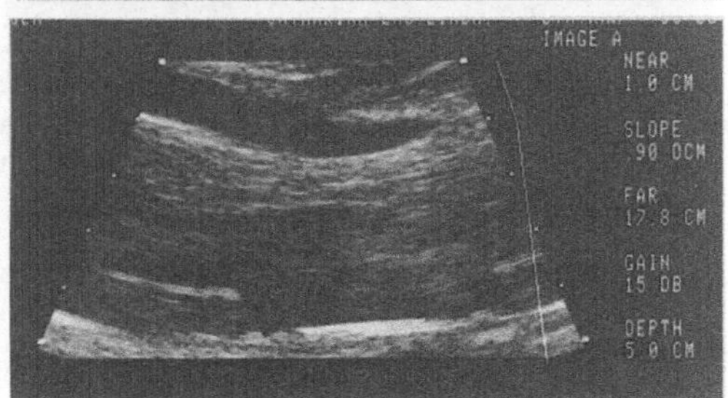

c

Abb. 1a–c. Normale Gallenwege. **a** Proximaler Anteil, **b** mittlerer Anteil, **c** distaler Anteil mit der Papillenregion

freipräpariert und nach enteromedial geschoben, jedoch nicht komplett nach Kocher mobilisiert. – Sektorschallköpfe lassen sich bekanntlich nicht sterilisieren, so daß wir sie in einen sterilen Plastikschlauch steckten (mit etwas Methylzellulosegel auf der Schallkopfoberfläche: zur besseren akustischen Ankopplung zwischen Schallkopf und Plastikfolie). Der Schallkopf wird unter direkter Sicht auf den enterolateralen Anteil des Ductus hepatocholedochus aufgesetzt. Zu starkes Aufsetzen auf den Gallengang führt zur Kompression. Der Raum zwischen dem Schallkopf und dem Ductus hepatocholedochus wird mit physiologischer Kochsalzlösung aufgefüllt. Zum weiteren Abfahren des Ductus hepatocholedochus ist eine leichte Achsenrotation notwendig. Zuerst wird der proximale Teil des Ductus hepatocholedochus, dann der Pankreasgang und schließlich die Papilla vateri untersucht. Der innere Durchmesser des Ductus hepatocholedochus wird immer sonographisch gemessen. Anschließend erfolgt über den Zystikusstumpf die Cholangiographie. Mit unserem Gerät können wir sowohl durchleuchten als auch Röntgenbilder zur Dokumentation anfertigen.

Ergebnisse

Innerhalb von 6 Jahren wurden bei 528 Patienten intraoperativ sowohl eine Sonographie als auch eine Cholangiographie durchgeführt. 173mal mußte der Ductus hepatocholedochus eröffnet werden. In Tabelle 3 sind Patientendaten, klinische Befunde und Operationsmethoden zusammengefaßt. Die durch die intraoperativen Untersuchungen veranlaßte direkte Ductus-hepatocholedochus-Untersuchung führte in dem relativ hohen Prozentsatz von 79,1% zu einem positiven Ergebnis. Dieser Prozentsatz könnte noch höher sein, wenn nicht eine der beiden Diagnostikmethoden ein falsch-positives Ergebnis gezeigt hätte. Bei 25 Patienten (7%) wurde erstmals durch die intraoperative Diagnostik ein pathologischer Befund im Ductus hepatocholedochus entdeckt. Beispiele verschiedener Befunde werden in den Abb. 2–6 gezeigt.

Die Anwendung intraoperativer Diagnostiken erhöht weder die Morbidität noch die Mortalität. Die Operationszeit wird nur unmerklich verlängert. Bei Cholezystektomien liegt die mittlere Operationszeit bei 55 min, bei Cholezystektomien mit Revision des Ductus hepatocholedochus bei 1:45 h. Die Gesamtmorbidität lag bei Cholezystektomien bei 7%, bei Cholezystektomien mit Revision des Ductus hepatocholedochus bei 12,5%. Die häufigsten Komplikationen waren pulmonaler Art (3,7%) und Wundinfektionen (2,6%). In

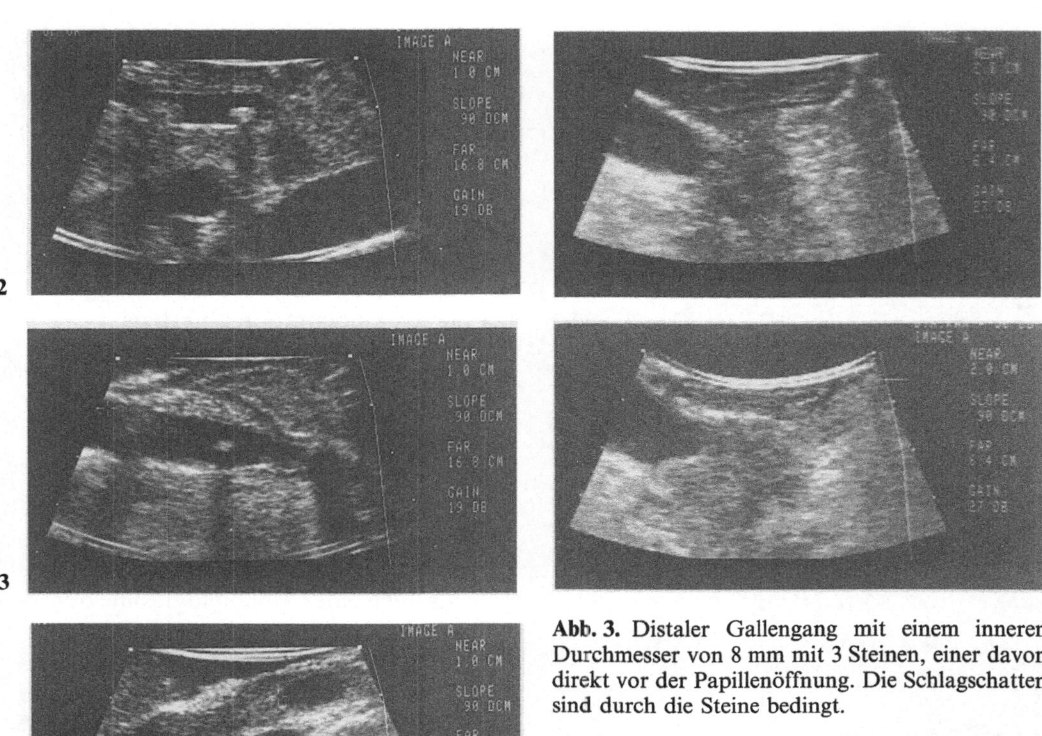

2 5

3 6

4

Abb. 3. Distaler Gallengang mit einem inneren Durchmesser von 8 mm mit 3 Steinen, einer davon direkt vor der Papillenöffnung. Die Schlagschatten sind durch die Steine bedingt.

Abb. 4. Der Gallengang wird auf einer Länge von 2,2 cm durch einen Tumor verschlossen; keine Zeichen der Infiltration in die Pfortader

Abb. 5. Ein kleiner Pankreastumor verschließt den Gallengang. Im oberen Anteil des Schallfeldes wird das Duodenum durch den Schallkopf komprimiert

Abb. 2. Kleiner Gallenstein im distalen Anteil als Ursache für einen erweiterten Gallengang

Abb. 6. Ein Papillentumor verschließt den distalen Gallengang durch invasives Wachstum

Tabelle 3. Vergleich zwischen intraoperativer Sonographie und intraoperativer Cholangiographie (1982 bis 1988). Gruppe I: sämtliche intraoperativ untersuchten Patienten ($n=528$); Gruppe II: Patienten mit einer Revision des Ductus hepatocholedochus ($n=173$)

	Sonographie		Cholangiographie	
	Gr. I	Gr. II	Gr. I	Gr. II
Richtig – negativ	387	32	364	21
Richtig – positiv	129	129	114	114
Falsch – negativ	7	7	19	19
Falsch – positiv	4	4	15	15
Technisch unvollkommen	1	1	16	4
Sensitivität	94,8%	94,8%	85,7%	85,7%
Spezifität	98,8%	88,8%	96,0%	58,3%
Genauigkeit	97,9%	93,6%	93,1%	78,6%
Vorhersehbare Wertigkeit eines negativen Tests	98,2%	82,5%	95,3%	52,5%
Vorhersehbare Wertigkeit eines positiven Tests	96,7%	96,9%	88,3%	88,3%
Prävalenz	27,7%	79,0%	25,1%	76,3%

der Gruppe der Cholezystektomien betrug die Mortalität 0,3%, in der Gruppe der Cholezystektomien mit Gallenwegsrevision 1,3%. (Hinsichtlich des Vergleichs der Wertigkeit intraoperativer Sonographie und Cholangiographie bei allen Patienten sowie bei jener Patientengruppe, die einer Gallenwegsrevision unterzogen wurden, s. Tabelle 3.)

Diskussion

Frühere Berichte zeigten bereits, daß die intraoperative Sonographie eine einfache, verläßliche und nichtinvasive Diagnostikmethode darstellt [3, 11–13]. Wie unsere ersten veröffentlichten Erfahrungen [3, 8–10, 14] untermauern auch die endgültigen Daten unserer prospektiven Studie diese Aussage.

Die intraoperative Sonographie und Cholangiographie haben ihre spezifischen Vor- und Nachteile (Tabelle 1 zeigt das Ergebnis einer kritischen Wertung). Im routinemäßigen Screeningeinsatz sind beide Diagnostikmethoden einfach anzuwenden und zu interpretieren. Der Einsatz der Cholangiographie wird bei 5–10% der Patienten dadurch verhindert, daß sich der Ductus cysticus nicht kanülieren läßt. Während einer Operation kann eine sonographische Untersuchung jederzeit und ohne Einschränkungen durchgeführt werden. Zudem benötigt man für den sonographischen Untersuchungsgang weniger Zeit als für den cholangiographischen. Unglücklicherweise haben Chirurgen häufig zu wenig Erfahrung in der Interpretation von B-mode-Ultraschallbildern, aber offensichtlich bestehen keine Probleme bei der Interpretation von Cholangiographiebildern.

Die wesentliche Indikation zur intraoperativ durchgeführten Diagnostik ist das Auffinden von pathologischen Veränderungen im Ductus hepatocholedochus, die präoperativ nicht entdeckt werden konnten. Bei 7% der Cholezystektomien führte überhaupt erst die intraoperative Anwendung der Sonographie zur Entdeckung „stiller" pathologischer Veränderungen im Ductus hepatocholedochus (s. Tabelle 3). Hinsichtlich des Vorhersagewertes eines positiven pathologischen Ergebnisses ist die intraoperative Sonographie mit 93,6% der

Abb. 7. Ductus-hepatocholedochus-Durchmesser in bezug zum Alter. *Obere Kurve* Mittel bei pathologischen Befunden, *untere Kurve* Mittel bei nicht (wesentlich) pathologischen Befunden ($n = 800$)

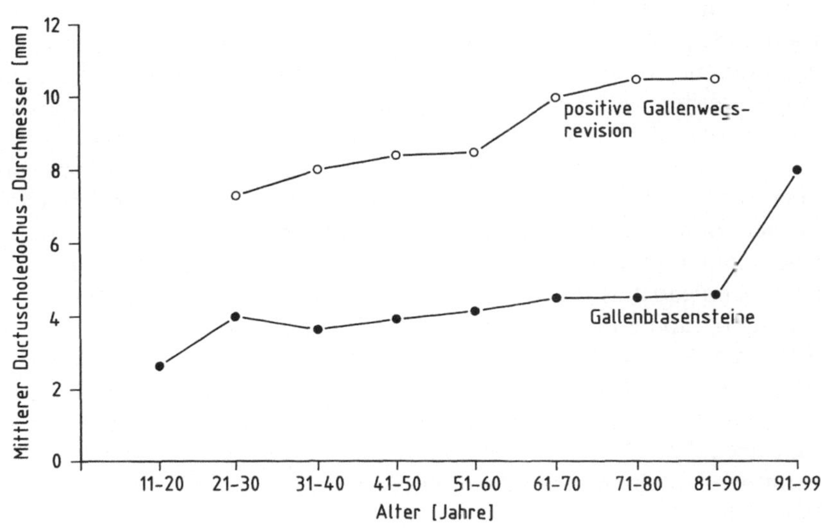

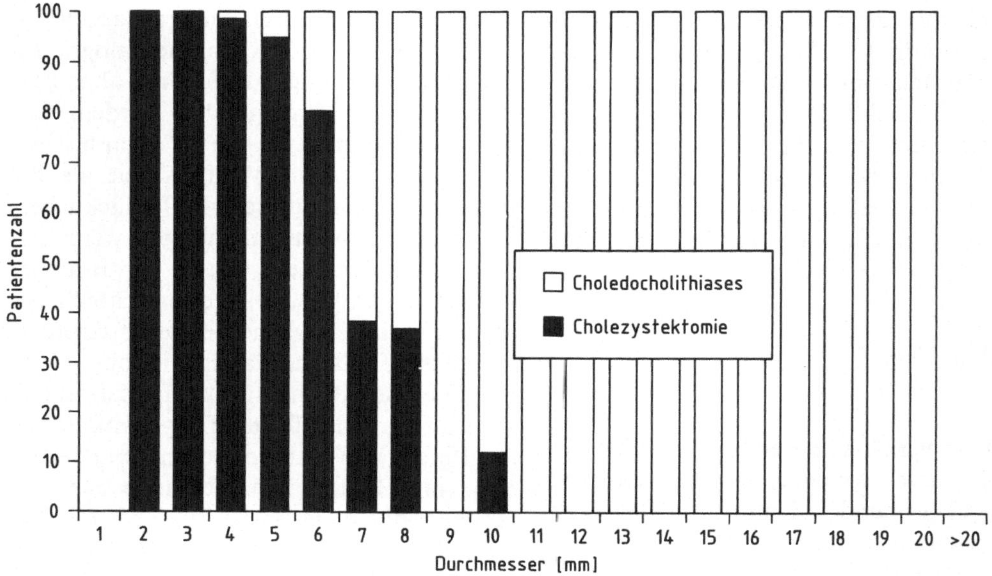

Abb. 8. Relative Prozentzahlen pathologischer Befunde im Ductus hepatocholedochus

intraoperativen Cholangiographie mit 78,6% statistisch signifikant überlegen. Unnötige Gallenwegsrevisionen waren somit extrem selten, wenn die Entscheidung zur Revision ausschließlich nach den Ergebnissen der intraoperativen Sonographie gefällt wurden. – Ein weiterer Vorteil der Sonographie liegt darin, daß nicht nur intraduktale (s. Abb. 2 und 3), sondern auch extraduktale pathologische Befunde erkannt werden, wie zum Beispiel Entzündungsherde oder Tumoren (s. Abb. 4–6).

Ein Nachteil der Sonographie gegenüber der Cholangiographie liegt in dem kleinen Bildausschnitt. Kann man in der Cholangiographie den gesamten Ductus hepatocholedochus darstellen, so muß mit der Sonographie das Gallenwegssystem in mehreren Abschnitten von 2–6 cm untersucht werden. – Für die Untersuchung der intrahepatischen Gallenwege eignet sich ein Linearschallkopf [15]. Mit der Sonographie kann der Durchmesser und die Dicke der Wand des Ductus hepatocholedochus gemessen werden. Dieses ermöglicht gegebenenfalls Rückschlüsse auf pathologische Veränderungen im distalen Gang- und Papillengebiet. Die Abb. 7 zeigt den Durchmesser des Ductus hepatocholedochus mit und ohne pathologischen Befund in Relation zum Alter. Die Unterschiede im Durchmesser bei Patienten mit pathologischen Befunden sind signifikant (chi square test $p<0{,}001$). Die Abb. 8 zeigt den relativen Prozentsatz von positiven Gallenwegsrevisionen in Relation zum Durchmesser. Bis zu einem inneren Durchmesser von 5 mm weist der Ductus hepatocholedochus selten einen pathologischen Befund auf (Sensitivität 96%, Vorhersagewert 98,5%). Diese Tatsache könnte als zusätzliches Kriterium bei der Entscheidung dienen, ob man den Ductus hepatocholedochus revidiert oder nicht. Ohne Zweifel sind Hauptvorteile der Sonographie die Nichtinvasivität, das Fehlen von Röntgenstrahlen und das fehlende Kontrastmittelrisiko.

Eine Kosten-Nutzen-Analyse (basierend auf den Erfahrungen dieser Studie) haben wir kürzlich veröffentlicht [10]. Dabei ist es nicht immer möglich, unsere Situation auf andere Länder und Gesundheitswesen-

Level zu übertragen. Einige allgemein kostenträchtige Faktoren seien jedoch herausgestellt:

- ausgedehnte präoperative Diagnostik, wie ERCP, PTC, CT, Hida scan etc.,
- die Kosten der intraoperativen Diagnostik selbst,
- irreführende falsch-positive oder falsch-negative Ergebnisse intraoperativer Untersuchungen,
- Komplikationen wie vergessene Steine,
- negative Choledochotomie mit der Folge längerer Hospitalisierung, die wieder zu neuen Kosten führt.

Unsere Berechnungen, die auf unserer örtlichen Situation in den Niederlanden und besonders auf der Situation in unserem Krankenhaus basieren, führen zu dem Ergebnis, daß die Anwendung der intraoperativen Sonographie als Screeningverfahren bei der laufenden Serie von Patienten solch große Einsparungen brächte, daß wir 2 weitere Sonographiegeräte des Typs, den wir benutzen, neu anschaffen könnten.

Schlußfolgerung

Die intraoperative Sonographie bietet bei Gallenblasen- und -wegsoperationen etliche Vorteile. Sie ist höchst zuverlässig beim Auffinden und Lokalisieren pathologischer Befunde des Ductus hepatocholedochus, liefert wichtige Informationen hinsichtlich der Anatomie und kann breit eingesetzt werden. Die Anwendung der intraoperativen Sonographie ist kostengünstig und bei vernünftigem Training und richtiger Ausrüstung einfach anzuwenden. Unsere Studie belegt, daß die Sonographie als Screeningmethode ein guter Ersatz für die Cholangiographie ist.

Literatur

1. Salzstein EC, Subbaro VE, Mann RW (1973) Routine operative cholangiography. Arch Surg 107:289–291
2. Skillings JC, Williams JS, Hinshaw JR (1979) Cost-effectiveness of operative cholangiography. Am J Surg 137:26–31
3. Jakimowicz JJ (1985) Operative ultrasonography in biliary and pancreatic surgery. In: Hess W, Cireni A, Rohner A, Akowbiantz A, (Hrsg) Bilio-Pankreatische Chirurgie. PICCIN, Padova
4. Roukema JA et al. (1986) A retrospective study of surgical common bile duct exploration: ten years experience. Neth J Surg 38 (1):11–13
5. Jolly PC et al. (1968) Operative cholangiography: a case for its routine use. Ann Surg 168:551
6. Doyle PJ, Ward-McQuaid JN, McEwen-Smith E (1982) The value of routine peroperative cholangiography- a report of 4000 cholecystectomies. Br J Surg 69:617–619
7. Cranley N, Logan H (1980) Exploration of the common bile duct – the relevance of the clinical picture and the importance of peroperative cholangiography. Br J Surg 67:869–872
8. Jakimowicz JJ (1988) Intraoperative ultrasound biliary disease. In: Blumgart L (ed) Surgery of the liver and biliary tract. Churchill Livingstone, Edinburgh
9. Jakimowicz JJ et al. (1987) Comparison of operative ultrasonography to contrast radiography in screening of the common bile duct for calculi. World Journal of Surgery 11:628–634
10. Jakimowicz JJ, Carol EJ, Jürgens P, Rutten H, Sommeling C, Tielbeek A (1987) Intraoperative ultrasonography: an alternative to intraoperative cholangiography. Medicamundi 32 (1)
11. Lane RJ, Glazer G (1980) Intraoperative B-mode ultrasound scanning of the extrahepatic biliary system and pancreas. Lancet II:334–337
12. Lane RJ, Graham A, Coupland GAE (1982) Ultrasonic indications to explore the common bile duct. Surgery 1982:268–274
13. Sigel B et al. (1983) Comparative accuracy of operative ultrasonography and cholangiography in detecting common bile duct calculi. Surgery 94:715–720
14. Jakimowicz JJ, Rutten H, Sommeling C, Ding Z (1989) Intraoperative ultrasonography of the biliary tract. Equipment, technique and results. In: Brinkmann W, Strosche H (Hrsg) Stellenwert der Sonographie in der Chirurgie. TM-Verlag, 1990:89–94
15. Bismuth H, Castaing D (1985) L'Echographie peropératoire du foie des voies biliaires. Flammarion, Paris

Präoperative und intraoperative Lokalisationsdiagnostik beim organischen Hyperinsulinismus

H. J. Klotter [1], H. Sitter, A. Zielke und M. Rothmund

Der Nachweis charakteristischer Symptome während der Hypoglykämie und das Verschwinden dieser Symptome nach Gabe von Traubenzucker weisen auf das Vorliegen eines Hyperinsulinismus hin. Sind während des Hungerversuches Insulin und C-Peptid-Spiegel, evtl. auch leicht erhöht, meßbar, so liegt fast immer ein Hyperinsulinismus vor. Durch weitere Laboruntersuchungen und klinische Tests werden andere Erkrankungen, die eine Hypoglykämie auslösen können, erfaßt (Hypoglycaemia factitia, reaktive Hypoglykämie, Lebererkrankungen, andere Hormonstörungen) [2]. Da in der Ära vor der intraoperativen Sonographie in 10–15% der Fälle der endokrine Tumor beim Ersteingriff nicht lokalisiert und entfernt werden konnte, galt allgemein der Nachweis des endokrinen Tumors durch bildgebende Verfahren als obligat [8], um die Rate erfolgloser Laparotomien zu reduzieren (Tabelle 1). Schon 1980 wurde der Wert der präoperativen Lokalisationsdiagnostik bezweifelt, da häufig eine Diskrepanz zwischen den Ergebnissen der bildgebenden Verfahren und dem intraoperativen Befund vorlag. Der Einsatz von intraoperativen Lokalisationsdiagnostika im „Bedarfsfall" wurde empfohlen, so von

- Biopsie,
- Feinnadelbiopsie,
- Anfärbung mit Orthotoluidinblau,
- Glukosemonitoring,
- Quick-Radioimmunoessay,
- Intraoperativer Sonographie.

[1] Zentrum für Operative Medizin I der Philipps-Universität, Baldinger Straße, W-3550 Marburg, Bundesrepublik Deutschland.

Wir überprüften daher anhand unseres Patientenkollektivs in der Ära der intraoperativen Sonographie den Wert der gängigen bildgebenden Verfahren in der Lokalisationsdiagnostik von Insulinomen.

Methode und Material

Von 1982 bis 1987 in Mainz und von 1987 bis 1989 in Marburg konnten wir 22 Patienten mit einem präoperativ nachgewiesenen organischen Hyperinsulinismus behandeln. Zur Lokalisationsdiagnostik wurden die Sonographie, Computertomographie, selektive Arteriographie und die perkutane transhepatische Portographie mit selektiver Blutentnahme aus den das Pankreas drainierenden Venen mit anschließender Hormonbestimmung eingesetzt, bis 2 der genannten Verfahren konklusiv waren. Nach abgeschlossener Lokalisationsdiagnostik wurden die Patienten laparotomiert und das Pankreas „perfekt freigelegt". Nach Inspektion und bidigitaler Palpation wurde

Tabelle 1. Bisherige Diagnostik beim organischen Hyperinsulinismus. Eine präoperative Lokalisationsdiagnostik wurde immer gefordert

Anamnese, klinische Untersuchung, Labortests: Glukose, Insulin, C-Peptid, Hungerversuch

Lokalisationsdiagnostik:
- Sonographie
- Computertomographie
- Angiographie
- PTP und selektive Hormonbestimmung

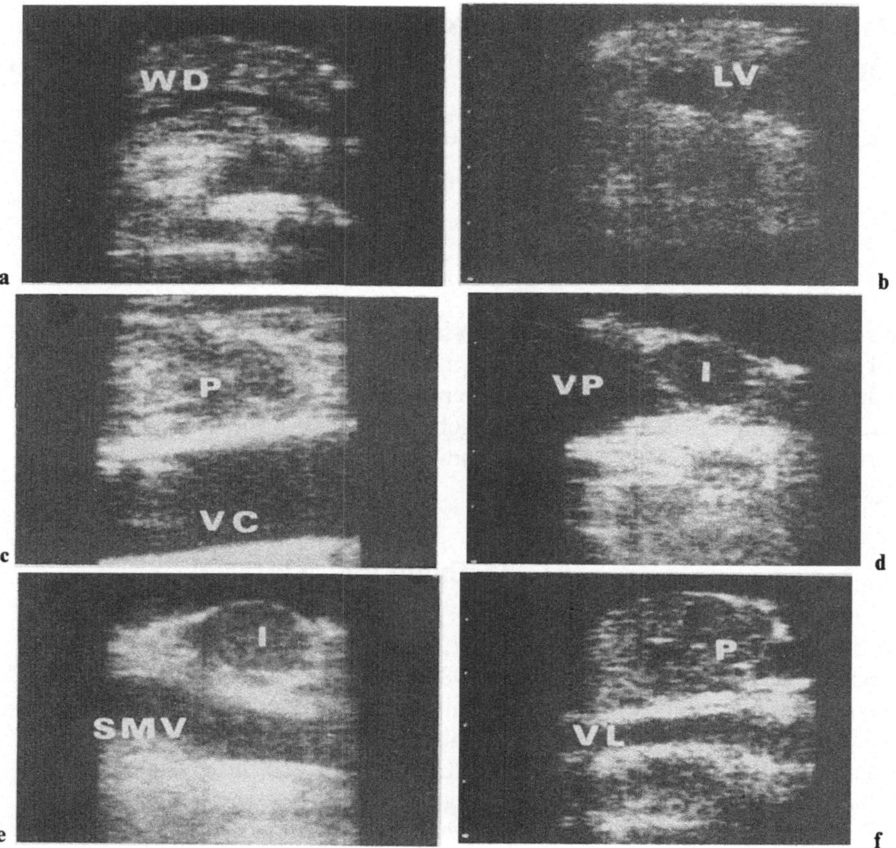

Abb 1 a–f. Standardisierte Sonographie des Pankreas beim Hyperinsulinismus. **a** Längsschnitt über dem Pankreas (*WD* Ductus Wirsungianus); **b** Querschnitt über der Bauchspeicheldrüse (*LV* Vena lienalis); **c** Längsschnitt über der Vena cava (*VC*) (*P* Pankreaskopf); **d** Querschnitt über den Vena portae (*VP*), neben der sich ein echoarmes Insulinom (*I*) befindet; **e** Längsschnitt über der Vena mesenterica superior (*SMV*) (*I* echoarmer endokriner Tumor); **f** Längsschnitt über der Vena lienalis mit quer geschnittenem Pankreas (*P*)

auch beim tastbaren Tumor eine intraoperative Sonographie (Sonoline SL 1, 5–7,5 MHz, s. [6]) der Drüse durchgeführt, um weitere Tumoren auszuschließen. Nach erfolgreicher Lokalisation erfolgte die Enukleation des oder der endokrinen Tumoren (Abb. 1).

Ergebnisse

Der Goldstandard zur Überprüfung eines Lokalisationsverfahrens ist beim Hyperinsulinismus der intraoperative Befund und der postoperativ fehlende Hormonexzeß. Die Sensitivität der präoperativen Lokalisationsdiagnostik betrug für die Sonographie 60%, für die Computertomographie 45% und die Arteriographie 70%. Die perkutane transhepatische Portographie mit Hormonbestimmung wurde nur in 7 Fällen durchgeführt und hatte dabei eine Sensitivität von 70%. Insgesamt fand sich nur in 70% der Fälle eine Übereinstimmung der präoperativen Diagnostik mit dem intraoperativen Befund. Während dreier chirurgischer Eingriffe konnte man den endokrinen Tumor nicht sehen und tasten. In einem Fall handelte es sich – bei falscher präoperativer Labordiagnostik – um eine Hypoglycaemia factitia. In dem anderen Fall erhielt man einen falsch-positiven chirurgischen und sonographischen intraoperativen Befund, der unglücklicherweise auch in der Schnellschnittuntersuchung als „Tumor vom endokrinen Typ" bezeichnet wurde. Beim postoperativen Hormonexzeß wurde der pathologische Befund revidiert und als Lymphknoten eingestuft. Beim Zweiteingriff – bei wiederum negativer präoperativer Lokalisationsdiagnostik – konnte das Insulinom im Pankreas nur durch die Sonographie lokalisiert und danach enukleiert werden. Als Zusatzbefund fand sich in einem weiteren Fall, wiederum nur durch die Sonographie lokalisiert, ein PPom im Pankreaskopf.

Die chirurgische Exploration hatte somit eine Sensitivität von 90%, in Kombination mit der Sonographie betrug sie 95%.

Diskussion

Die Prävalenz der Erkrankung *organischer Hyperinsulinismus* betrug in unserem Patientenkollektiv fast 100%, d.h., es handelte sich um eine superselektionierte Patientengruppe. Schon aus statistischer Überlegung kann eine Lokalisationsdiagnostik, die nur bei etwas mehr als 2 Dritteln der erkrankten Patienten (70%) eine richtige Diagnose stellt, nicht gerechtfertigt werden. Das „decision-making" ähnelt hier, tendenziös gesprochen, dem Verfahren „flipping a coin". Erwarten müßte man von der Gesamtheit der bildgebenden Verfahren eine Sensitivität von 90% in der präoperativen Lokalisationsdiagnostik.

Schon 1980 konnte Dagget [3] bei 23 von 29 Patienten (80%) beim Ersteingriff den endokrinen Tumor intraoperativ durch Inspektion und Palpation lokalisieren und danach entfernen, wohingegen die bildgebenden Verfahren nur in 12,5–50% der Fälle eine richtige Lokalisation des Tumors angeben konnten. Spitzenleistungen in der Lokalisationsdiagnostik liegen bei der Sonographie zwischen 70 und 90%, bei der CT zwischen 40 und 60% und bei der Arteriographie bis 90% sowie bei der Portographie bei 70%. Im allgemeinen ist mit einer Treffsicherheit von 40–60% der einzelnen Methoden zu rechnen [7]. Bei einer Prävalenz der Erkrankung von fast 100% läßt die Wertigkeit der präoperativen Lokalisationsdiagnostik also sehr zu wünschen übrig, zumal sie durch den „Finger des Chirurgen" und durch die IOUS intraoperativ klar übertroffen wird (Tabelle 2).

Die Ergebnisse der chirurgischen Exploration und der Lokalisation des Insulinoms unterscheidet sich heute nicht von den Er-

Tabelle 2. Sensitivität prä- und intraoperativer Lokalisationsverfahren beim Hyperinsulinismus

Autoren	Patientenzahl	Präoperativ [%]			Intraoperativ [%]		
		Sono	CT	Angio	PTP	Chir.	IOUS
Angelini et al. 1987	17	zusammen 53				74	100
Grant et al. 1988	29	59	36	53	86	90	100
Gianello et al. 1988	22	11	11	55	64	–	100
Proye u. Boissel 1988	315	23	31	53	70	86	
Wolff 1989	47	10	50	60	–	–	–
Rothmund et al. 1989	375	39	33	61	88	95	–
Gigot et al. 1989	23	18	17	58	82	–	100
Eigene Daten 1989	22	60	45	70	70	90	95

Tabelle 3. Vorgehen beim organischen Hyperinsulinismus. Zur Lokalisationsdiagnostik wird präoperativ nur die Sonographie eingesetzt. Intraoperativ ist der Einsatz der Sonographie obligat

Anamnese/klinische Untersuchung
|
Laboruntersuchung
(Glukose, Insulin, C-Peptid, Hungerversuch)
|
Sonographie
|
Laparatomie
|
Chir. Exploration und IOUS
/ \
Tumor gefunden — Tumor nicht gefunden
Exzision — Beendigung der Operation, erneute Diagnostik

gebnissen vor 15 Jahren [8]. Angelini [1], Grant [5] und Gianello [4] fanden intraoperativ nur in 74–86% der Fälle den endokrinen Tumor. Bei der Kombination der chirurgischen Exploration mit der intraoperativen Sonographie fand man in allen 3 Arbeitsgruppen jedes Insulinom (s. Tabelle 2).

Schlußfolgerung

Durch den Einsatz der Sonographie während der Chirurgie des endokrinen Pankreastumors hat die präoperative Lokalisationsdiagnostik an Bedeutung verloren. Obwohl sich die Ergebnisse der chirurgischen Exploration heute nicht von denen vor 15 Jahren unterscheiden, können jetzt mit dem Einsatz der Sonographie intraoperativ bis zu 100% der Tumoren lokalisiert und danach entfernt werden. Unserer Meinung nach sollten daher Patienten mit klinisch und laborchemisch gesichertem organischem Hyperinsulinismus ohne erweiterte, kosten- und zeitintensive Lokalisationsdiagnostik zügig einer operativen Therapie zugeführt werden (Tabelle 3). Hierbei ist der Einsatz der intraoperativen Sonographie obligat.

Literatur

1. Angelini T, Bezzi M, Tucci G et al. (1987) The ultrasonic detection of insulinomas during surgical exploration of the pancreas. World J Surg 11:642
2. Arnold R, Rothmund M (1989) Diagnostik des organischen Hyperinsulinismus. Dtsch Med Wochenschr 114:464
3. Dagget PR, Kurtz AB, Morris DV (1981) Is preoperative localization of insulinomas necessary? Lancet II:483
4. Gianello P, Gigot JF, Berthet F et al. (1988) Pre- and intraoperative localization of insulinomas. Report of 22 observations. World J Surg 12:389
5. Grant CS, van Heerden J, Charboneau JW et al. (1988) The value of intraoperative ultrasonography. Arch Surg 123:843
6. Klotter HJ, Rückert K, Kümmerle F, Rothmund M (1987) The use of intraoperative sonography in endocrine tumors of the pancreas. World J Surg 11:635
7. Rothmund M, Arnold R (1989) Therapie des organischen Hyperinsulinismus. Dtsch Med Wochenschr 114:468
8. Stefanini P, Carboni M, Patrassi N, Basoli A (1974) Beta-islet tumors of the pancreas. Results of a study on 1067 cases. Surgery 75:597
9. Gigot JF, Gianello P, Pringot J, Dardenne AH (1989) Pre- and intraoperative localization of insulinoma. Proc 33rd World Congr Surgery, Toronto, 10.–16. 9. 1989
10. Proye C, Boissel P (1988) Preaoperative imaging versus intraoperative localization of tumors in adult surgical patients with hyperinsulinimia: a multicenter study of 338 patients. World J Surg 12:685
11. Rothmund M (1989) Results of surgical treatment of benign insulinoma: an international review. Proc 33rd World Congr Surgery, Toronto 10.–16. 9. 1989
12. Wolff H (1989) Surgical treatment of hyperinsulinism. Proc 33rd World Congr Surgery, Toronto 10.–16. 9. 1989

Sonographiegeleitete Pankreasgangspaltung

J. H. Simanowski [1] und V. Mendel

Einleitung

Patienten mit Verschluß und Aufstau des Pankreasganges haben eine chronische Pankreatitis und leiden unter erheblichen Schmerzen. Die Indikation zur Pankreasgangspaltung und Pankreatikojejunostomie ist gegeben. Das Aufsuchen eines erweiterten Pankreasganges in einem entzündlich veränderten, ödematös aufgequollenen Organ kann intraoperativ für den Operateur eine schwere, zeitraubende Aufgabe darstellen, wenn er sich allein auf seinen Tastsinn und das Skalpell verlassen muß.

Material und Methode

Zum intraoperativen Auffinden und Markieren des Pankreasganges verwenden wir den gassterilisierbaren intraoperativen 5-MHz-Linearschallkopf der Firma Siemens und die konventionell gebräuchliche lila Nadel Nr. 17 (0.55 × 25 mm). Sektorschallköpfe haben sich bei der langgestreckten Anatomie des Pankreas nicht bewährt. Im Gegensatz zu anderen Autoren setzen wir den Schallkopf wie bei der Leber direkt auf das freigelegte Pankreas auf. Der Pankreasgang liegt so tief im Korpus, daß die bekannten 1–2 mm Artefaktstrecke direkt unterhalb der Schallkopfankoppelungsfläche nicht stören. Zuerst dokumentieren wir im Organlängsschnitt den erweiterten Pankreasgang und die Aufstauursache (Abb. 1). Dabei können wir auch den Pankreasgangabschnitt lokalisieren, der am meisten erweitert ist. Auf dieser Stelle drehen wir den Schallkopf um 90°, so daß der erweiterte Pankreasgang im Querschnitt erscheint. Stumpf wird mit dem Finger durch Eindrücken der Pankreasoberfläche – dieses Manöver zeigt sich durch einen entsprechenden Schatten im Ultraschallbild – der Pankreasgang im Verhältnis zum Schallkopf lokalisiert. Dann wird an dieser Stelle die lila Nadel in einem 30°-Winkel unter den Schallkopf ins Pankreas gestochen (Abb. 2–4). Bei richtiger Anwendung sieht man, wie der helle Reflex der Nadelspitze bzw. der in ihr befindlichen Luft in den Pankreasgang vorgeschoben und dort plaziert wird (Abb. 5). Abgesehen von der Kontrolle im Ultraschallbild wird der Erfolg durch Aufsteigen von weißlich-trübem Sekret in der lila Nadel bestätigt. Das Schneiden mit dem elektrischen Messer entlang der Nadel in die Tiefe, bis schlagartig viel Pankreassekret austritt, ist dann nur noch Formsache. Die gesamte Prozedur dauert 2–3 min.

Ergebnisse

Wir haben bisher unter der Zuhilfenahme der Sonographie 6mal einen erweiterten Pankreasgang geortet und gespalten. Nach der Freilegung des Pankreas war der erwei-

[1] Medizinische Hochschule Hannover, Klinik und Poliklinik für Allgemeinchirurgie im Krankenhaus Oststadt, Podbielskistraße 380, W-3000 Hannover 51, Bundesrepublik Deutschland.

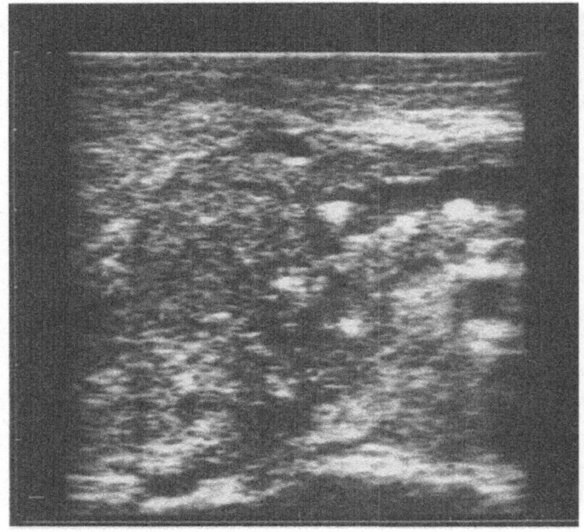

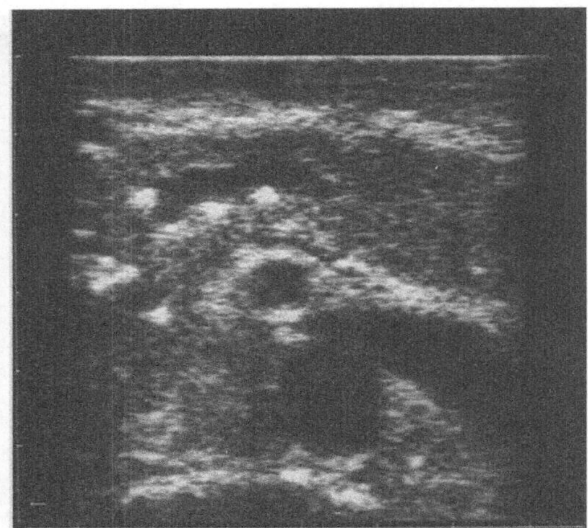

Abb. 1 a, b. Intraoperative Darstellung des erweiterten Pankreasganges. Das den Gang verschließende Konkrement stellt sich als heller Reflex am linken Ende des Ganges dar. **a** Vergrößerter Pankreaskopf mit multiplen echodichten Arealen als Ausdruck für eine kalzifizierende Pankreatitis. **b** Korpusbereich mit erweiterten Pankreasgang

terte Gang und gegebenenfalls das verschließende Konkrement jeweils problemlos darzustellen. Die Punktionsnadel konnte jeweils mit 1–3 Versuchen plaziert werden. Pankreassekret stieg immer in der Nadel auf. Mit dem elektrischen Schneiden in die Tiefe entlang der plazierten Nadel wurde immer der Pankreasgang getroffen. Nennenswerte Blutungen traten nicht auf.

Diskussion

Ohne Einsatz der Sonographie hätten alle Operateure den ersten Schnitt ins Pankreas an anderer Stelle getan als dort, wo der Pankreasgang tatsächlich lag. Nach alter Vorgehensweise folgten häufig weitere „Ortungsschnitte". Das Resultat waren oft hef-

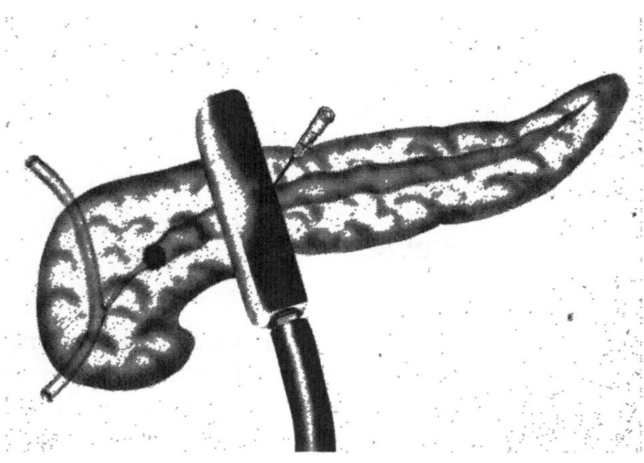

Abb. 2. Schematische Darstellung der sonographiegeleiteten Pankreasgangpunktion

3 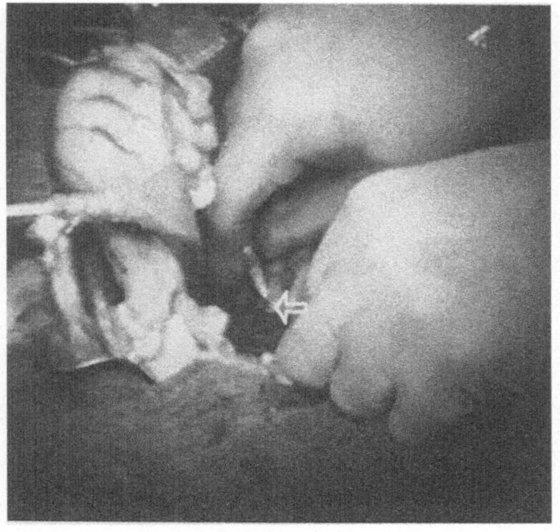

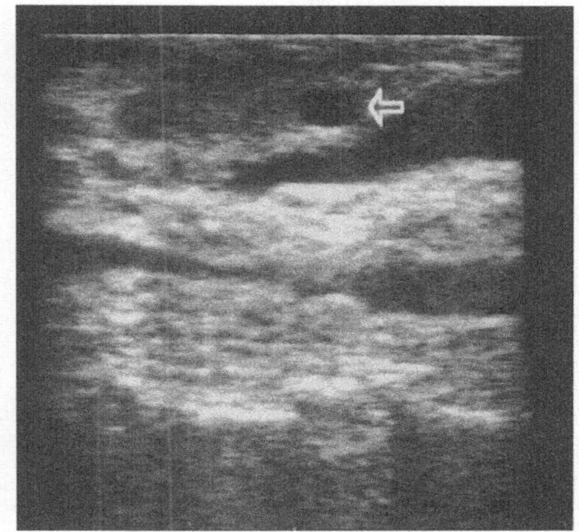 4

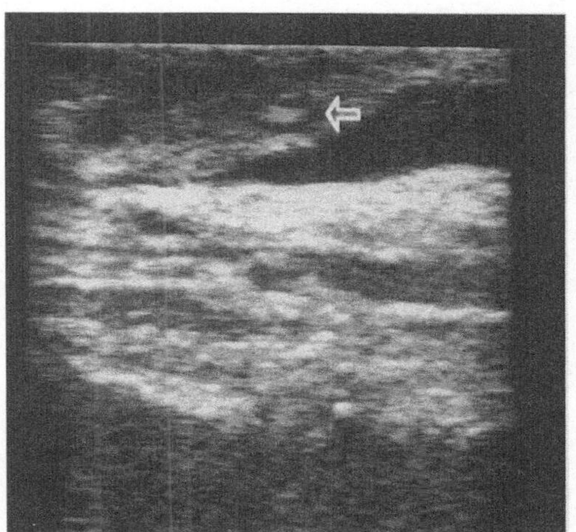 5

Abb. 3. Intraoperative Darstellung der sonographiegeleiteten Pankreasgangpunktion (Videofilm). Der *Pfeil* weist auf die Nadelspitze

Abb. 4. Sonographischer Querschnitt vor Punktion des Pankreas. Der *Pfeil* weist auf den erweiterten Pankreasgang

Abb. 5. Sonographischer Querschitt während der Punktion des Pankreas. Der *Pfeil* weist auf den erweiterten Pankreasgang. Der helle Reflex in seiner Mitte stammt von der Nadelspitze, mit der der Pankreasgang anpunktiert ist

tige Blutungen und eine erhebliche Traumatisierung. Mit dem Einsatz der Sonographie wird zuverlässig bereits im ersten Anlauf der Pankreasgang gefunden und gespalten. Die Traumatisierung ist gering. Nennenswerte Blutungen treten nicht auf. Ausdruck dafür ist sicher, daß sich sämtliche Patienten rasch von der Operation erholten und pathologische Pankreaswerte schnell rückläufig waren.

Zusammenfassend läßt sich sagen, daß der Einsatz der Sonographie zur operativen Pankreasgangspaltung wesentlich die Operationszeit verkürzt, das Trauma minimalisiert und vor unnötigen Blutungen bewahrt.

Intraoperative Sonographie bei Pankreaskarzinomen zur Darstellung der Infiltration retropankreatischer Gefäße

J. STADLER [1], A. H. HÖLSCHER, J. RODER und J. LANGE

Einleitung

Die präoperative Diagnostik von Pankreaskarzinomen gibt relativ genaue Auskunft über die Größe des Prozesses und dessen Ausdehnung im Retroperitoneum. Eine differenzierte Abgrenzung gegenüber normalem oder entzündlich verändertem Gewebe der Bauchspeicheldrüse ist jedoch nur selten möglich. Ebenso ist, abgesehen von einem Gefäßverschluß oder einer deutlichen Stenose, die Beteiligung der retropankreatischen Gefäße schwierig zu beurteilen [2]. Bei einer Rate von bis zu 30% Infiltrationen des portalen Systems oder der zöliakalen Gefäße ist diese Frage jedoch von besonderer Wertigkeit [5]. Da die Gefäßinfiltration zu modifiziertem operativen Vorgehen zwingt [4] bzw. Inoperabilität dokumentiert, ist es wichtig, über Lokalisation und Ausmaß der Infiltration genaue Auskunft zu erhalten. Von der intraoperativen Sonographie ist bei der Verwendung hochauflösender Schallköpfe eine exakte Darstellung solcher Gefäßinfiltrationen zu erwarten (Abb. 1) [3].

Material und Methode

Seit November 1988 werden alle Patienten, die wegen eines Pankreaskopfkarzinoms operiert werden, in einer prospektiven Studie erfaßt. Die präoperative Diagnostik umfaßt eine konventionelle Sonographie, eine Endosonographie, ein Computertomogramm des Abdomens, eine ERCP und eine Zöliakomesenterikographie mit indirekter Splenoportographie. Eine direkte Portographie wird ergänzend ausgeführt, wenn die indirekte Darstellung keine sichere Beurteilung der Gefäßintegrität erlaubt. Die intraoperative Sonographie erfolgt nach Eröffnung der Bursa omentalis. Es wird ein 5- bzw. 7,5-MHz-Schallkopf verwendet und bei Bedarf mit einer Wasservorlaufstrecke gearbeitet. Der Untersuchungsgang entspricht einem standardisierten Vor-

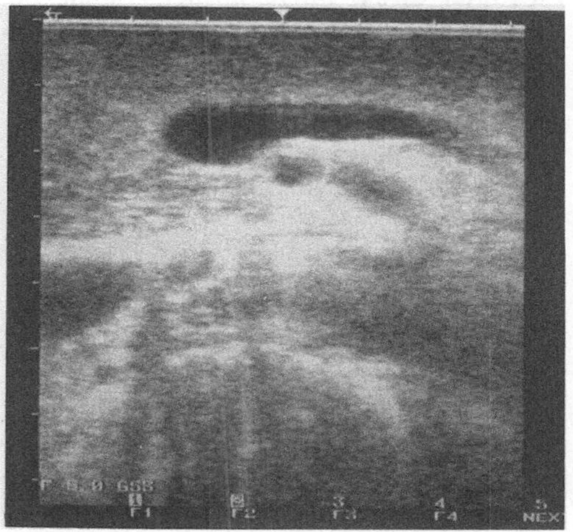

Abb. 1. Intraoperative Sonographie eines normalen Pankreaskopfes im Querschnitt (direkter Aufsatz des Schallkopfes auf das Pankreasparenchym). Der Confluens der V. lienalis und V. mesenterica superior dorsal des Pankreas, die A. mesenterica superior sowie Aorta und V. cava sind gut zu erkennen

[1] Chirurgische Klinik rechts der Isar der Technischen Universität München, Ismaninger Straße 22, W-8000 München 80, Bundesrepublik Deutschland.

gehen und der Operationsbefund sowie der histologische Befund werden standardisiert erfaßt.

Ergebnisse

Von November 1988 bis einschließlich Januar 1989 wurden 5 Patienten erfaßt. 4 dieser Patienten hatten ein Pankreaskopfkarzinom. Bei einem Patienten ergab die histologische Untersuchung des resezierten Pankreaskopfes keinen Anhalt auf Malignität. Eine ausreichende Abgrenzung der Tumormasse war in 2 Fällen möglich, wobei sich der Tumor wesentlich echoärmer darstellte als das umgebende Pankreasgewebe. Im Regelfall ließ sich eine Grenzschicht zwischen den Gefäßen und dem Pankreasgewebe identifizieren. In 2 Fällen war diese Schicht unterbrochen, und dieser Befund wurde als Zeichen einer Gefäßinfiltration gewertet. Der weitere Operationsablauf und die histologische Aufarbeitung bestätigten diesen Verdacht.

Im ersten Fall war der Anfangsteil der Pfortader direkt am Confluens venae betroffen (Abb. 2). Die präoperative Diagnostik hatte keinen Verdacht auf eine Gefäßbeteiligung ergeben. Der infiltrierte Bereich der Pfortader wurde reseziert und durch eine Venenpatchplastik rekonstruiert.

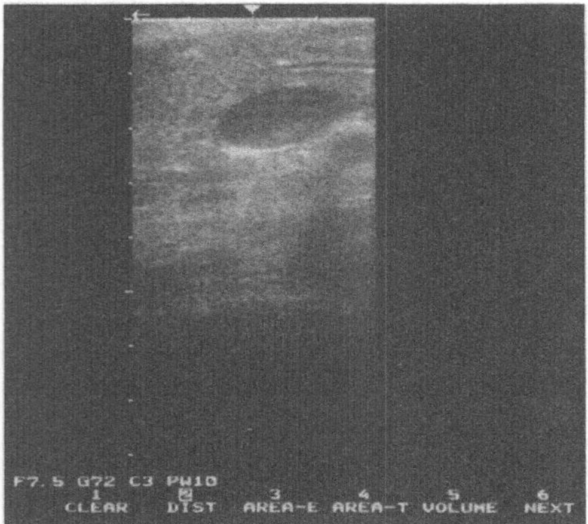

Abb. 2. Infiltration der Pfortader durch ein Pankreaskopfkarzinom, das zu einem Abbruch des Ductus Wirsungianus geführt hat (Längsschnitt)

Bei dem zweiten Patienten war die Endstrecke der Vena mesenterica superior bis in den Confluens venae hinein befallen. In der präoperativen Diagnostik war lediglich bei der Endosonographie der Verdacht auf eine Gefäßinfiltration, allerdings im Bereich der Vena lienalis, ausgesprochen worden. Der operative Eingriff umfaßte schließlich eine totale Duodenopankreatektomie mit Gefäßresektion und eine Rekonstruktion des portalen Einstroms durch eine Gore-Tex-Prothese.

Schlußfolgerungen

Unsere vorläufigen Ergebnisse bestätigen die Erfahrung anderer Untersucher in zwei wichtigen Punkten:

1. Eine Abgrenzung von Tumorgewebe gegenüber dem restlichen Pankreasgewebe ist mit der intraoperativen Sonographie nicht ausreichend zuverlässig möglich.
2. Eine Infiltration retropankreatischer Gefäße läßt sich dagegen ausgezeichnet darstellen.

Die Echogenität von Karzinomen des exokrinen Pankreas ist unspezifisch und hängt von histologischen Faktoren wie szirrhöser Wachstumsform, Tumornekrosen, entzündlich verändertem Restgewebe u. ä. ab [1]. Es gibt jedoch indirekte Ultraschallbefunde, die einen Tumor sehr wahrscheinlich machen, wie Gangabbruch mit distaler Dilatation, Dilatation des Ductus choledochus ohne Steinnachweis oder Infiltration der retropankreatischen Gefäße [6].

Gerade das zuletzt genannte indirekte Tumorzeichen ist für die intraoperative Ultraschalluntersuchung besonders wichtig, da die Gefäßinfiltration präoperativ zum Teil schwierig zu verifizieren ist, andererseits jedoch den Operationsablauf entscheidend beeinflußt [4]. Mit einem hochauflösenden Schallkopf ist der Befall eines Gefäßes als Unregelmäßigkeit in der Gefäßwand mit Durchbrechen der Grenzlinien zwischen den Gewebsschichten oder gar als in das Lumen ragender Tumorzapfen relativ leicht darzustellen.

Literatur

1. Deixonne B et al. (1988) Ultrasonography of the pancreas. In: Deixonne B (ed) Operative ultrasonography. Springer, Berlin Heidelberg New York London Paris Tokyo, pp 124
2. Freeny PC et al. (1982) Impact of high-resolution computed tomography of the pancreas on utilization of endoscopic retrograde cholangiopankreatography and angiography. Radiology 142:35
3. Itoh T (1987) Pancreatic cancer. In: Makuuchi M (ed) Abdominal intraoperative ultrasonography. Igaku-Shoin, Tokyo, pp 168
4. Manabe T et al. (1985) Evaluation of en-bloc radical pancreatectomy for carcinoma of the head of the pancreas involving the adjacent vessels. Dig Surg 2:27
5. Monge JJ et al. (1964) Radical pancreatoduodenectomy: a 22 year experience with the complications, mortality rate and survival rate. Ann Surg 160:711
6. Sigel B et al. (1982) Detection of pancreatic tumors by ultrasound during surgery. Arch Surg 117:1058

Intraoperative Duplexsonographie in der rekonstruktiven Gefäßchirurgie und Shuntchirurgie zur Hämodialyse

J.H. Simanowski [1], V. Mendel, M. Hahn, Ch. Trebels und H. Heymann

Untere Extremitäten

Im Jahre 1906 gelang José Gayanes erstmals mit einem Vena-iliaca-Interponat eine Überbrückung zwischen der Arteria iliaca und der Arteria femoralis. Die weitere Entwicklung der rekonstruktiven Gefäßchirurgie war von vielen Höhen und Tiefen geprägt. Entscheidende Weiterentwicklungen und Steigerungen der Offenheitsrate nach Gefäßrekonstruktionen erfolgten während der beiden Weltkriege und durch den Einsatz des Heparins.

Heute werden zur Verbesserung der arteriellen Durchblutung großlumige Gefäße durch Kunststoffrohrprothesen und kleinlumige Gefäße durch autologe Venentransplantate ersetzt. Damit können häufig Amputationen verhindert bzw. hinausgeschoben werden, und die Lebensqualität der Patienten wird erhöht. Andererseits ist die Durchführung eines gefäßchirurgischen Eingriffs als neues Stadium eines progredienten Leidens zu werten. Hochwertige chirurgische Techniken sind Standard, jedoch werden die Ergebnisse durch für den Operateur intraoperativ nicht zu erkennende Probleme getrübt, die zum Teil auch präoperativ nicht ausreichend abgeklärt werden können. So verhindert zum Beispiel eine proximal höhergradige Stenose präoperativ das Erkennen bzw. die ausreichende Einordnung der hämodynamischen Wertigkeit einer distaler gelegenen Stenose. Intraoperativ kann sie dann klinisch nicht hinreichend erkannt werden. Das zu späte postoperative Erkennen bedeutet für den Patienten eine Einschränkung der Lebensqualität und eine frühzeitige Reoperation.

Zur intraoperativen Qualitätskontrolle gefäßchirurgischer Eingriffe sind viele unterschiedliche Untersuchungsmethoden vorgestellt worden [8, 17, 21].

Die direkte morphologische Darstellung ermöglichen:

- B-Bild-Sonographie,
- Angiographie,
- Gefäßendoskopie.

Die Darstellung der hämodynamischen Auswirkungen ermöglichen:

- Doppler-Ultraschalldruckmessung,
- intravasale Druckmessung,
- perkutane Sauerstoffmessung,
- kontinuierliche Hauttemperaturmessung,
- elektromagnetische Durchflußmessung.

Die Angiographie, die Gefäßendoskopie und die elektromagnetische Durchflußmessung sind sehr aufwendige Methoden. Zusätzlich ist die Angiographie mit dem Risiko der Kontrastmittelallergie und der Strahlenbelastung für Patient und Operateur behaftet. Die Doppler-Ultraschalldruckmessung, die intravasale Druckmessung, die perkutane Sauerstoffmessung und die kontinuierliche Hauttemperaturmessung haben sich intraoperativ aus verschiedenen Gründen, auf die hier nicht näher eingegangen werden soll, bisher nicht

[1] Medizinische Hochschule Hannover, Klinik und Poliklinik für Allgemeinchirurgie im Krankenhaus Oststadt, Podbielskistraße 380, W-3000 Hannover 51, Bundesrepublik Deutschland.

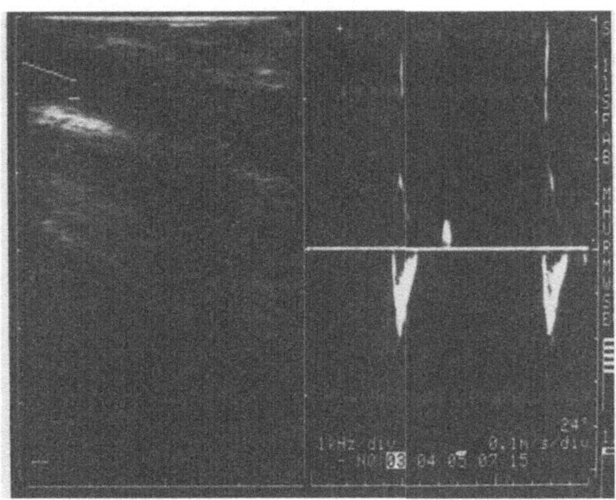

Abb. 1. Intraoperative Hämodynamik in der A. femoralis superficialis nach Revision bei intraoperativ entstandenem frischem Verschluß der A. poplitea. Der steile systolische Anstieg und sofortige Abfall der Dopplerkurve demonstriert ausschließlich die Pulsintensitätsfortleitung, ohne daß ein Fluß stattfindet. Unwesentlicher diastolischer Rückfluß

durchsetzen können. Allen ist jedoch gemeinsam, daß sie entweder nur eine morphologische oder nur eine hämodynamische Beurteilung ermöglichen. In der Praxis haben sich aus den verschiedensten Gründen bisher nur die konventionelle Angiographie und die Fingerpalpation durch den Operateur als Kontrollmethoden durchgesetzt.

Die Fingerpalpation ist eine subjektive Methode. Tritt intraoperativ unvorhersehbar ein distaler Gefäßverschluß auf, so kann die vor ihm stehende, noch nicht thrombosierte Blutsäule durch die Fortleitung des Pulses ein durchflossenes Gefäß vortäuschen (Abb. 1).

In vielen Kliniken wird daher die konventionelle Angiographie als einzige objektive intraoperative Erfolgskontrolle des gefäßchirurgischen Eingriffes genutzt. Wie die B-Bild-Sonographie kann sie das Operationsergebnis nur morphologisch dokumentieren. Für eine verbesserte intraoperative Erfolgskontrolle ist aber die Kombination der morphologischen Darstellung der Gefäße und der Anastomosen mit der quantitativen und qualitativen Darstellung der hämodynamischen Auswirkungen in *einer* Gerätetechnik zu fordern.

Methode

Im Jahre 1843 machte Doppler die Beobachtung einer Frequenzverschiebung, die eintritt, wenn sich Beobachter und Strahlenquelle entlang einer Verbindungslinie zwischen beiden bewegen [4]. Kato legte 1962 dar, daß die Dopplerabweichung in Gefäßen durch Reflexion an im Blut bewegten Teilchen entsteht [13]. Erfahrungen mit der kombinierten Anwendung von gepulster Ultraschalldopplertechnik und B-Bild-Sonographie („Duplex"-Sonographie) beschrieben erstmals Barber, Baker und Strandness 1974 [1]. Aus der Addition beider Techniken resultiert ein nichtinvasives Verfahren, das die morphologische sowie die quantative und qualitative hämodynamische Darstellung in einem Arbeitsablauf ermöglicht. So erfüllt die Kombination der B-Bild-Sonographie mit der Dopplerultraschalltechnik erstmals die obengenannte Forderung nach dieser Kombination in einem Gerät.

Als eine solche technische Einheit benutzen wir das B-Bild-Sonographie-Gerät SL 2 der Firma Siemens mit integriertem, gepulstem FFT-Doppler (FFT: *F*ast-*F*ourier-*T*ransformation). Wir verwenden einen 7,5-MHz-Linearschallkopf und einen zwischen 5 und 7,5 MHz umschaltbaren Sektorschallkopf. Diese Schallköpfe lassen sich jedoch nicht sterilisieren, so daß wir sie in einen sterilen Cellophanschlauch stecken und die Schallkopfsende- und -empfangsfläche mit einer sterilen Operationsfolie zur besseren Ankoppelung überkleben. Das bisher bekannte Einbringen einer schalleitenden, luftfreien Flüssigkeit zwischen Schallkopf und Folie mit den Nachteilen der umständlicheren Handhabung entfällt. Gelegentlich füllen wir mit entgaster, physiologischer Kochsalzlösung das Operationsgebiet auf [23]. Somit sind alle technischen Voraussetzungen geschaffen, um die zeitliche Diagnostiklücke zwischen der Beendigung des direkten Gefäßeingriffes vor Verschluß des Operationsfeldes und der postoperativen Phase zu schließen. Es wird die sofortige morphologische Kontrolle der Anastomose und ihrer hämodynamischen Auswirkungen nach Freigabe des Blutflusses angestrebt [22].

Ergebnisse

Seit Dezember 1987 dokumentieren wir intraoperativ die morphologische Qualität des Gefäßeingriffes in den Beinarterien (Abb. 2), die Zunahme der Flußgeschwindigkeit in cm/s und des Flusses in ml/min in Bild (Abb. 3) und Video. Für den intraoperativen Einsatz haben wir an einem Kollektiv von 45 gefäßgesunden Menschen Vergleichswerte erhoben, die mit der Literatur übereinstimmen [5, 14, 15] (Tabellen 1–3). Als Mittelwerte fanden wir für die A. fem. com. 465 ml/min, A. fem. sup. 209 ml/min, A. prof. fem. 142 ml/min, A. popl. 97 ml/min, A. tib. post. und A. dors. pedis je 12 ml/min.

Für die folgenden Arterien fanden wir keine Literaturvergleichswerte: A. profunda femoris: 140 ± 56 ml/min, A. femoralis superficialis: 209 ± 68 ml/min, A. dorsalis pedis: 12 ± 7 ml/min.

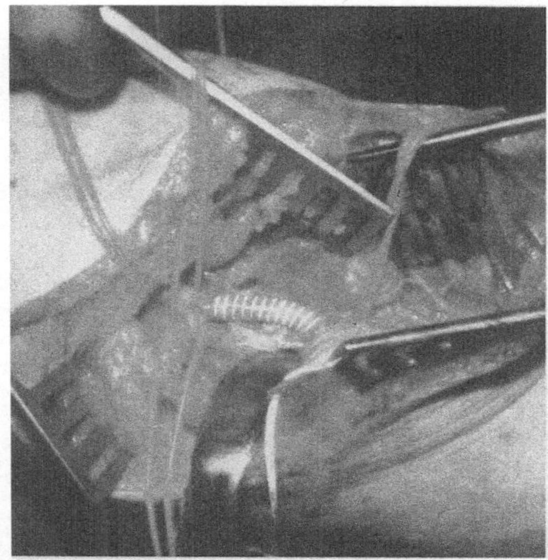
a

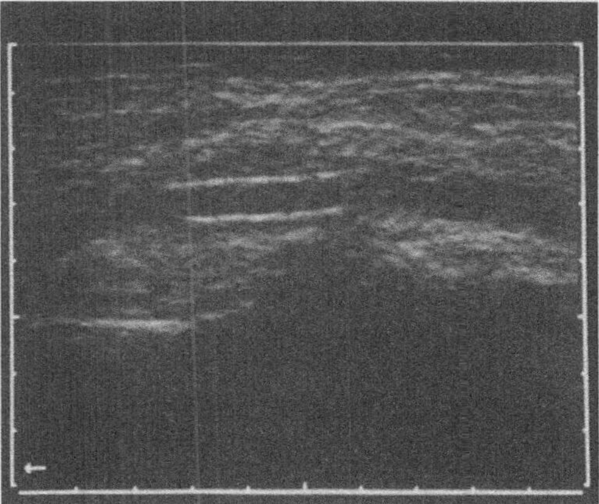
b

Abb. 2a, b. Regelrechter Kunststoffersatz der A. poplitea nach thrombosierendem Poplitealaneurysma. **a** In-situ-Aufnahme, **b** Sonogramm

Tabelle 1. Flußvolumina in der A. femoralis communis

Autoren	Patienten/ Beine	x ± s [ml/min]	Min.–max. [ml/min]
Lewis et al. (1985) [14]	51/79	350 ± 141	127–819
Marquis et al. (1983) [15]	20/39	234 ± 91	121–614
Fitzgerald u. O'Shaughnessy (1984) [5]	15/15	226 ± 29	
Eigene Untersuchungen	45/90	465 ± 173	197 ± 914

Tabelle 2. Flußvolumina in der A. poplitea

Autoren	Patienten/ Beine	x ± s [ml/min]	Min.–max. [ml/min]
Marquis et al. (1983) [15]	20/38	96 ± 30	39–207
Eigene Untersuchungen	45/90	97 ± 60	43–210

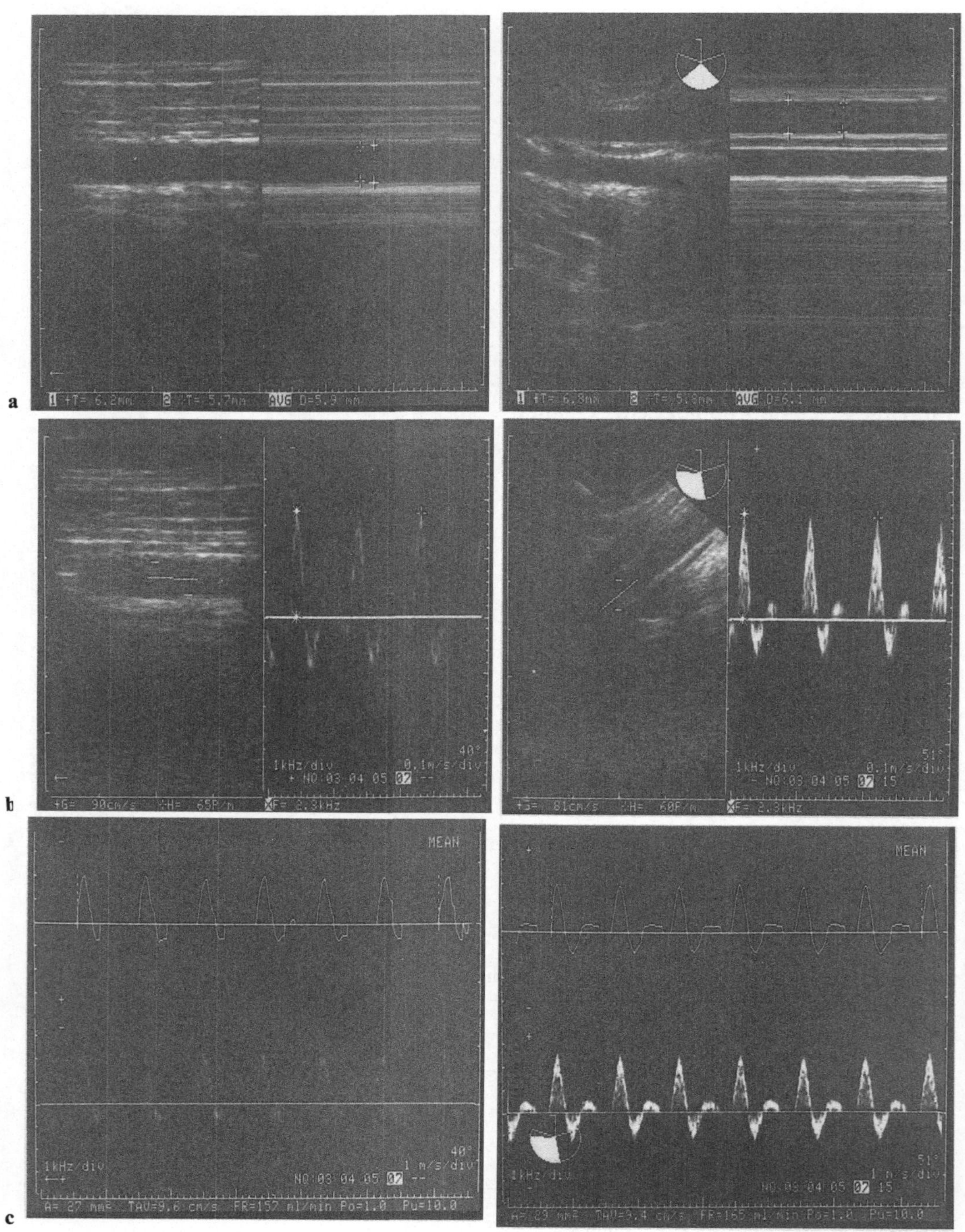

Abb. 3a–c. Prinzip der Duplexuntersuchung mit Linear- und Sektorschallkopf anhand einer A. femoralis superficialis. **a** Schnittbild und M-Mode, **b** qualitative Hämodynamik (cm/s), **c** quantitative Hämodynamik (ml/min)

Tabelle 3. Flußvolumina in der A. tibialis posterior

Autoren	Patienten/ Beine	$x \pm s$ [ml/min]	Min.–max. [ml/min]
Fitzgerald u. O'Shaughnessy (1984) [5]	15/15	20	
Eigene Untersuchungen	45/89	12±6	4–34

Der Hersteller unseres Gerätes hat anhand von Phantommessungen die Meßdaten der maximalen Flußgeschwindigkeit validisiert. Als Körperäquivalent diente Rizinusöl (Schallgeschwindigkeit ca. 1500 m/s, Dichte 0,98 g/cm^3, Schallabsorption 1,5 dB pro MHz und cm), als Gefäß wurde ein waagerecht durch das Körperäquivalent geführter PVC-Schlauch mit einer lichten Weite von 2 mm verwandt und als Flußmedium Wasser mit im Durchmesser einigen µm großen Echosphären (Kunststoffkügelchen). Mit einer regelbaren Pumpe wurde eine laminare Strömung erzeugt. Die ermittelten Werte der einzelnen Arterienabschnitte zueinander sind im Verhältnis vergleichbar. Den „Verlust" an Fluß zwischen der proximalen A. femoralis superficialis und der A. poplitea im 2. Segment erklären wir uns einerseits durch den Abgang der A. genu superior medialis und einiger Aa. surales und andererseits durch eine Abnahme der Flußgeschwindigkeit auf einem solch langen Arterienabschnitt. Der Fluß ist der Quotient aus dem ⅓ systolisch plus ⅔ diastolisch gemittelten Gefäßdurchmesser und der mittleren Flußgeschwindigkeit. Bei der Bestimmung des Flusses muß vorerst von rechnerischen Näherungswerten ausgegangen werden, solange zur Eichung keine ausreichend verläßlichen Phantome zur Verfügung stehen. Jedoch ist der intraindividuelle Vergleich von Meßwerten – prä-, intra- und postoperativ bei derselben Person – erlaubt.

Die Profundaerweiterungsplastik ist technisch am weitesten ausgereift, so daß wir hier zuerst unsere Erfahrungen mit duplexsonographischen Messungen im Detail ausgewertet haben. 22 Patienten (19 Männer und 3 Frauen) in einem Alter von 46 bis 79 Jahren (im Mittel 62±10 Jahre) wurden prä-, intra- und 4–10 Tage postoperativ untersucht.

Tabelle 4. Präoperative Meßergebnisse in der A. profunda femoris ($n=10$)

	Durchmesser [mm]	Max. Geschwindigkeit [cm/s]	Fluß [ml/min]
x+s	4,4±1,5	65± 46	55± 26
min–max	2,2–6,2	20–144	29–105

Tabelle 5. A. profunda femoris bei gefäßgesunden Menschen ($n=77$)

	Durchmesser [mm]	Max. Geschwindigkeit [cm/s]	Fluß [ml/min]
x±s	5,5±1,1	67± 19	140± 56
min–max	3,7–8,3	35–117	55–270

Aufgrund von schweren Gefäßveränderungen war in der A. profunda femoris in 9 von 22 Fällen präoperativ kein Fluß nachweisbar. In 3 weiteren Fällen war das Gefäß überhaupt nicht darstellbar. Bei einer gefäßgesunden Kontrollgruppe ließ sich das Gefäß in 91% darstellen.

Ein Vergleich mit der Kontrollgruppe ergibt:

- Der Fluß der zu operierenden Patienten liegt um den Faktor 2,6 unter dem von Gefäßgesunden.
- Aufgrund von Stenosen kann die maximale Geschwindigkeit (v-max) bei den präoperativen Befunden stark erhöht sein (Tabellen 4 u. 5).

Bei unseren Operationen im Bereich der A. profunda femoris waren intra- und post-

Tabelle 6. Meßergebnisse in der A. profunda femoris nach Rekonstruktion bei offener A. femoralis superficialis (Gruppe 1)

	Intraoperativ	Postoperativ
Max. Geschwindigkeit		
x ± s	83 ± 26	83 ± 31
min – max	38 ± 128	57 – 143
Fluß		
x ± s	168 ± 44	144 ± 30
min – max	109 – 241	104 – 186
		(– 14%)

Tabelle 7. Meßergebnisse in der A. profunda femoris nach Rekonstruktion bei verschlossener A. femoralis superficialis (Gruppe 2)

	Intraoperativ		Postoperativ
	6-mm-Bypass	8-mm-Bypass	
Max. Geschwindigkeit	172; 85	48; 86; 119	
x̄ ± s			65 ± 17
min – max			44 – 86
Fluß	491; 424	228; 257; 296; 309	
x ± s			241 ± 37
min – max			188 – 297
			(–10%)

operativ die Arterie und die Bypasses in allen Fällen darstellbar. Die Meßergebnisse wurden in 2 Gruppen unterteilt. Unterscheidungskriterium war, ob die A. femoralis superficialis durch den Eingriff offen oder verschlossen war. Die Gruppe 1 bildeten 13 Profundaerweiterungsplastiken, bei denen die A. femoralis superficialis offen war, eine A. profunda femoris, die an ein Interponat der A. femoralis communis anastomosiert wurde, und ein aortofemoraler Bypass, an den die A. femoralis superficialis anastomosiert wurde. In der zweiten Gruppe wurden alle die Operationen zusammengefaßt, bei denen die A. femoralis superficialis verschlossen war. Hierzu zählten 1 aortoprofundaler Bypass, 2 iliakoprofundale Bypasses, 2 femeroprofundale Bypasses und 2 Profundaerweiterungsplastiken. Postoperativ mußte eine weitere Patientin aus der Gruppe 1 in die Gruppe 2 genommen werden, da sich die A. femoralis superficialis postoperativ verschlossen hatte.

In der Gruppe 1 ließ sich in der A. profunda femoris intraoperativ ein Fluß von 168 ± 44 ml/min nachweisen, der postoperativ auf 144 ± 30 ml/min abfiel. Dieser postoperative Abfall um 14% ließ sich in etwa bei allen Wertepaaren nachweisen (Tabelle 6).

In der Gruppe 2 ergab sich bei den Bypasses mit einem Durchmesser von 8 mm und den Profundaerweiterungsplastiken ein intraoperativer Fluß von 272 ± 45 ml/min. Heraus fielen die Bypasses mit einem Durchmesser von 6 mm, bei denen mit 491 und 424 ml/min deutlich höhere Werte gemessen wurden. Postoperativ ließ sich bei den 8-mm-Bypasses und den Profundaerweiterungsplastiken ein Abfall von ca. 10%, bei den 6-mm-Bypasses von ca. 40% feststellen, so daß sich alle Patienten auf einem Niveau von etwa 241 ± 37 ml/min einpendelten (Tabelle 7).

Bei uns führte der intraoperative Einsatz der Duplexsonographie mittel- oder unmittelbar bei 8 von 50 Patienten und 114 Duplexmessungen im gesamten Bereich der unteren Extremitäten nach Beendigung des eigentlichen Gefäßeingriffes aufgrund morphologischer Veränderungen bzw. pathologischer Hämodynamik zu einer Erweiterung des Gefäßeingriffes. Diese 8 Erweiterungen unterteilen sich in

- 3 Thrombektomien und Ballondilatationen der A. femoralis superficialis mit Fogarty-Kathetern (Abb. 4),
- 1 Anlage eines femoropoplitealen Bypass,
- 3 Profundaplastiken,
- 1 Beiseitigung einer flottierenden Intima (Abb. 5).

Nach Beendigung der jeweiligen Revisionen konnten wir in den distaler gelegenen Arterienabschnitten Meßwerte im Normbereich ermitteln.

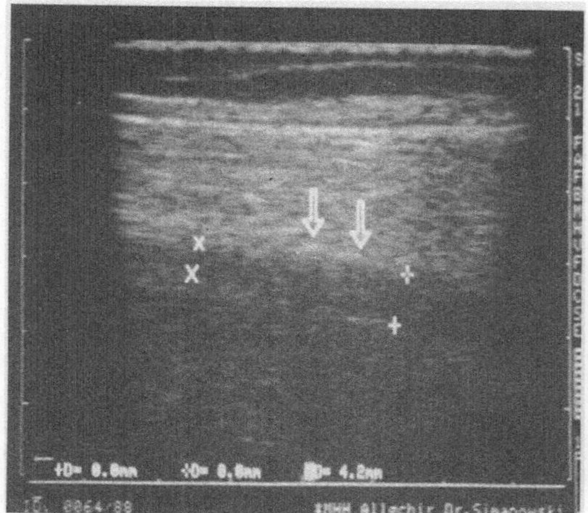
4a

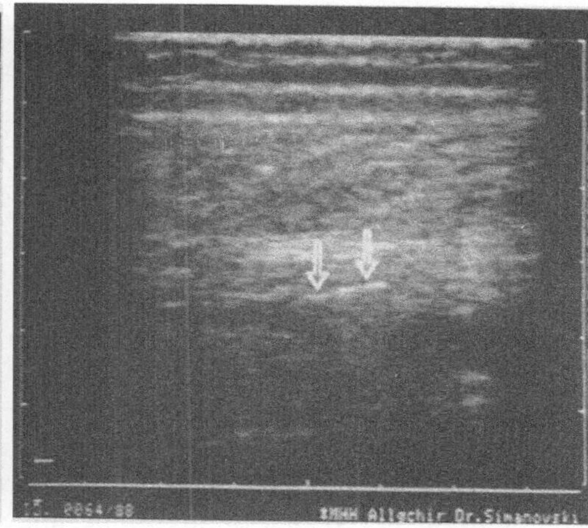
4b

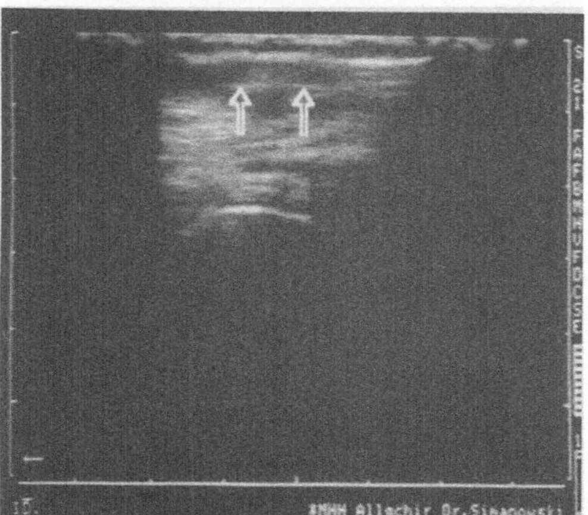
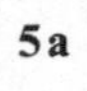
5a

Abb. 4a, b. Thrombektomie und Ballondilatation mit einem Fogarty-Katheter unter Ultraschallsicht. Der Erfolg ist an dem weiteren Lumen hinter dem dilatierenden Katheter zu sehen (**a**). Die *Pfeile* sind auf den Katheterballon gerichtet. Die Schrägstellung des Ballonreflexes (**b**) zeigt, daß der Katheter an einer atherosklerotischen Plaque angelangt ist

Abb. 5a–c. Eine flottierende Intima verlegt ventilartig das Gefäßlumen. **a** Sonogramm, **b** In-situ-Aufnahme, **c** Exzidat

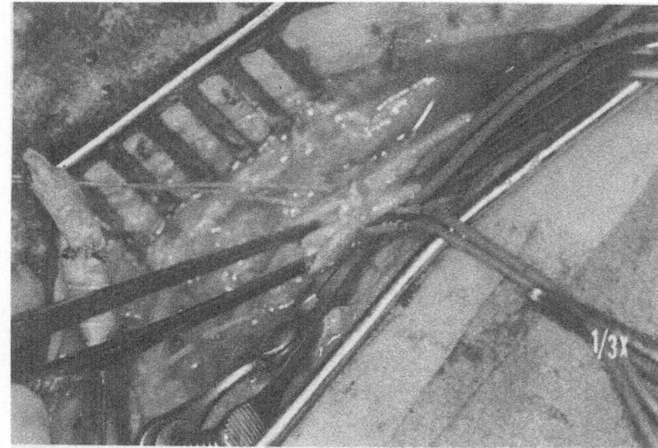

5b

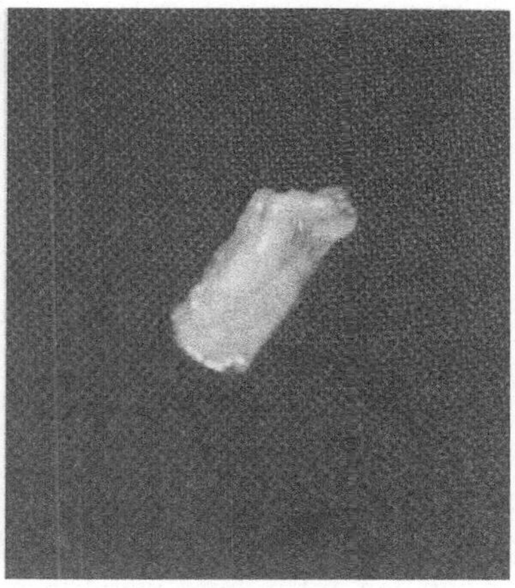
5c

Diskussion

Standard in der intraoperativen Gefäßdiagnostik ist heute die konventionelle Angiographie. Viele weitere Methoden zur intraoperativen Diagnostik und Qualitätssicherung wurden vorgestellt – auch die B-Bild-Sonographie [21]. Wie die Angiographie können sie jedoch entweder nur morphologische oder qualitativ- oder quantitativ-hämodynamische Aussagen treffen. Der Aufwand ist zum Teil erheblich. Diese Methoden haben sich daher alle, bis auf die Angiographie, nicht durchsetzen können [10]. Die Kombination der B-Bild-Sonographie mit der Ultraschalldopplertechnik zur Duplexsonographie eröffnet neue Dimensionen der intraoperativen Diagnostik. Morphologische und hämodynamische Parameter können zur Erfolgsbeurteilung herangezogen werden.

Die Auswertung der bei 50 Patienten intraoperativ mit der Duplexsonographie gewonnenen Erfahrungen bewies, daß der Einsatz dieser Technik insbesondere während desselben operativen Eingriffes folgendes ermöglicht:

1. Die sofortige Korrektur von Anastomosennahtunregelmäßigkeiten und die Behebung weiterer hämodynamisch wirksamer Stenosen distal des Operationsgebietes, die einer präoperativen Diagnostik wegen der höhergradigen proximalen Stenose in ihrem Ausmaß entgangen sind.
2. Die Erfolgsbeobachtung einer Stenosendilatation mit einem Ballonkatheter und die gezielte Revision mit einem Fogarty-Katheter bei thromboembolischen Verschlüssen.

Interessant scheint uns in diesem Zusammenhang der direkte Vergleich zwischen dem intraoperativen Einsatz der konventionellen Angiographie und der Duplexsonographie zu sein. Wie die Gegenüberstellung in Tabelle 8 zeigt, führt die Duplexsonographie zu einer wesentlichen Erweiterung des diagnostischen Spektrums und dürfte die röntgenbedingenden Verfahren mittelfristig verdrängen, zumal kein Kontrastmittelrisiko und keine Strahlenbelastung bestehen.

Tabelle 8. Intraoperative Duplexsonographie vs. Angiographie

	Duplexsonographie	Angiographie
Aussagen zur		
– Morphologie	Ja	Ja
– Darstellungsebene	Beliebig	2
– Kontrastmittelüberlagerung	Nein	Ja
– qualit. Hämodynamik	Ja	Nein
– quant. Hämodynamik	Ja	Nein
Aufwand	Gering	Hoch
Strahlenbelastung	Nein	Ja
Kontrastmittelrisiko	Nein	Ja
Invasivität	Nein	Ja
Erfahrung des Anwenders	Ja	Nein

Diese ermutigenden Ergebnisse können jedoch nur erreicht werden, wenn einige methodische Besonderheiten beim Einsatz der Duplexsonographie beachtet werden. So sind Flußmessungen, sollen sie reproduzierbar sein, in Gefäßabschnitten vorzunehmen, die frei von Turbulenzen sind, d. h., es verbieten sich Flußmessungen direkt hinter Stenosen und im Bereich von Gefäßaufzweigungen oder Gefäßkrümmungen [9]. Sind diese Voraussetzungen nicht einlösbar, muß weiter distal in einem Abstand gemessen werden, der dem 5–6fachen Gefäßdurchmesser entspricht [8].

So ist z. B. die A. profunda femoris aufgrund ihrer Anatomie nur begrenzt langstreckig darstellbar. Flußmessungen in dieser Arterie bedingen unter Umständen einen Kompromiß zwischen der Darstellbarkeit des Gefäßes und den Anforderungen, die an die Ermittlung hämodynamischer Parameter gestellt werden müssen. Die Flußwerte müssen anhand der maximalen Geschwindigkeit darauf überprüft werden, ob sie nicht im Bereich von Stenosen ermittelt wurden.

Setzt man die präoperativ gemessenen Flüsse zur maximalen Geschwindigkeit in Beziehung, so läßt sich vermuten, daß die hier gemessenen Flußwerte wegen der deutlich höheren maximalen Geschwindigkeit zum Teil zu hoch bestimmt wurden. Die deutlich höheren Flußwerte der 6-mm-Bypasses können hierdurch allerdings nicht erklärt werden. Die maximale Geschwindigkeit lag in einem Fall mit 172 cm/s deutlich höher, im zweiten Fall mit 85 cm/s war sie denen der 8-mm-Bypasses vergleichbar.

Gegen intraoperative Flußmessungen wird zum Teil eingewendet, daß hier andere Meßvoraussetzungen vorlägen, die Meßergebnisse daher nicht prä- und postoperativen Werten vergleichbar seien:

- Narkosemittel und Medikamente können die Kreislaufsituation verändern.
- Volumenzufuhr erhöht die Ruhedurchblutung [3].
- Die Blutversorgung im operierten Gefäßgebiet war für längere Zeit unterbrochen.

Obwohl diese Bedingungen nicht zu standardisieren sind, hat sich mit Ausnahme der 6-mm-Bypasses gezeigt, daß der Unterschied zwischen intra- und postoperativen Flußmessungen zwischen 10 und 14% liegt.

Digital arbeitende Duplexsysteme errechnen Flußvolumina, indem Frequenzspektren in Form mathematischer Algorithmen formuliert werden. Dabei ergibt sich die Schwierigkeit, alle Dopplerabweichungen entsprechend ihrer Amplitude zu berücksichtigen. Derzeit verfügbare Geräte arbeiten mit Fehlerquoten, die je nach Autorengruppe zwischen 6 und 20% angegeben werden [20, 24]. Dies stellt im Vergleich zu früher angewandten Verfahren wie die elektromagnetische Flußmessung einen bedeutenden Fortschritt dar. Von Duplexsystemen errechnete Flüsse stellen aber unter Umständen eine für das Gerät spezifische Größe dar, so daß gleich hohe Flüsse bei verschiedenen Gerätetypen gegebenenfalls zu unterschiedlichen Angaben führen.

Es erscheint daher sinnvoll, die jeweils angegebenen Werte mittels eines Phantoms unter standardisierbaren und reproduzierbaren Bedingungen zu überprüfen [16]. Folgende Anforderungen sind an ein solches Phantom zu stellen:

- Pulsatile Strömungsprofile, wie sie in Arterien vorherrschen, müssen erzeugt werden.
- Die Eigenschaften synthetisch hergestellter Gefäßwände müssen denen der Arterien in vivo entsprechen.
- Erforderlich ist ein gewebsäquivalentes Durchstrahlungsmedium, um die Effekte bei unterschiedlicher Distanz zwischen Gefäß und Transducer zu untersuchen.
- Das das Gefäßäquivalent durchströmende Medium muß dem menschlichen Blut vergleichbare echogene Eigenschaften haben. Schon heparinisiertes Ochsenblut unterscheidet sich in seiner Echogenität deutlich vom menschlichen Blut.

Da ein solches Phantom, das den oben beschriebenen Anforderungen genügt, derzeit nicht verfügbar ist, wurde in der vorliegenden Studie durch die Untersuchung gefäßgesunder Probanden ein für unser Duplexgerät gültiger Referenzbereich für die Arterien an den unteren Extremitäten erstellt. Mittels dieses Referenzbereiches war es möglich, die prä-, intra- und postoperativ gemessenen Flüsse zu bewerten und die intraindividuell verbesserte Durchblutungssituation zu dokumentieren.

Es bleibt zu hoffen, daß es bei weiterer Entwicklung der Gerätetechnik in Zukunft möglich sein wird, auch die gemessenen Flußwerte von Gerätetypen unterschiedlicher Hersteller miteinander zu vergleichen.

Zusammenfassung

Innere Anastomosenunregelmäßigkeiten und Stenosen distal des Operationsgebietes, die sich erst durch das operativ erhöhte

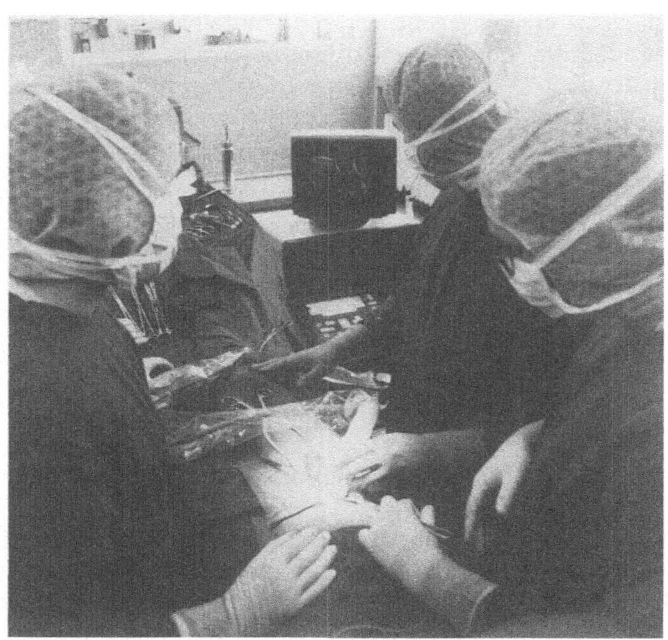

Abb. 6. Intraoperativer Einsatz der Duplexsonographie im Bereich der rechten Leiste. In-situ-Aufnahme

Flußvolumen im vollen Umfang ihrer hämodynamischen Wirksamkeit zu erkennen geben, sind Ursache ungünstiger Operationsergebnisse. Das Erkennen dieser Probleme ist intraoperativ bisher nicht hinreichend möglich. Der intraoperative Einsatz der Duplexsonographie (Abb. 6) führt ggf. bereits in derselben Operation zu weiteren chirurgischen Maßnahmen, erspart dem Patienten kurzfristige Reoperationen und erhält ihm durch höhere Operationsqualität länger seine Extremität.

Abdomen – erste Erfahrungen

Nach einem infrarenalen Aortenersatz erhebt sich die Frage nach der Notwendigkeit der Reinsertion einer noch vor dem Eingriff offenen A. mesenterica inferior. Bisher gilt die Regel, daß ein schwacher Rückstrom die Reinsertion erfordert, um einer Kolonischämie vorzubeugen [18]. Nach den positiven Erfahrungen im Bereich der unteren Extremitätenarterien prüften wir nun, ob uns die Duplexsonographie prinzipiell bei der Entscheidung der eben gestellten Frage behilflich sein kann. Wir gehen folgendermaßen vor, wobei jeweils die Morphologie und die Hämodynamik des Gefäßes dokumentiert werden:

1. Die A. mesenterica superior wird vor, während und nach dem Abklemmen der Aorta gemessen (Abb. 7).
2. Die A. mesenterica inferior wird vor dem Abklemmen der Aorta gemessen (Abb. 8).
3. Der Blutdruck wird möglichst konstant gehalten.

Zusammenfassung

Unsere nach 2 Patienten vorbehaltlichen Schlußfolgerungen sind:

1. Die morphologische und hämodynamische Gefäßdarstellung ist problemlos möglich.
2. Bei funktionsfähigem Umgehungskreislauf und nicht reinserierter, präoperativ offener A. mesenterica inferior wird ein

7a
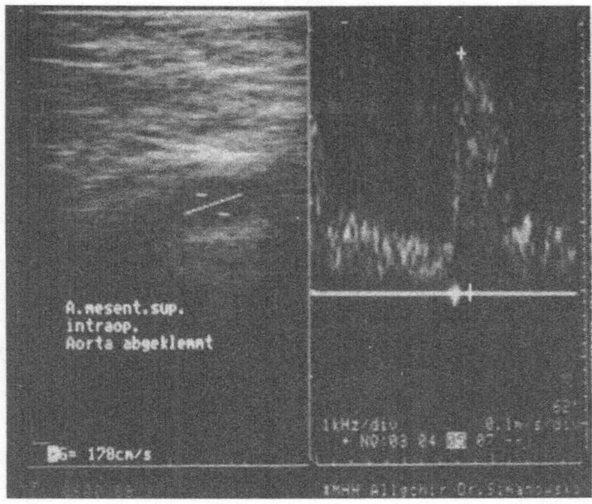

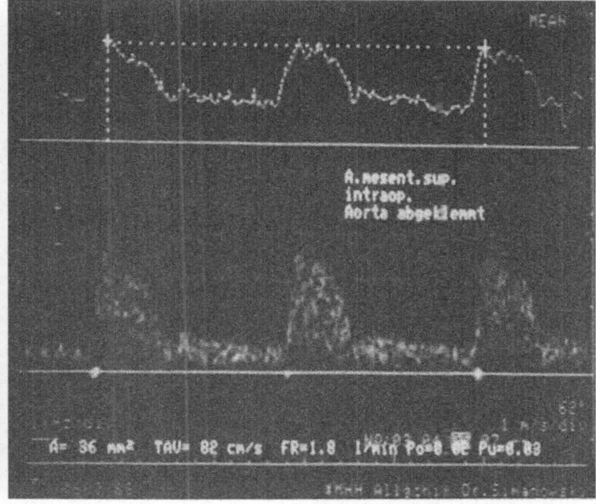

7b

8a

8b

Abb. 7a, b. Wesentlich erhöhte Hämodynamikwerte der A. mesenterica superior intraoperativ während des Abklemmens der Aorta bei gleichbleibendem systemischem Blutdruck. **a** Morphologie (*rechts*), qualitative Hämodynamik (*links*); **b** quantitative Hämodynamik (nachträgliche Vermessung über Video)

Abb. 8a, b. Hämodynamik der A. mesenterica inferior intraoperativ vor dem Abklemmen bei nichtthrombosiertem Aortenaneurysma. **a** Morphologie (*rechts*), qualitative Hämodynamik (*links*); **b** quantitative Hämodynamik (nachträgliche Vermessung über Video)

erhöhter Fluß in der A. mesenterica superior gemessen.

3. Die Entscheidung bezüglich einer Reinsertion der A. mesenterica inferior wird erleichtert.

Obere Extremität – Hämodialyseshunts

Mit der Entwicklung der künstlichen Niere erfolgte auch die Erarbeitung geeigneter Gefäßanschlüsse zur Durchführung der Hämodialyse. Die am distalen Unterarm angelegte Brescia-Cimino-Fistel wird heute als der beste primärchirurgische Eingriff zur Durchführung von Langzeitdialysen angesehen [12]. Ist die Anlage dieser Fistel nicht möglich, kann oft noch eine hohe arteriovenöse Fistel in der Ellenbeuge geschaffen werden.

In 3–4% der Fälle sinkt jedoch nach Anlage der hohen AV-Fistel der Perfusionsdruck im arteriellen Stromgebiet distal der

Anastomose so weit ab, daß die Ruhedurchblutung nicht mehr ausreicht und Schmerzen oder auch trophische Störungen auftreten [12]. – Als Folge eines zu hohen Flusses kommt es

- zum Stealphänomen
- zu kardialer Belastung
- zu punktionsbedingten Komplikationen durch Aneurysmenbildung, massives Hämatom, Kompressionsverbände [19].

Damit kommt der Vermeidung eines zu großen Flusses eine entscheidende Bedeutung zu. Erforderlich für einen Dialysefluß von 200 ml/min ist ein Fluß durch das punktierte Gefäß von etwa 400–500 ml/min [19].

Durch Einsatz der intraoperativen Duplexsonographie bei Neuanlage von hohen AV-Fisteln wird auf objektiver Basis eine sofortige Information über die Gefäßmorphologie und die Blutflußcharakteristik gewonnen werden.

Methode

Für die Messungen verwenden wir ausschließlich den steril verpackten 7,5-MHz-Small-part-linear-array. Zunächst wird die A. brachialis im B-Bild identifiziert und möglichst langstreckig mit dem größtmöglichen Durchmesser dargestellt. Anschließend suchen wir die V. cephalica einige Zentimeter proximal der Anastomose auf [11]. Die gemessenen und errechneten Werte werden in Relation zueinander gesetzt.

Ergebnisse

Im Zeitraum vom 1. 1. 1988 bis 31. 12.1988 wurden in unserer Klinik insgesamt 38 hohe AV-Fisteln angelegt, von denen 23 intraoperativ untersucht wurden. Der jüngste Patient war 21 Jahre, der älteste 83 Jahre alt. Das Durchschnittsalter betrug 56,6 Jahre. Pro Patient wurden Mehrfachmessungen durchgeführt, so daß der Fluß gemittelt werden konnte.

Tabelle 9. Intraoperative Flußmessungen an Patienten mit hoher AV-Fistel

	Zuführende Arterie [l/min]	Abführende Vene [ml/min]
Höchster Fluß	2,6	996
Niedrigster Fluß	0,5	384
Durchschnittlicher Fluß	1,29	728
(Anteil der Shuntvene am Zuflußvolumen: 56,4%)		

Es ergab sich ein mittlerer arterieller Fluß von 1,3 l/min. Der höchste errechnete Wert lag bei 2,6 l/min, der niedrigste Wert bei 0,5 l/min (Abb. 9).

Der höchste errechnete Wert für die Shuntvene betrug 996 ml/min, der niedrigste Wert lag bei 395 ml/min. Der mittlere Fluß in der Shuntvene wurde mit 730 ml/min errechnet (Abb. 10 und Tabelle 9). Diese Werte sind mit den Literaturangaben vergleichbar [2, 6, 7].

Diskussion

Entscheidend für die Beurteilung der Güte einer hohen AV-Fistel ist das Verhältnis des Flusses in der Shuntvene zum Fluß der zuführenden Arterie. Wir errechneten einen mittleren Fluß in der Arterie von 1,3 l/min und in der Shuntvene von 730 ml/min. Damit betrug der Anteil der Shuntvene am Blutfluß der zuführenden Arterie 56%. Der für die Dialysebehandlung notwendige Fluß von etwa 400–500 ml/min wurde in den von uns gemessenen Shuntvenen deutlich überschritten. Wird der Anteil der Shuntvene am zuführenden Blutfluß jedoch zu groß, so droht in der Peripherie eine Minderdurchblutung. Für diesen klinischen Befund hat sich der Begriff „Stealphänomen“ eingebürgert, obwohl der Hand kein Blut entzogen wird. Das Stealphänomen ist dann besonders ausgeprägt, wenn bereits Gefäßveränderungen (z. B. eine arterielle Verschlußkrankheit, eine diabetische Angiopathie) vorgelegen haben.

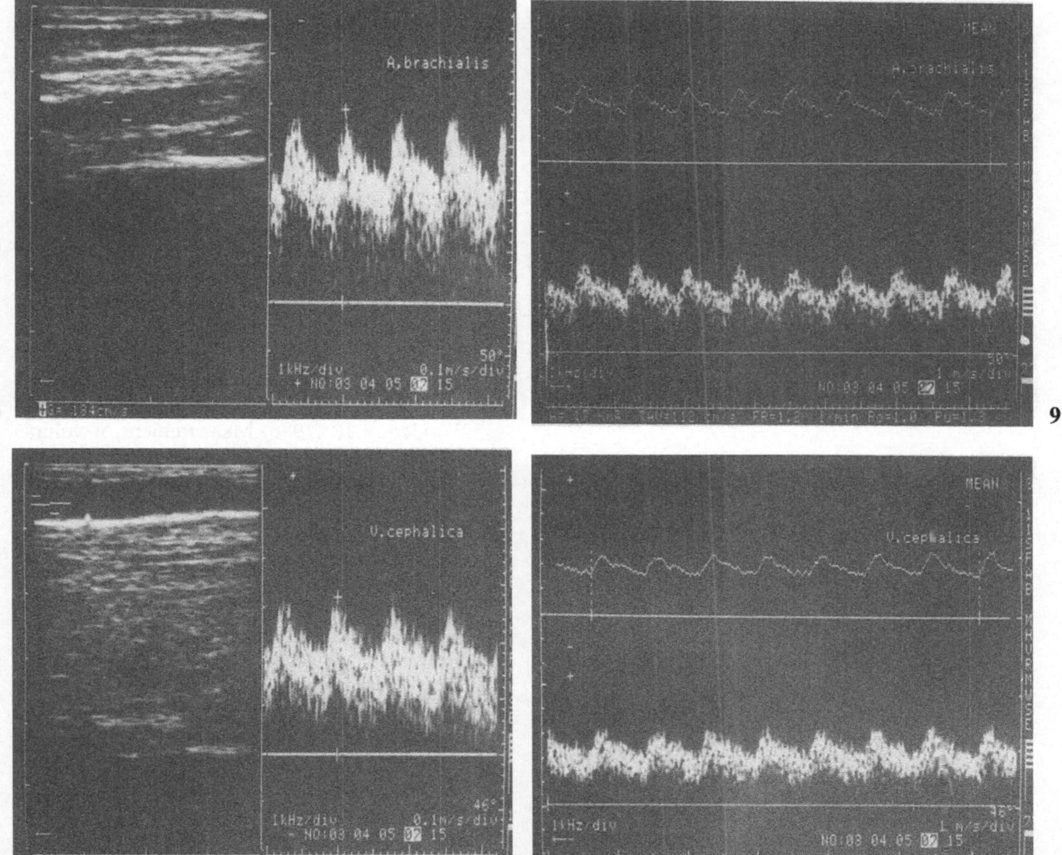

Abb. 9 a, b. Hohe AV-Fistel: Hämodynamik der A. brachialis (zuführende Shuntarterie). **a** Morphologie (*rechts*), qualitative Hämodynamik (*links*); **b** quantitative Hämodynamik

Abb. 10 a, b. Hohe AV-Fistel: Hämodynamik der V. cephalica (abführende Shuntvene). **a** Morphologie (*rechts*), qualitative Hämodynamik (*links*); **b** quantitative Hämodynamik

Im postoperativen Verlauf entwickelte sich bei 2 Patienten ein arterielles Stealphänomen. Das entspricht in dem ausgewählten Patientengut einem Anteil von 8,6%. Nach Durchsicht der bei diesen Patienten gemessenen Flußwerte stellte sich heraus, daß knapp 80% des Blutes über die Shuntvene zentralwärts abströmten. Diese beiden Patienten mußten nachoperiert werden (Tabelle 10).

Bei einem dritten Patienten, bei dem wir durch intraoperative Messung von zuführender Arterie und Shuntvene eine Anteilsrate von über 60% feststellten, entschlossen wir uns noch während des operativen Eingriffs zur Verkleinerung des Shuntquerschnittes durch Einengung der Anastomose. Der postoperative Verlauf dieses Patenten war unauffällig.

Tabelle 10. Flußmessung bei 2 Patienten mit hohen AV-Fisteln und Stealphänomen

	Zuführende Arterie [ml/min]	Abführende Vene [ml/min]	Abfluß [%]
Patient 1	1300	996	77
Patient 2	1200	935	78

Zusammenfassung

Erstmals wurde eine intraoperative Flußmessung bei hohen AV-Fisteln durchgeführt. Die gemessenen Werte veranlaßten uns in einem Fall zur sofortigen Revision der Anastomose.

Auch hier gilt: mit der intraoperativen Duplexsonographie erhält der Chirurg eine wertvolle Hilfe zur Ergebniskontrolle und kann gegebenenfalls noch in gleicher Sitzung Korrekturen durchführen. Damit bleiben dem Patienten postoperative Komplikationen und lästige Zweiteingriffe erspart.

Literatur

1. Barber FE, Baker DW, Strandness DE jr (1974) Duplex Scanner II: For simultaneously imaging of artery tissues and flow. Ultrasonic Symp Proc JEEE 74, CHO 896 ISU
2. Bergmann H, Brücke P, Gross Ch (1982) Nichtinvasive Flowmessung bei Cimino-Shunts mittels Ultraschall. Wien Med Wochenschr 132:245–247
3. Cronestrand R (1972) Blood flow after carotid, subclavian, renal and leg arterial reconstruction. In: Roberts C (ed) Blood flow measurement. Sector, London, pp 110–114
4. Doppler JC (1843) Über das farbige Licht der Doppelsterne und einiger anderer Gestirne des Himmels. Abhandlung der Königlichen Gesellschaft der Wissenschaften Sers. 2:465–482
5. Fitzgerald DE, O'Shaughnessy AM (1948) Cardiac and peripheral arterial responses to isoprenaline challenge. Cardiovasc Res 18 (7):414–418
6. Forsberg L, Tylen U, Olin T, Lindstedt E (1980) Quantitative flow estimations of arteriovenous fistulas with doppler and dye-dilution techniques. Acta Radiol Diagn 21:465–468
7. Forsberg L, Holmin T, Lindstedt E (1980) Quantitative doppler and ultrasound measurements in surgically performed arteriovenous fistulas of the arm. Acta Radiol Diagn 21:769–772
8. Fronek A (1988) Vortrag an der Medizinischen Hochschule Hannover im November 1988
9. Hatle L, Angelsen B (1985) Doppler ultrasound in cardiology: physiological principles and clinical application. Lea & Febinger, Philadelphia
10. Hagmüller GW (1987) Intra- und postoperative Qualitätskontrolle. In: Heberer G, van Dongen RJAM (1987) Kirschnersche allgemeine und spezielle Operationslehre. Bd XI: Gefäßchirurgie, Springer, Berlin Heidelberg New York Tokyo, S 129–145
11. Heynemann H, Streich U, Schabel J, Scharf R, Cobet U (1983) Ultraschall-Doppler-Untersuchungen an arterio-venösen Fisteln bei Patienten im chronischen Hämodialyseprogramm. Z Ärztl Fortbild 77:69–71
12. Jost JO, Hessauer F (1986) Chirurgie der arterio-venösen Gefäßverbindungen der Hämodialyse. Chir Praxis 36:259–274
13. Kato K, Kido Y, Matamiya M, Kaneko Z, Kotani H (1980) On the mechanism of generation of detected sound with the Ultrasonic Doppler Flowmeter. In: Wagai T, Omoto, R (eds) Ultrasound in medicine and biology; proceedings of the second meeting of the World Federation, 22–27 July 1979. Excerpta Medica, Amsterdam, pp 223–239
14. Lewis P, Psaila JV, Davies WT, McCarty K, Woodcook JP (1986) Measurement of volume flow in the human common femoral artery using a duplex ultrasound system. Ultrasound Med Biol 12 (10):777–784
15. Marquis C, Meister JJ, Mooser E, Mosimann R (1983) Comparison between segmental and selective blood flow volume of the lower limbs: a plethysmographic and ultrasonic study of normal subjects at rest. Angiology 34 (8):546–552
16. McDicken N (1986) A versatile test-object for the calibration of ultrasonic Doppler Flow measurements. Ultrasound Med Biol 12 (3):245–249
17. Rosenbloom MS, Flanigan DP (1987) The use of ultrasound during reconstructive arterial surgery of the lower extremities. World J Surg 11 (5):598–603
18. Schildberg FW, Valesky A (1987) Aneurysmen der Aorta abdominalis. In: Heberer G, van Dongen RJAM (1987) Kirschnersche allgemeine und spezielle Operationslehre, Bd XI: Gefäßchirurgie, Springer, Berlin Heidelberg New York Tokyo, S 305–321
19. Scholz H, Naundorf M, Precht K et al. (1988) Gerade arteriovenöse Interponate am Oberarm aus allogenem Gefäßersatzmaterial unter verschiedenen hämodynamischen Bedingungen. Zentrbl Chir 113:441–445
20. Seitz K, Kubale R (1988) Duplexsonographie der abdominellen und retroperitonealen Gefäße. VCH, Weinheim
21. Sigel B, Machi J, Kikuche T, Anderson KW, Zaren HA (1987) Die Bedeutung der intraoperativen Sonographie. Chirurg 58 (4):207–225
22. Simanowski JH, Mendel V, Heymann H (1989) Bedeutung der intraoperativen Duplexsonographie für gefäßchirurgische Eingriffe. Z Gastroenterol 24:213–216
23. Simanowski JH, Mendel V, Gebel M, Hahn M, Zander G (1989) Sonographie in der Allgemeinchirurgie. electro medica 4
24. Taylor KJW, Burns PN, Wells PNT (ed) (1988) Clinical applications of doppler ultrasound. Raven, New York

Intraoperative sonographische Befunde beim Bauchaortenaneurysma und Auswirkungen auf die operative Strategie

H. STROSCHE[1], F. J. SCHUMACHER und H. HÖTZINGER

Einleitung

Die intraoperative Sonographie (IOS) von Pankreas und Leber findet mittlerweile eine breite Akzeptanz [2, 4, 5], hingegen wird ihr Einsatz in der Gefäßchirurgie derzeit noch kontrovers diskutiert [4, 5, 10]. Während in der Literatur vereinzelt über die intraoperative sonographische Kontrolle nach Thrombendarteriektomie der Carotis interna berichtet wird [6, 7], fehlen entsprechende Studien bei der peripheren arteriellen Verschlußkrankheit und beim Bauchaortenaneurysma (BAA).

In der Regel können bei der peripheren arteriellen Verschlußkrankheit gefäßchirurgisch relevante Fragestellungen, z. B. nach Wahl des Rekonstruktionsverfahrens mittels etablierter diagnostischer Verfahren durch Sonographie, digitale Subtraktionsangiographie (DSA) und Computertomographie, präoperativ geklärt werden.

Beim Bauchaortenaneurysma (BAA) ist die Anwendung der arteriellen Subtraktionsangiographie mittels Seldinger-Technik wegen der Gefahr der katheterinduzierten Dissektion und Embolie (Abb. 1) problematisch, mitunter fehlt wegen unvollständiger Kontrastmittelfüllung eine ausreichende Information nachgeschalteter postaneurysmatischer Gefäßabschnitte. Darüber hinaus wird man beim rupturierten BAA dem sich im Schock befindenden Patienten aus Zeitnot keine invasive angiographische Diagnostik zumuten können.

Die venöse DSA (Abb. 2) liefert über die Diagnostik des infra- bzw. suprarenalen Sitzes des BAA und der Durchgängigkeit der Nierenarterien hinaus meist keine weitere Information, insbesondere bei großen Aneurysmen. Die Treffsicherheit der perkutanen Sonographie in der BAA-Diagnostik liegt bei 98%, Schwierigkeiten liegen in der genauen Bestimmung der longitudinalen Ausdehnung. Die Festlegung der Ortswahl des distalen Prothesenanschlusses ist somit präoperativ nicht möglich [9].

Vom theoretischen Ansatz her stellt die IOS eine optimale Möglichkeit dar, intraoperativ direkt den infrarenalen Aortenabschnitt und die Beckenetage zu beurteilen, insbesondere dann, wenn präoperativ eine Abklärung nicht oder nur unvollständig möglich ist.

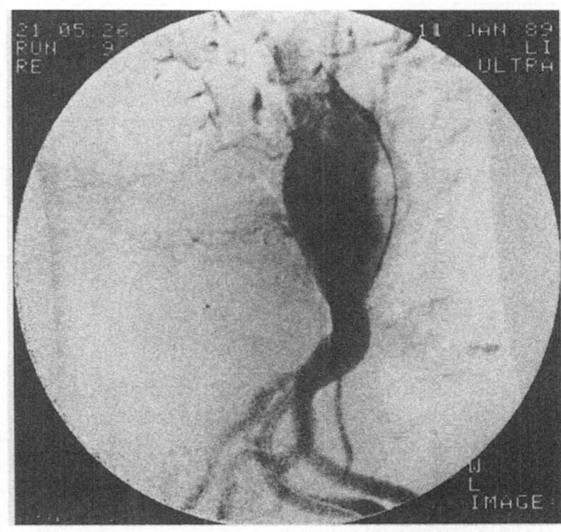

Abb. 1. Arterielle digitale Subtraktionsangiographie mittels Seldinger-Technik: transfemoraler Zugang, Dissektion des Aneurysmas durch den Katheter

[1] Klinik des Bürgerhospitals, Krankenhaus Feuerbach, Stuttgarter Str. 151, W-7000 Stuttgart 30, Bundesrepublik Deutschland.

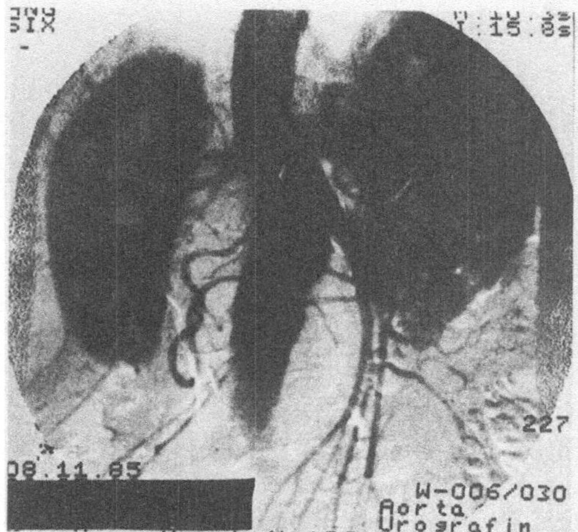

Abb. 2. Venöse digitale Subtraktionsangiographie mit Darstellung eines großen infrarenalen Aortenaneurysmas (keine Darstellung der Aortenbifurkation und der nachgeschalteten Strombahn)

Seit Februar 1988 haben wir bei 21 Patienten mit infrarenalem Bauchaortenaneurysma die IOS eingesetzt. Es interessierte insbesondere die Frage, welche Auswirkungen der intraoperative sonographische Befund auf die Art der operativen Versorgung des Bauchaortenaneurysmas besitzt.

Material und Methode

Im Zeitraum von Februar 1988 bis Januar 1989 wurden an der Chirurgischen Universitätsklinik der Ruhr-Universität Bochum, Marienhospital Herne, insgesamt 21 infrarenale Bauchaortenaneurysmen operiert; 15 Männer und 6 Frauen mit einem Durchschnittsalter von 66,7 Jahren. 12 Patienten waren asymptomatisch, 9 symptomatisch. Von den symptomatischen Patienten wiesen 5 ein gedeckt rupturiertes BAA auf. Bei allen Patienten wurde eine prä- und grundsätzlich eine intraoperative Sonographie durchgeführt. – Während beim asymptomatischen BAA 8mal eine venöse und 4mal eine arterielle DSA durchgeführt wurde, stützte sich die Diagnostik des symptomatischen BAA allein auf den prä- und intraoperativen Sonographiebefund (Tabelle 1).

Tabelle 1. Diagnostik bei 21 operierten infrarenalen Bauchaortenaneurysmen

Diagnostik	Präoperative Sonographie	CT	DSA venös/ arteriell	Intraoperative Sonographie
Asymptomatisches BAA	12	12	8/4	12
Symptomatisches BAA	9	4	–	9
Anzahl der Untersuchungen	21	16	8/4	21

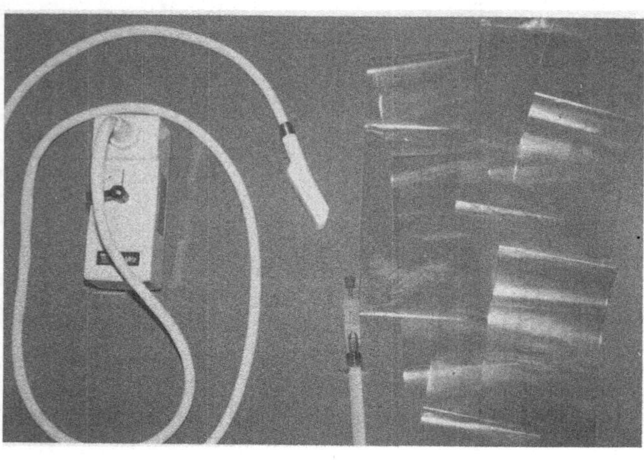

Abb. 3. Transducer (7,5 MHz), sterile Folie, Ankoppelungsmedium (Instillagel)

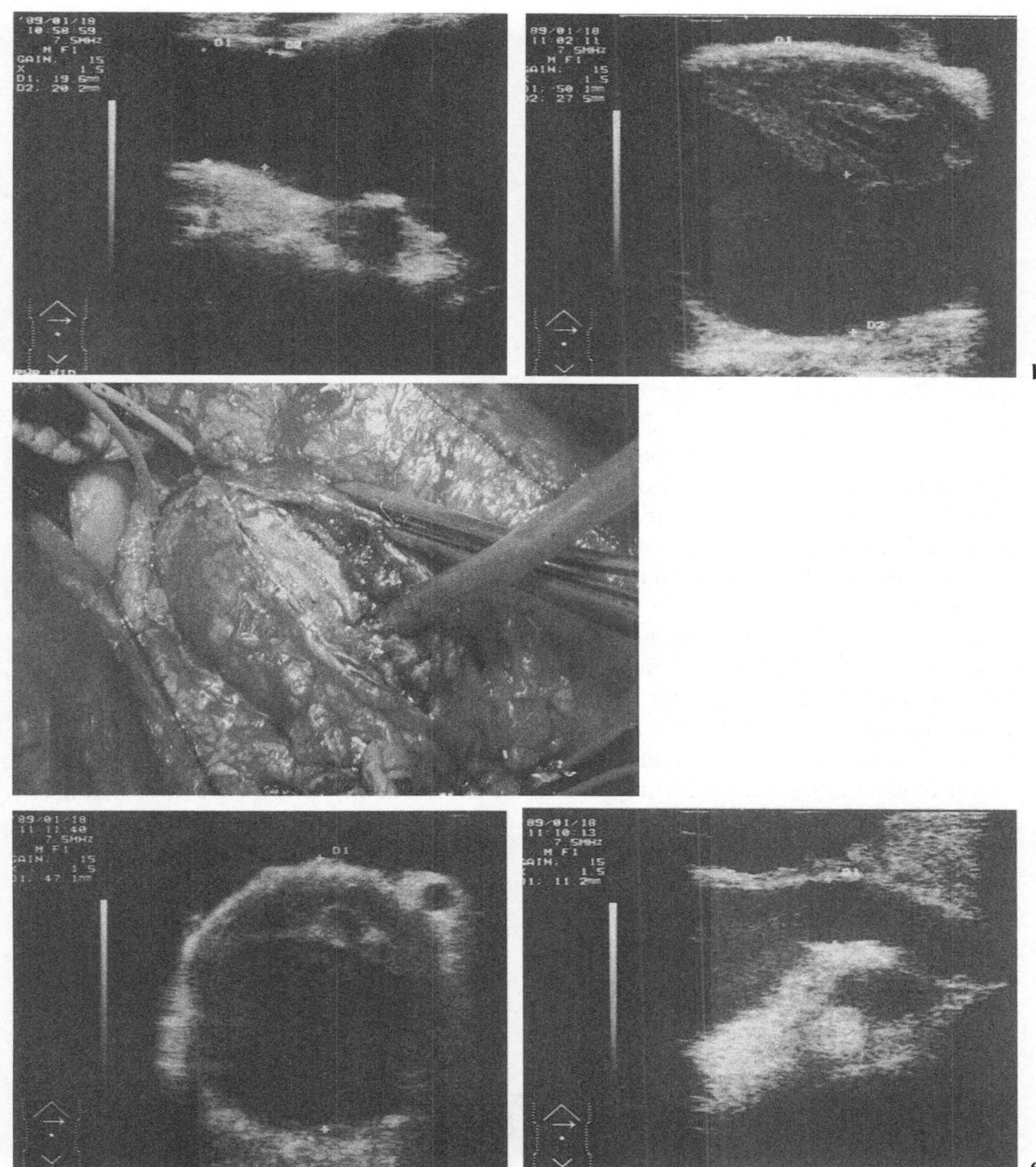

Abb. 4 a–e. Intraoperative Sonographie bei infrarenalem Aortenaneurysma. **a** Proximal unauffällige Aorta (D_1), Beginn des Aneurysmas (D_2); **b** Längsschnitt (D_1 größter Querschnitt des BAA, D_2 Restlumen, wandständige Thromben); **c** Intraoperativer Situs, eröffnetes Aneurysma mit frischen und älteren Thromben; **d** Querschnitt, größter Durchmesser (D_1), durchgängige A. mesenterica inferior; **e** das Aneurysma reicht bis zur Aortenbifurkation (D_1), distale Beckenstrombahn durchgängig (A. iliaca communis)

Die asymptomatischen Patienten wurden innerhalb von 6 Tagen, die symptomatischen innerhalb von 2 Tagen nach Klinikaufnahme operiert.

Zur intraoperativen Sonographie wurde ein Duplexsonographiegerät (CS 9500, Philips) verwandt, der Schallapplikator mit 7,5 MHz in einen sterilen Plastikschlauch eingebracht und mit einem Ankoppelungsmedium (Instillagel, Farco-Pharma) benetzt (Abb. 3). – Nach Freipräparation des Aneurysmahalses erfolgte die stufenweise IOS des infrarenalen Aortenabschnittes und der Beckenetage, danach die Festlegung des Rekonstruktionsverfahrens.

Ergebnisse

Bei den in 11 Monaten operierten 21 infrarenalen Bauchaortenaneurysmen betrug die Operations- bzw. Kliniksletalität 0%. Es wiesen 2 Patienten mit aortobifemoraler Rekonstruktion ab dem 7. Tag je eine Lymphfistel auf, die durch Fibrinklebung erfolgreich behandelt werden konnte. Der durchschnittliche Klinikaufenthalt betrug 14,5 Tage.

Bei 4 von 12 asymptomatischen Patienten entsprach die definitive Rekonstruktion der präoperativen Planung unter Einbeziehung der arteriellen DSA, bei den restlichen 8 asymptomatischen Patienten mit präoperativer venöser DSA war der intraoperative Sonographiebefund für die operative Strategie ausschlaggebend. Alle symptomatischen Patienten (n = 9) wurden ausschließlich aufgrund des intraoperativen Sonographiebefundes gefäßprothetisch versorgt. Letztlich war bei 17 von 21 Operierten der intraoperative Sonographiebefund für die Wahl der Rekonstruktion entscheidend (Tabelle 2).

Tabelle 2. Rekonstruktionsprinzip bei infrarenalen Aortenaneurysmen (Februar 1988 bis Januar 1989; $n=21$)

	Asymptomatisches BAA ($n=12$)	Symptomatisches BAA ($n=9$)
Aortoaortal	3	4
Aortobiiliakal	4	2
Aortobifemoral	5	3

Die intraoperative Sonographie bedeutete eine durchschnittliche Verlängerung der Operationszeit um 15 min. Die kürzeste Operationszeit mit bis zu 130 min gab es bei aortoaortaler Interposition einer Rohrprothese, die längste mit bis zu 240 min bei aortobifemoraler Rekonstruktion. – Nachfolgend 2 Fallbeschreibungen mit den erhobenen Sonographiebefunden:

Fall 1: Patient H. P., 71 Jahre, männlich, symptomatisches Bauchaortenaneurysma, Einweisung in die Klinik nach ambulanter engmaschiger Sonographiekontrolle wegen Zunahme der klinischen Symptomatik und sonographischer Größenzunahme des BAA mit exzentrischer Morphologie. Nach kurzer präoperativer Vorbereitungszeit Opera-

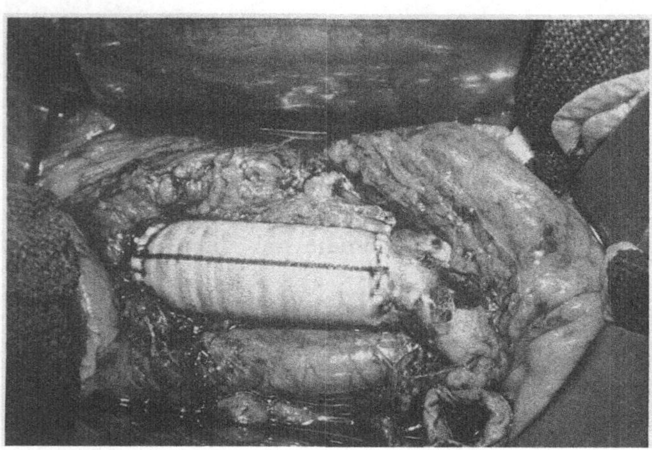

Abb. 5. Gefäßprothetische Versorgung des infrarenalen Aortenabschnitts durch Rohrprothese aortoaortal

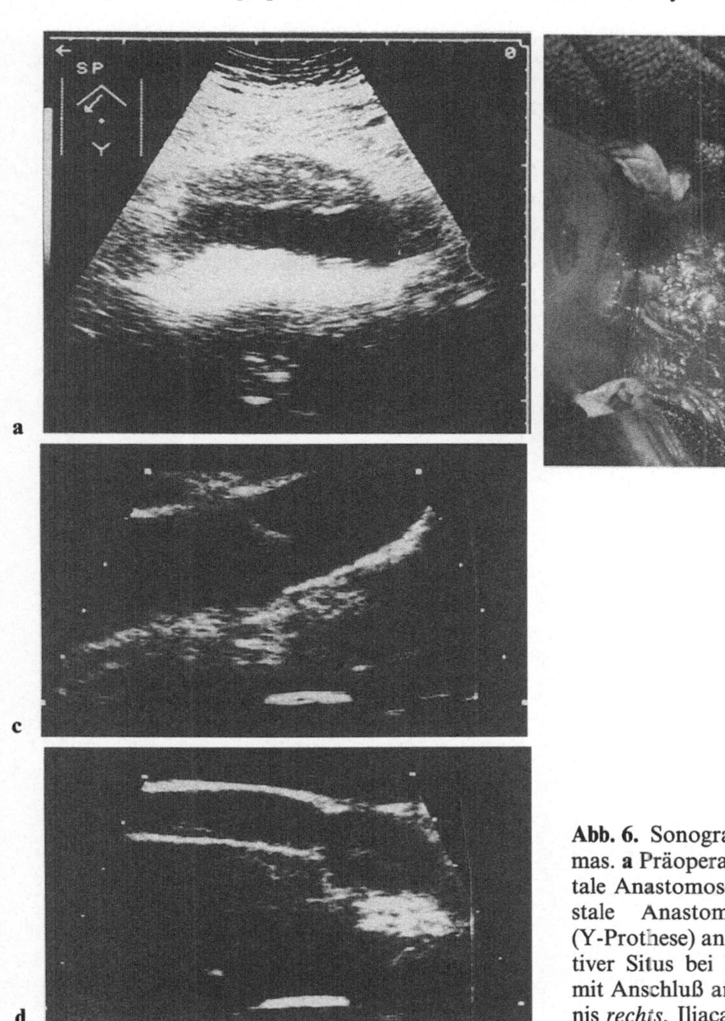

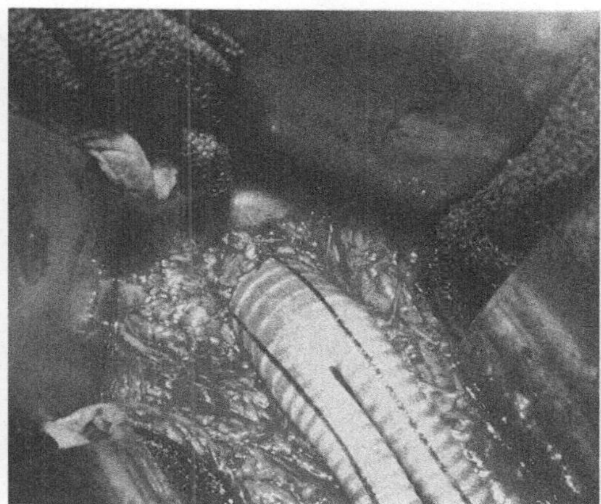

Abb. 6. Sonographie eines Bauchaortenaneurysmas. **a** Präoperativ; **b** intraoperativ, proximale aortale Anastomose (Y-Prothese); **c** intraoperativ, distale Anastomose, rechter Prothesenschenkel (Y-Prothese) an der Iliaca communis; **d** intraoperativer Situs bei Rekonstruktion durch Y-Prothese mit Anschluß an die Beckengefäße (Iliaca communis *rechts*, Iliaca externa *links*)

tion am 18. 1. 1989, 2 Tage nach Klinikaufnahme. Die intraoperativen sonographischen Befunde zeigt die Abb. 4a–e.

Die gefäßprothetische Versorgung erfolgte durch Interposition einer Rohrprothese aortoaortal (Abb. 5).

Fall 2: Patient S. J., weiblich, 64 Jahre, symptomatisches Aortenaneurysma, Operation 2 Tage nach Klinikaufnahme. Zur präoperativen und intraoperativen Sonographie sowie gefäßprothetischen Versorgung siehe Abb. 6a–d.

Diskussion

Die Behandlungsergebnisse des BAA sind bis heute unbefriedigend. Während die Operationsletalität beim asymptomatischen BAA bei 0–5% liegt, ist sie für das symptomatische, nichtrupturierte mit 20% und für das rupturierte BAA mit über 40% sehr hoch [1, 4, 7]. Die Operationsletalität steigt zwar mit zunehmendem Alter leicht an, hat aber keine absolute Relevanz. Von größerer Bedeutung scheint zu sein, ob der

Eingriff ohne Vorbereitung notfallmäßig oder elektiv vorgenommen werden kann [1].

Darüber hinaus zeigen Untersuchungen einen eindeutigen Zusammenhang zwischen Operationssterblichkeit und Rekonstruktionsverfahren: Valesky et al. [12] konnten zeigen, daß die Operationsletalität nach Implantation einer Rohrprothese beim rupturierten BAA mit 28% signifikant niedriger war als nach Versorgung mit Y-Prothese (Letalität 53%).

Aus diesem Grund schlagen einige Autoren vor, bei Verdacht auf Aneurysmaruptur auf zeitaufwendige Untersuchungsverfahren zu verzichten und wenn immer möglich das Aneurysma durch ein Interponat zu korrigieren [8].

Die Tatsache, daß jeder zweite Patient mit BAA konkomittierend nachgeschaltete Verschlußprozesse der Becken-Oberschenkel-Etage aufweist, läßt diese Vorgehensweise problematisch erscheinen: ohne Kenntnis des Ausstromgebietes wird man sich im Zweifelsfalle eher für die Versorgung mittels Y-Prothese entscheiden; dies stellt mitunter eine Übertherapie dar und gefährdet den Patienten wegen der deutlich verlängerten OP-Zeit [11, 13].

Die routinemäßige Anwendung und Verbreitung der präoperativen Sonographie auch im ambulanten Bereich hat in den letzten Jahren zu einer deutlichen Verschiebung der Relation zwischen elektiver und notfallmäßiger Operation im Stadium der freien Ruptur geführt: vor 10 Jahren betrug die Relation 1:1 und heute 6:1 [13]. Mit Zunahme der sonographischen Kenntnisse über die Aneurysmamorphologie (exzentrisches BAA) kommt es auch im asymptomatischen Stadium zu einer vergleichsweise früheren Einweisung in die Klinik [13]. Die Komplikationsrate invasiver angiographischer Verfahren mit oftmals unvollständiger Darstellung nachgeschalteter Gefäßabschnitte insbesondere beim BAA läßt die Kombination von perkutaner Sonographie und intraoperativer Sonographie zur Diagnosestellung und Festlegung der operativen Strategie sinnvoll erscheinen. Das eigene, bisher kleine Patientengut erlaubt zwar bisher keine statistisch signifikanten Aussagen, die vorläufigen Ergebnisse allerdings sind ermutigend. In einer prospektiven Studie wird nach den bisher vorliegenden guten Ergebnissen grundsätzlich auf eine präoperative angiographische Untersuchung beim BAA verzichtet.

Literatur

1. Becker HM, Kortmann H (1983) Zur chirurgischen Behandlung des infrarenalen Bauchaortenaneurysmas – Standortbestimmung und Perspektiven. Angio 5:191–198
2. Hennig H, Franke D (1977) Erfahrungsbericht über den intraoperativen Einsatz der Ultraschall-Dopplersonde. Chirurg 48:708–712
3. Kaschner A et al. (1983) Fehler und Mißerfolge bei der Behandlung des rupturierten Bauchaortenaneurysmas. Angio 2:81–84
4. Klotter HJ et al. (1986) Intraoperative Ultraschalluntersuchung in der Chirurgie. Ultraschall 7:224–230
5. Klotter HJ, Sitter H (1988) Stellenwert der intraoperativen Sonographie. Endoskopie Heute 3:17–19
6. Lane RJ, Appleberg M (1982) Real-time intraoperative angiosonography after carotid endarterectomy. Surgery 92:5–9
7. Schwartz RA et al. (1988) Intraoperative duplex scanning after carotid artery reconstruction: a valuable tool. J Vasc Surg 7:620–624
8. Schweiger H, Link W, Raithel D (1985) Das perforierte abdominelle Aortenaneurysma als lebensbedrohlicher gefäßchirurgischer Notfall. Angio 7:49–51
9. Seemann W-R et al. (1985) Das Bauchortenaneurysma: Möglichkeiten und Grenzen der Sonographie. Ultraschall 6:303–307
10. Sigel B et al. (1987) Die Bedeutung der intraoperativen Sonographie. Chirurg 58:207–212
11. Strosche H et al. (1989) Intraoperative sonographische Befunde beim Bauchaortenaneurysma (BAA). In: Brinkmann W, Strosche H (Hrsg) Stellenwert der Sonographie in der Chirurgie. TM-Verlag, Hameln 1990
12. Valesky A, Liepe B, Lütten C (1985) Möglichkeiten zur Verbesserung der Behandlungsergebnisse beim rupturierten infrarenalen Bauchaneurysma. Angio 7:41–47
13. Vollmar J (1982) Rekonstruktive Chirurgie der Arterien. Thieme, Stuttgart

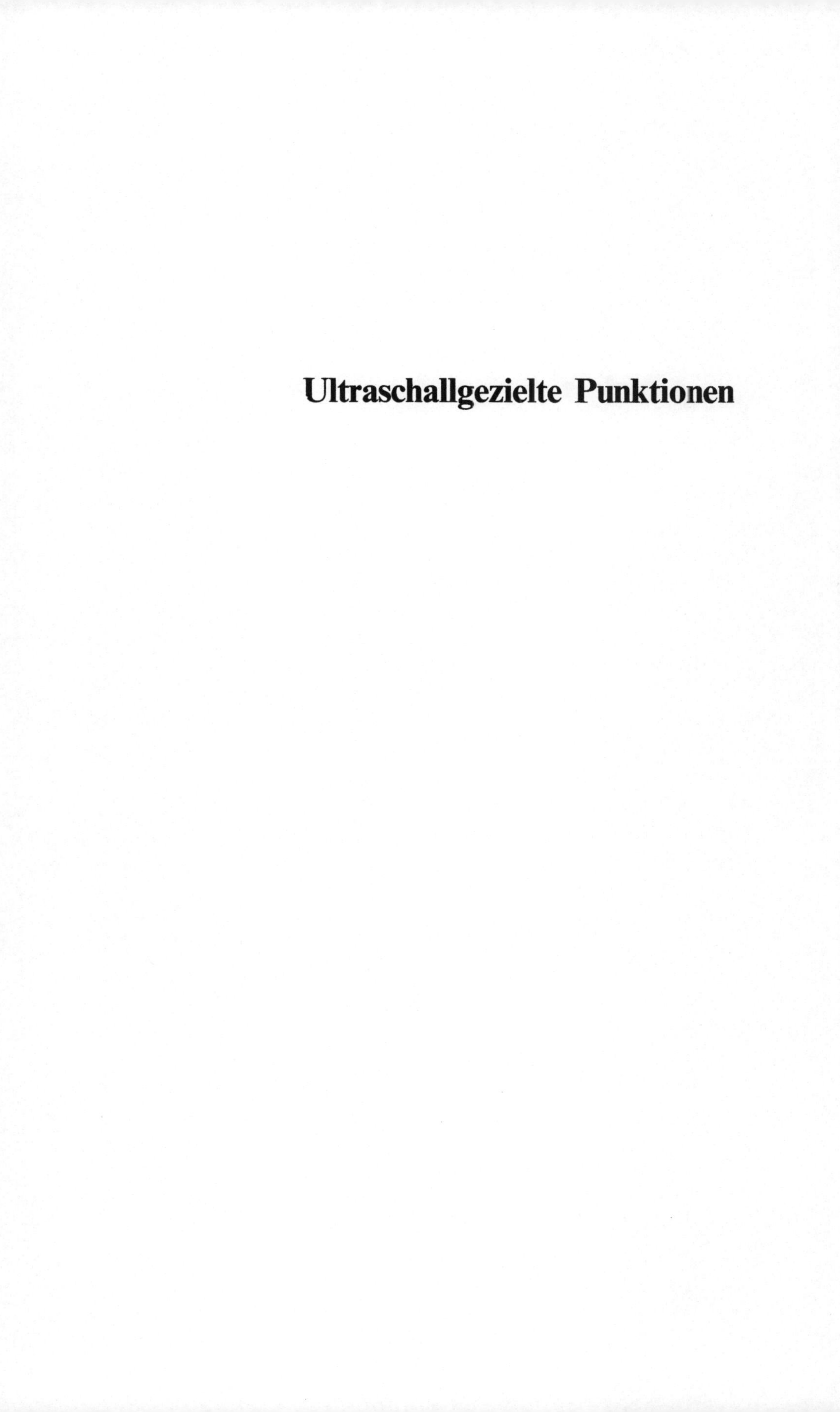

Ultraschallgezielte Punktionen

Sonographische Feinnadelpunktionen im abdominellen Bereich – Indikationen und Ergebnisse

R. CH. OTTO [1]

Mit der ultraschallgeleiteten Feinnadelpunktion unter permanenter Sicht ist es möglich, kleinste Herde innerhalb der parenchymatösen Organe, vor allem des Abdomens, gezielt zu punktieren und zytologisch bzw. bakteriologisch rasch und genau zu überprüfen. Nach routinemäßigem Einsatz dieser Methode, die sich in den vergangenen 10 Jahren rasch verbreitet hat, kann man davon ausgehen, daß von seiten des Geübten dieser Eingriff risikoarm und ohne wesentliche Vorbereitungen des Kranken durchgeführt werden kann, sogar auf ambulanter Basis.

Die rasche Entwicklung der Schnittbildverfahren Sonographie und Computertomographie hat zum einen den diagnostischen Einblick in die drüsigen Organe insbesondere im abdominellen Bereich ganz beträchtlich erweitert, vermag indessen zum anderen umschriebene Erkrankungen eines Organs oft von Umbauzonen ohne besonderen Krankheitswert nicht sicher zu unterscheiden. So gibt es gut- und bösartige fokale Alterationen des Gewebes, die sowohl im Sonogramm als auch im Computertomogramm hervortreten, in ihrer Dignität aber oft nicht bestimmbar sind. Selbst mit der noch neuen Kernspintomographie ist eine Artdiagnose zuweilen nicht sicher zu bestimmen.

Sind eingreifendere therapeutische Maßnahmen jedoch indiziert, etwa die Chemotherapie, so bedarf es grundsätzlich der feingeweblichen Absicherung des vermeintlich malignen Befundes. Diese Information über den histologischen oder zytologischen Aufbau einer krankhaften Raumforderung kann man in vielen Fällen mit Hilfe der Punktion erhalten, nachdem heute entsprechende Instrumente zur Verfügung stehen. Gerade in den letzten Jahren wurde außerdem die Zytologie vielerorts ausgebaut, und der Ultraschall steht ubiquitär zur Verfügung.

Methoden der perkutanen Punktion unter permanenter Sicht

Die diagnostische Feinnadelpunktion (etwa eines Lungenherdes) unter Röntgendurchleuchtungsbedingungen ist schon lange bekannt und hat sich bewährt [1]. Ebenso wurden früher retroperitoneale Lymphknoten erforderlichenfalls unter Röntgenkontrolle punktiert, nachdem man vorher eine Anfärbung durch die Lymphographie vorgenommen hatte. Mit der Computertomographie gelang es schon bald, umschriebene Herde sehr genau einzustellen und sowohl für diagnostische als auch für therapeutische Zwecke Eingriffe über die Feinnadel vorzunehmen (z. B. Sympathikolyse).

Die Punktion unter sonographischer Kontrolle stellt eine Routinemethode dar, die den besonderen Vorteil hat, daß sie sehr rasch, ohne großen Aufwand und unter Vermeidung von Röntgenstrahlen eingesetzt werden kann.

[1] Institut für Röntgendiagnostik und Nuklearmedizin, Kantonspital, CH-5404 Baden

a

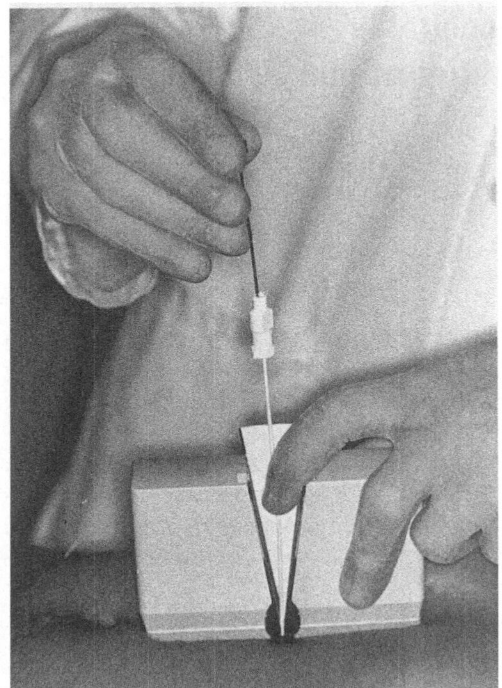

b

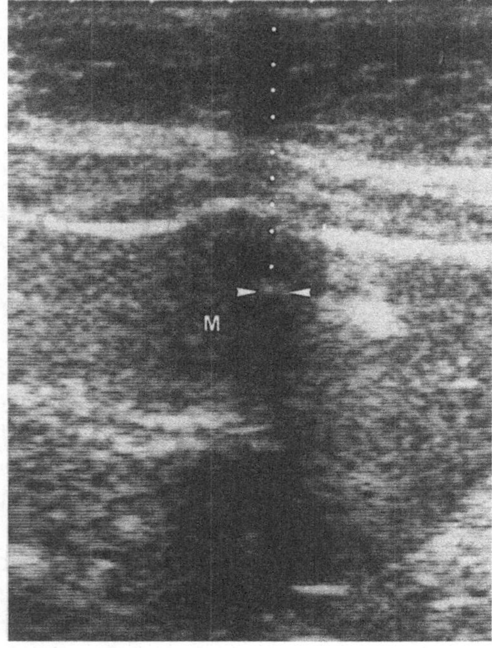

Abb. 1 a, b. Punktion eines Tumors im linken Leberlappen. **a** Punktion mit dem zentral perforierten Transducer. **b** Sonogramm. Kirschgroße Lebermetastase (*M*), erkennbar an Protuberanz der ventralen Kontur und guter Schalleitung. Nadelspitze (*Pfeilspitzen*) nahe dem Tumorzentrum

Die ultraschallgesteuerte Feinnadelpunktion

Nach Aufsuchen einer fokalen Veränderung, etwa der Leber, erfolgt die ultraschallgezielte Feinnadelpunktion mit einer seitlich am Transducer entlang oder zentral durch den perforierten Schallkopf geführten Nadel. Hiermit ist gewährleistet, daß nach Eintritt in die Haut die Nadelspitze in allen Tiefen genau kontrolliert werden kann, zu vermeidende Gewebsstrukturen (z. B. die Gallenblase) nicht perforiert werden und die „region of interest" mit der Nadelspitze erreicht wird, etwa zur gezielten Gewebsentnahme (Abb. 1). (Die Methode wurde an anderer Stelle in extenso beschrieben [2].) Eine vorherige Lokalanästhesie ist nicht grundsätzlich vonnöten, sofern nur mit einer Feinnadel punktiert wird. – Zu dem bekannten perkutanen Punktionsverfahren mit der Feinnadel gesellt sich heute noch die Punktion über intrakorporale Sonden, z. B. für die Untersuchung der Prostata.

Punktionsnadeln für Zytologie und Histologie

Punktionsnadeln bis zu einem Durchmesser von 1 mm bezeichnet man als Feinnadeln (Abb. 2). Die übliche Punktionsnadel für die Gewinnung von zytologischem Material ist die sogenannte Chiba-Nadel, deren Außendurchmesser 0,7 mm erreicht. Dieses Instrument, das sehr elastisch ist, läßt sich mit Hilfe eines Mandrins nahezu in sämtliche Regionen des Körpers einstechen, so in

- Abdomen,
- Thorax (außer Myokard und endokardiale Prozesse),
- Hals,
- Extremitäten,
- Kopf (außer Neurokranium mit Auge).

Die einzigen Voraussetzungen für die Anwendung bestehen darin, daß die „re-

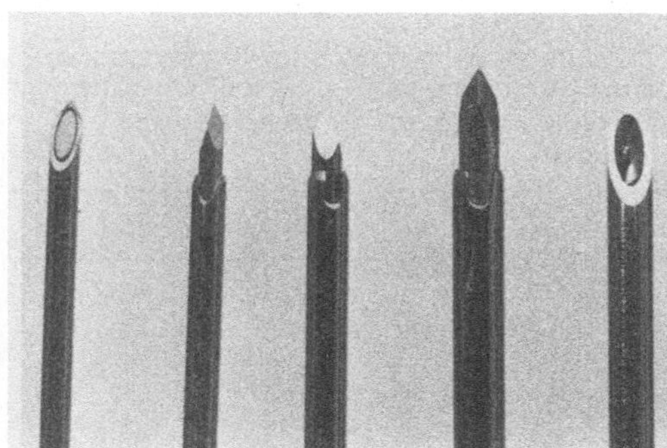

Abb. 2. Diverse Punktionsnadeln für ultraschallgeleitete Eingriffe; *links* Chiba-Nadel, *Mitte* 3 Schneidbiopsiekanülen, *rechts* Rotex-Feinnadel

gion of interest" sonographisch sichtbar sein muß und daß keine Kontraindikation besteht; schließlich kommt es auf Erfahrung und „skill" des Punkteurs an.

Die Chiba-Nadel wurde ursprünglich für die Cholangiographie entwickelt und eignet sich auch für die Gewinnung von Abszeßmaterial zur Resistenzprüfung eitererregender Keime. Sie ist der älteren Nadel von Franzen nachempfunden. Die Chiba-Nadel hat folgende Merkmale:

- besonders gut sichtbare Spitze im Gewebe,
- atraumatische Applikation,
- hohe Elastizität und damit geringes Risiko eines Organkapselrisses bei Bewegung (Atmung),
- nach Einstich in ein Hohlsystem Kontrastmittelapplikation möglich.

Tabelle 1. Feinnadeln für Aspirationszytologie und/oder Histologie unter Ultraschallführung

Typ	Durchmesser [mm]
Franzen	0,6–0,8
Chiba	0,7
Schneidbiopsiekanüle	0,8 1,0 1,2
Westcott Tip-Cut Echo-Tip	1,0
Tru-Cut	1,2–2,2

Da nicht in allen Fällen eine zytologische Überprüfung des gewonnenen Materials ausreicht, um verbindliche Schlüsse auf die Dignität einer tumorverdächtigen Veränderung zu gewinnen, ist es u. U. erforderlich, histologische Gewebeproben zu entnehmen.

Dafür hat sich die Schneidbiopsiekanüle (Angiomed GmbH) bewährt. Dieses Instrument hat einen Außendurchmesser von 0,8–1,2 mm (je nach verwendetem Typ) und zeichnet sich durch eine besonders konfigurierte Spitze aus, die es erlaubt, kleinste Gewebszylinder aus dem Gewebe auszuschneiden. Applikation und Gewebsentnahme sind ähnlich einfach wie mit der Chiba-Nadel, jedoch ist die Nachbehandlung des gewonnenen Gewebszylinders in der Pathologie unterschiedlich [2].

Auch verschiedene andere Biopsienadeln werden je nach Fragestellung und persönlicher Vorstellung des Untersuchers eingesetzt, jedoch sind Nadeln mit größerem Kaliber grundsätzlich als gefährlicher einzustufen (Tabelle 1).

Ergebnisse und Diskussion

Die Ergebnisse von zahlreichen Punktionen an verschiedenen Organen bzw. in verschiedenen Körperhöhlen wurden bei einer ausgewählten Krankengruppe der letzten Jahre genauer analysiert, bei der eine Überprüfung durch weiterführende Untersuchungen, durch Operation und Biopsie, durch Autopsie bzw. durch den Krankheitsverlauf selbst eindeutig möglich war (Tabelle 2). Da es praktisch keine falsch-positiven Untersuchungsergebnisse der Zytologie gibt, wie dies auch bei uns nie beobachtet wurde, kann man davon ausgehen, daß die Diagnose bei 682 von 887 Kranken mit einem Malignom (77%) richtig gestellt wurde [3].

Problematischer sind jedoch Ergebnisse, die als „nicht repräsentativ" oder als nicht eindeutig „maligne" angesehen wurden. Dahinter können sich sowohl Kranke

Tabelle 2. Feinnadelaspirationsbiopsie: Ergebnisse

Organ	Gesamt	Punktionen mit auswertbarem ortsspezifischem Zellmaterial		Davon verdächtig oder sicher maligne	
	n	*n*	[%]	*n*	[%]
Leber	469	417	88,9	337	80,8
Pankreas	131	114	87,0	89	78,1
Retroperitoneale Raumforderungen	168	155	92,3	144	92,9
Milz	7	6		4	
Nieren	112	96	85,7	84	87,5
Magen, Kolon	35	28	80,0	24	85,7

mit einem Malignom als auch solche ohne eine bösartige Geschwulst verbergen. Gelegentlich brachte in diesen Fällen die erneute Feinnadelpunktion doch noch die Diagnose. Bei 991 von 1085 Kranken mit einer oder mehreren Feinnadelpunktionen in einer Sitzung war eine Auswertung möglich. Die Feinnadelpunktion förderte zunächst bei 875 Patienten (entsprechend 88,3% aller Punktierten) auswertbares ortsspezifisches Zellmaterial zutage. Bei 160 Kranken war zunächst kein diagnostisch verwertbares Material zu erhalten (11,7%). Bei 723 jener Patienten mit auswertbarem Zellmaterial wurde der Verdacht auf ein Malignom ausgesprochen oder ein sicherer bösartiger Tumor nachgewiesen, dies entspricht 82,6% der erfolgreich punktierten Kranken. Es ergibt sich daraus, daß bei 73% aller punktierten Kranken auf Anhieb ein Malignom objektiviert wurde.

Die wiederholte Feinnadelpunktion konnte indessen nicht in allen Fällen ein eindeutiges und sicheres Ergebnis bringen. Dies liegt daran, daß gelegentlich nekrotisch zerfallene Tumoren auch im Randbereich schlecht punktierbar sind bzw. der vitale Randsaum mit der Feinnadelpunktion nicht getroffen wird oder daß bei starker Vaskularisation viel Blut aspiriert wird. Sklerotische Tumoranteile, die wie Narben wirken, geben ebenfalls gelegentlich nicht ohne weiteres Gewebe frei, insbesondere wenn man die Chiba-Nadel verwendet.

Analysiert man die von uns gewonnenen Ergebnisse bei der Punktion von Leberherden – die Leber ist das wichtigste Punktionsorgan im Abdomen – so zeigt sich, daß bei einem Krankengut von 469 Patienten (ohne Zysten und Abszesse) in 417 Fällen (88,9%) auswertbares Zellmaterial mit dem heute vorliegenden Punktionsbesteck zu gewinnen war. Bei 337 Kranken dieses Kollektivs (80,8%) wurde Zellmaterial, das für Malignität sprach, nachgewiesen. Die Punktion von Leberhämangiomen stellt keine Kontraindikation dar, jedoch sollte grundsätzlich versucht werden, einen Herd, der bis an die Leberkapsel reicht, in Schrägprojektion durch eine schmale gesunde Gewebsmanschette des Organs zu punktieren.

Die Ergebnisse der Feinnadelpunktion beim Pankreas sind ähnlich wie bei der Leber und erreichen auch nach Literaturangaben einen Schnitt von ca. 90% richtiger Ergebnisse [4]. Nachdem in einer früheren Übergangsphase die eindeutige Diagnose der chronischen Pankreatitis (bzw. eines Karzinoms) für den Zytologen noch schwierig war, ergeben sich hier heute keinerlei Probleme mehr. Die perkutane Pankreastumorpunktion mit der Chiba-Nadel ist hinsichtlich der diagnostischen Ausbeute sicherer als die intraoperative Gewebsentnahme, zumal der tumorverdächtige Herd präziser eingesehen werden kann, als er vom Chirurgen beim offenen Abdomen palpierbar ist. Die präoperative Bestätigung des vermeintlichen Pankreastumors ist daher bei uns in allen Fällen Vorschrift geworden.

Bei der gesamten Analyse von inzwischen mehr als 10000 punktierten Patienten hat sich gezeigt, daß die ultraschallgezielte Feinnadelpunktion heute ortsspezifisches Gewebe in 82–97% der Fälle zu gewinnen erlaubt und somit eine sehr hohe Ausbeute liefert, dies bei geringem Risiko und geringem Aufwand.

Der periphere Verschlußikterus ist auf Anhieb und in Sekundenschnelle sonographisch nachweisbar. Schwieriger ist es dagegen, die Ursache einer peripheren Gallenabflußstörung in allen Fällen nachzuweisen. Nur in ca. 60% gelingt dies sonographisch allein. In den restlichen Fällen ist entweder die computertomographische Überprüfung ohne Kontrastmittel (Konkremente im Choledochus, Abb. 3) vorzunehmen oder die Ergänzung der Untersuchung mit Kontrastmittelfüllung des Choledochus (Abb. 4). Dies kann durch das ERCP, aber ebenso einfach durch die perkutane transhepatische Kontrastmittelfüllung über eine Chiba-Nadel erfolgen. Durch ultraschallgeleiteten Einstich der Punktionsnadel in einen dilatierten intrahepatischen Gallengang wird der Eingriff hinsichtlich seines Risikos gut überschaubar und kann sogar ambulant vorgenommen werden.

Von der Direktpunktion der Gallenblase raten wir hingegen eher ab, da schon die geringe Gallenextravasation zu peritonitischen Beschwerden führt, insbesondere bei einer Verschlußsituation.

Eine Hauptindikation für die Verwendung einer Schneidbiopsiekanüle ist der Verdacht auf das Vorliegen eines Hepatoms. Die Feinnadelpunktion mit der Chiba-Nadel allein bringt hier oft nicht das gewünschte Ergebnis, da die Zellen den normalen Hepatozyten ähneln und der Zytologe daher eine eindeutige Diagnose nur machen kann, wenn gleichzeitig Zellmaterial des normalen Lebergewebes vorliegt. Der Stanzzylinder bietet meist die Vergleichsmöglichkeit.

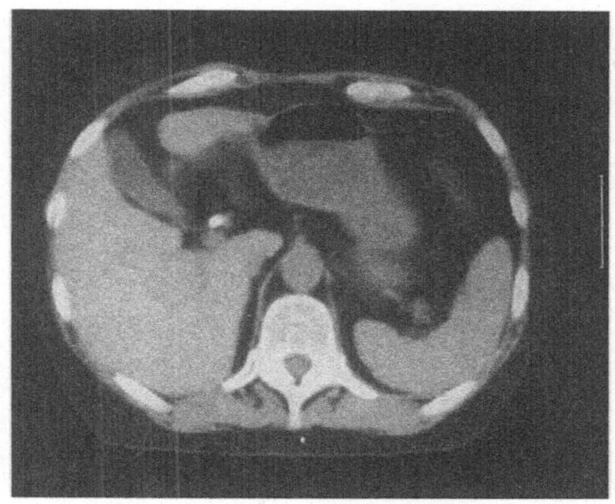
3

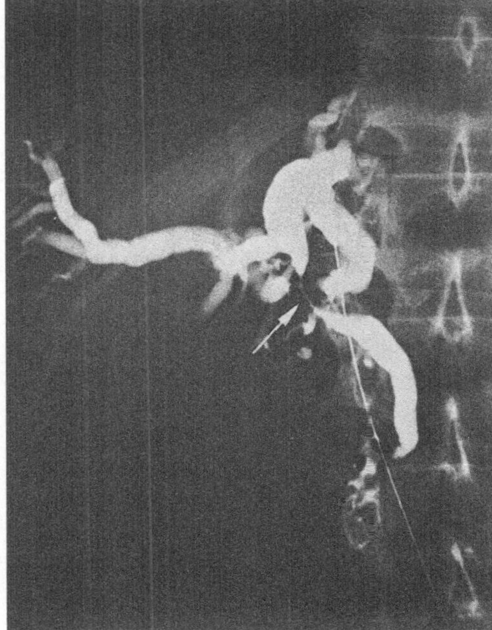
4

Abb. 3. Intermittierender peripherer Verschlußikterus. Konkrement im Choledochus (Nativcomputertomogramm)

Abb. 4. Verschlußikterus durch primäres Karzinom der Hepatikusgabel (*Pfeil*). Perkutane transhepatische Cholangiographie des linken Ductus hepaticus unter sonographischer Führung (*Nadel rechts im Bild*) und anschließend röntgenologisch kontrollierte Kontrastmittelfüllung des Gallengangssystems

Komplikationen und Voraussetzungen

Bei mehr als 10000 Feinnadelpunktionen, die wir bisher durchgeführt haben, traten nur selten Komplikationen zutage. Sie zeigten sich vor allem während der Erprobungsphase der Methode und drückten sich in der Regel durch ein vorübergehendes stärkeres Schmerzereignis aus. (Die Direktinjektion von Kontrastmittel in den Choledochus kann wegen der gelegentlich auftretenden Vagusreizung mit Bradykardie und Blutdruckabfall ein bedenklicheres klinisches Bild hervorrufen.)

Zytologische und histologische Entnahmen stellen prinzipbedingt invasive Maßnahmen dar, selbst bei Verwendung der kleinkalibrigen Schneidbiopsiekanüle oder der Chiba-Nadel. Schwerere Komplikationen haben wir zum Glück bisher nicht erlebt. Operationen wurden nicht erforderlich. Auch eine schwerere perirenale Blutung, früher ein häufiges Ereignis nach Stanzbiopsie, wurde nur in einem Fall deutlich. Einen letalen Punktionsausgang hatten wir nicht zu beklagen. Bei Beachtung bestimmter Sicherheitskriterien ist das Risiko des Eingriffes überschaubar, wenn es auch auf der Hand liegt, daß jede Punktion im Vergleich zur einfachen Ultraschalluntersuchung bereits eine invasive Maßnahme ist und eindeutig indiziert sein muß. Gerinnungszeit und Thrombozytenzahl dürfen nicht unter einen bestimmten Grenzwert absinken. So muß ein Quick-Wert von 50% erreicht werden, und die Thrombozytenzahl sollte nicht unter 100000/mm^3 liegen.

Die Entwicklung der ultraschallgeleiteten Feinnadelpunktion in der Zukunft – Therapiemöglichkeiten

Es ist klar, daß die ultraschallgezielten Feinnadelpunktionen noch perfektioniert werden können und müssen. Insbesondere

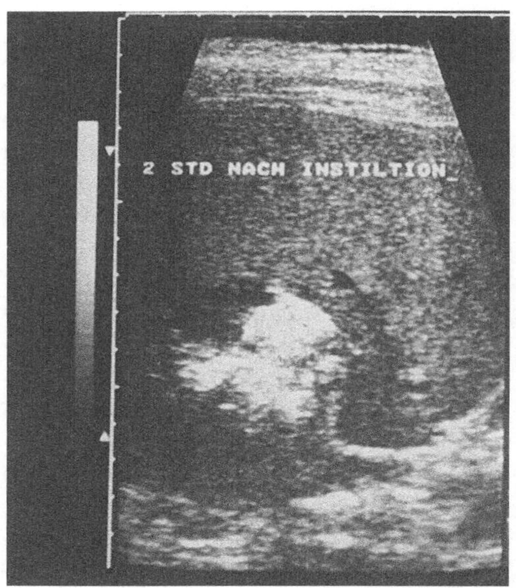

Abb. 5. Solitäre Lebermetastase eines Leiomyosarkoms des Dünndarms. Operation nicht möglich. Sonographie 2 h nach intratumoraler Direktinjektion 94%igen Alkohols

bedarf es halbautomatischer Punktionsgeräte, die den „Einmannbetrieb" zulassen. Auch die Kombination mit intraoperativen und endoskopischen sonographischen Sonden ist sicherlich wünschbar und ferner die Erweiterung der Therapie mit gezielter Medikamentenapplikation (Chemotherapie und Seeds).

Seit 2 Jahren führen wir an unserem Institut gelegentlich als palliative Maßnahme die intratumorale Alkoholapplikation unter Ultraschallkontrolle durch, wenn keine andere Maßnahme mehr vorgenommen werden kann. Es zeigt sich dabei, daß z. B. Primärtumoren und Metastasen der Leber, die der Sonographie gut zugänglich sind, einfach und wiederholt mit Alkohol instilliert werden können. Verwendet wird dabei 94%iger Alkohol. Der Effekt der Alkoholverteilung im Organ bzw. im Tumorherd läßt sich unmittelbar sonographisch erkennen (Abb. 5). Bei einem ausgewählten Krankengut von 8 Patienten konnten wir bisher keine unmittelbar negativen Folgen feststellen. Im Verlauf zeigte sich ein gele-

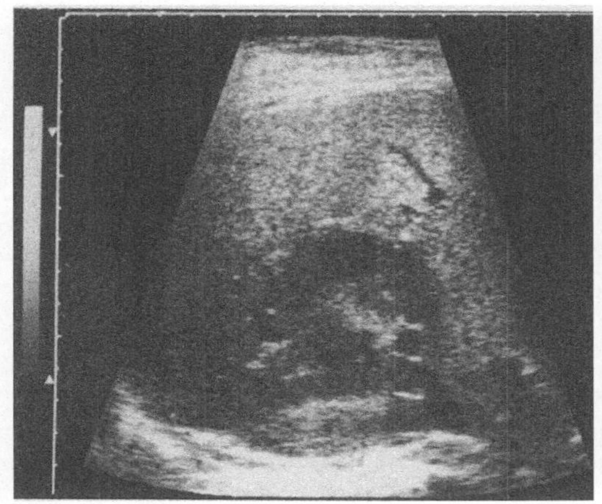

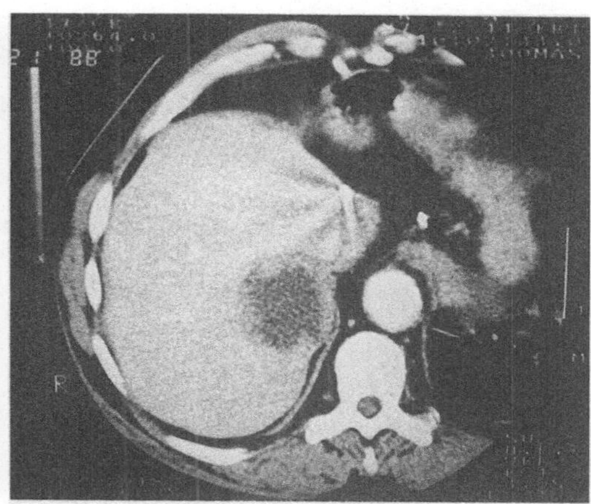

a b

Abb. 6. a Patient wie Abb. 5, Kontrolle ca. 3 Monate nach Therapie. Echodichtes Tumorzentrum; gemäß Feinnadelpunktion zentrale Nekrose. **b** Zugehörige Computertomographie. Tumorzentrum nicht, peripherer Tumorrandbereich jedoch deutlich durchblutet (periphere Tumorreste mithin noch vital)

gentlich deutlicher nekrotisierender Effekt im Tumorzentrum bei mehreren Patienten, wie er computertomographisch besonders hervortritt nach Kontrastmittelapplikation (Abb. 6). Zuweilen läßt sich auch eine peritumorale Grenzlamelle nachweisen. – Die Therapie führten wir unter stationären Bedingungen durch, jedoch ist vorstellbar, daß sie bei kleinen expansiven Prozessen auch ambulant vorgenommen werden kann, sofern sie sich überhaupt bewährt.

Mit der Feinnadelpunktion werden ferner Pankreaspseudozysten abgesaugt. Bei Persistenz einer Pseudozyste über mehr als 8 Wochen und dauernden Schmerzen ist der Punktionsversuch indiziert. Gelingt es nicht, die Zyste dauerhaft zu entleeren, kann die Drainagebehandlung angeschlossen werden, andernfalls schließlich auch die Marsupialisationsoperation.

Die diagnostische Bedeutung der modernen Schnittbildverfahren beruht auf der grundsätzlich neuen Abbildungsart des Körpers und seiner Organe, die jene der konventionellen Röntgendiagnostik beträchtlich erweitert. Durch Anwendung der gezielten Feinnadelpunktion gelingt es zudem, unklare herdförmige, aber auch allgemeine Organerkrankungen sehr sicher zu beurteilen.

Wie bei allen ärztlichen Maßnahmen müssen jedoch bei der Feinnadelpunktion erreichbares Ergebnis einerseits, Beeinträchtigung und Risiko für den Patienten andererseits in einem vernünftigen Verhältnis stehen und besonders beachtet werden.

Literatur

1. Sinner WN (1982) Needle biopsy. Thieme, Stuttgart
2. Otto RCh (1985) Ultraschallgeführte Biopsie. Springer, Berlin Heidelberg New York Tokyo
3. Otto RCh (1984) Sonographische Feinnadelpunktionen: Indikationen und Ergebnisse. Dtsch Ärztebl 81:3573–3587
4. Schwerk WB, Schmitz-Moosmann F (1980) Sonographisch gezielte perkutane transperitoneale Aspirationsbiopsie raumfordernder Pankreasprozesse. Dtsch Med Wochenschr 105:1019–1023
5. Sullivan S, Watson WC (1974) Acute transient hypotension as complication of percutaneous liver biopsy. Lancet I:389–390

Zuverlässigkeit der zytologischen Artdiagnose von malignen Lebertumoren

M. Gebel [1], U. Wortmann und Z. Atay

Ultraschallgeleitete Punktionen ermöglichen heute eine kontrollierte Gewebsentnahme aus nahezu jedem Organ. Durch die Verwendung sehr feiner Nadeln (0,6–0,9 mm Außendurchmesser) unterliegt diese Technik kaum noch Restriktionen. Bei 90–97% der Punktionen läßt sich bei geringfügiger Belästigung des Patienten repräsentatives Material für zytologische und histologische Untersuchungen gewinnen. In großen Studien konnte der Wert der ultraschallgezielten Feinnadelpunktion für die zytologische Diagnostik maligner Tumoren mit einer Sensitivität von 70–95% und einer Spezifität nahe 100% belegt werden [4–6, 8–10]. Die Ergebnisse stützen sich jedoch allein auf den Nachweis der Malignität. Der ausschließliche Nachweis der Malignität eines Tumors genügt für die gezielte Tumorsuche und die heutigen differenzierten Möglichkeiten der onkologischen Therapie jedoch nicht mehr. Nur in wenigen Studien wurden bei der Auswertung der Ergebnisse auch die Genauigkeit der zytologischen Klassifikation und Artdiagnose eines Tumors berücksichtigt [1, 4, 6, 7], obwohl zumindest für einige maligne Tumoren und Systemerkrankungen gleich gute oder sogar bessere Ergebnisse als bei der histologischen Untersuchung erzielt werden könnten [9, 11]. In einer Studie an 1229 repräsentativen Biopsien aus den Jahren 1986–1987 gingen wir der Frage nach, wie zuverlässig die zytologische Tumordiagnose in Hinblick auf die endgültige Diagnose der Patienten war. Die ersten Ergebnisse dieser Studie werden hier mitgeteilt.

[1] Medizinische Hochschule Hannover, Zentrum für Innere Medizin und Dermatologie, Abteilung Gastroenterologie, Konstanty-Gutschow-Straße 8, W-3000 Hannover 61, Bundesrepublik Deutschland.

Patientengut und Methode

Es wurden 1229 repräsentative Biopsien abdomineller Tumoren aus den Jahren 1986 und 1987 mit der endgültigen Diagnose, die durch Operation, Obduktion oder klinischen Verlauf nach Sicherung des Primärtumors unter Zusammenschau aller Befunde gestellt wurde, in Hinblick auf die Genauigkeit der zytologischen Artdiagnose des punktierten Tumors untersucht. 624 Feinnadelpunktionen betrafen Lebertumoren. Bei diesen Punktionen wurde durch den Zytologen in 93 Fällen die Diagnose „hepatozelluläres Karzinom", in 226 Fällen die Diagnose „Adenokarzinom" und in 25 Fällen die Diagnose „undifferenziertes kleinzelliges Karzinom" gestellt. Es wurde überprüft, wie häufig sich die zytologische Diagnose als richtig erwies und welche Tumoren sich hinter der Diagnose „undifferenziertes kleinzelliges Karzinom" verbargen, um einerseits die Zuverlässigkeit der zytologische Diagnose, andererseits die Schwierigkeiten der zytologischen Differentialdiagnose bei undifferenzierten Tumoren zu untersuchen. Für die hier mitgeteilten Ergebnisse wurde die Richtigkeit weitergehender Angaben, die die Zelldifferenzierung und das Ursprungsorgan betrafen, vernachlässigt.

1
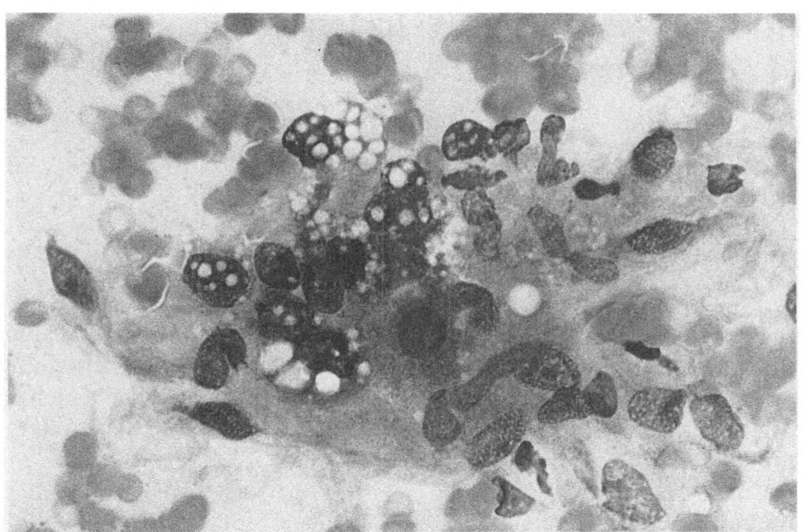

2
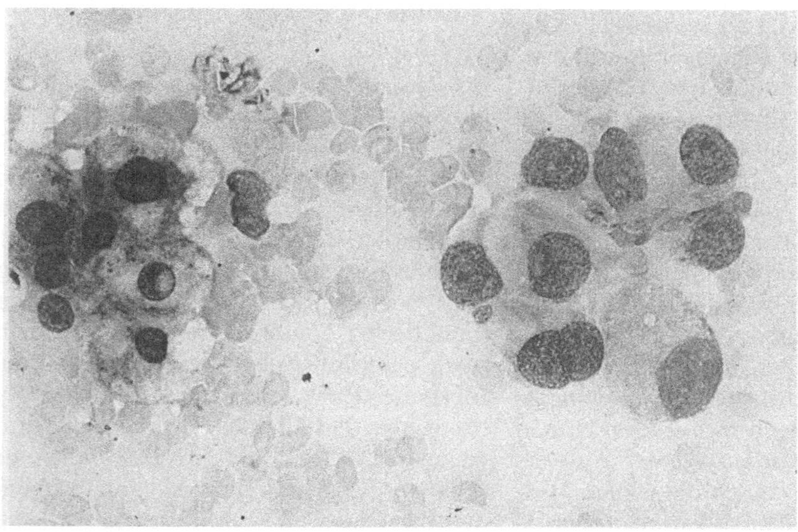

Abb. 1. Zytologischer Ausstrich eines trabekulären hepatozellulären Karzinoms mit epitheloidzelliger Umgebungsreaktion. *Im Zentrum* normaler Hepatozyt, *links daneben* Tumorzellen mit Lochkernen (Färbung nach Giemsa)

Abb. 2. Zytologischer Ausstrich einer Lebermetastase eines Adenokarzinoms (Färbung nach Giemsa). *Links* eine Gruppe normaler Hepatozyten, *rechts* einen Acinus formende Tumorzellgruppe eines tubulären Karzinoms (typisch für Mammakarzinom)

Die Biopsien wurden in der Regel mit einer 0,6-mm-Feinnadel (MS-Nadel, Angiomed) unter kontinuierlicher Ultraschallüberwachung in Lokalanästhesie gewonnen. Für die Überwachung wurden spezielle Biopsieultraschallsonden der Firma Siemens (Sonoline 8000, SL 2) verwendet. Während einer Untersuchung wurden je nach makroskopischer Güte des aspirierten Materials 1–6 Biopsien durchgeführt. Die Aspirate wurden auf entfettete Objektträger ausgespritzt, ausgestrichen, luftgetrocknet und später im zytologischen Labor nach

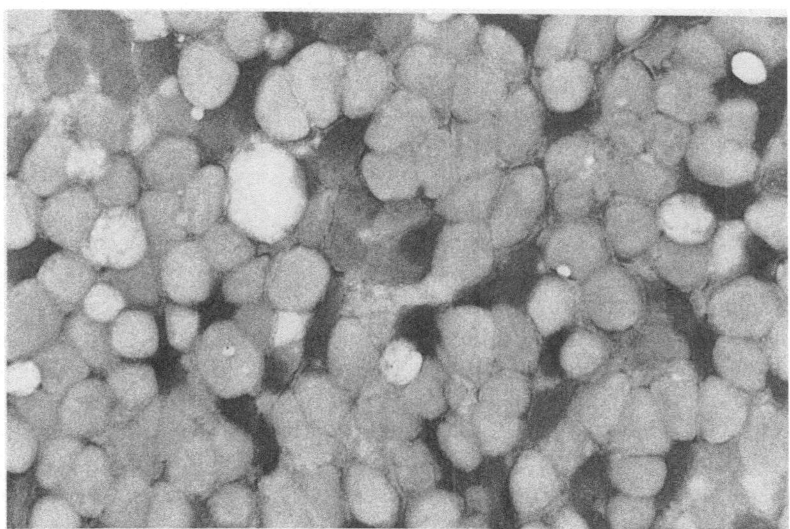

Abb. 3. Kleinzelliges undifferenziertes Karzinom. Vom zytologischen Ausstrich ist eine weitergehende Differentialdiagnose ohne Zusatzfärbungen, die sich aus der klinischen Differentialdiagnose ergeben sollten, nicht möglich (Färbung nach Giemsa)

Giemsa gefärbt. Zusatzfärbungen oder immunzytochemische Färbungen wurden in der Regel in dieser Studie nicht verwendet. Der Zytologe (Z. Atay) klassifizierte die Ausstriche nach Papanicolaou, gab den Tumorzelltyp und soweit möglich den mutmaßlichen Primärtumor an.

Ergebnisse

Die zytologische Diagnose „hepatozelluläres Karzinom" (Abb. 1) erwies bei 91 von 93 Patienten (98%) als richtig. Die beiden fehldiagnostizierten Patienten litten an einem Adenokarzinom (davon ein Patient an einem cholangiozellulärem Karzinom).

Die Diagnose „Adenokarzinom" (Abb. 2) stimmte bei 210 von 226 Patienten (93%) mit der Enddiagnose überein. Zählt man die 8 cholangiozellulären Karzinome hinzu, die ja ebenfalls Adenokarzinome sind, erhöht sich die Ausbeute auf 218 von 226 Patienten (96%).

Hinter der Diagnose „undifferenziertes kleinzelliges Karzinom" (Abb. 3) verbargen sich Adenokarzinome, Plattenepithelkarzinome, Non-Hodgkin-Lymphome, Apudom, Keimzelltumor, hepatozelluläres Karzinom und ein maligner Weichteiltumor (Tabelle 1). In 5 Fällen konnte auch nach Durchuntersuchung der Patienten und Beobachtung des weiteren Krankheitsverlaufs bis zum Tod die zytologische Diagnose nicht weiter differenziert und einem Primärtumor zugeordnet werden.

Tabelle 1. Zytologische Diagnose „undifferenziertes kleinzelliges Karzinom" ($n=25$) verglichen mit der Enddiagnose

	n [%]
Adenokarzinom	8 (32)
Undifferenziertes Kleinz.-Ca.	5 (20)
Plattenepithel-Ca.	4 (16)
NHL (niedrige Malignität)	2 (8)
Verschleimendes Adeno-Ca.	2 (8)
Apudom	1 (4)
HCC	1 (4)
Keimzelltumor	1 (4)
Maligner Weichteiltumor	1 (4)

Diskussion

Die zytologische Diagnose des Adenokarzinoms (als Metastase) und des hepatozellulären Karzinoms erwies sich in dieser Untersuchung als außerordentlich sicher. Dies bestätigt die Tendenz der bisherigen Publikationen zur zytologischen Diagnostik von malignen Lebertumoren [6, 9]. In der zytologischen und histologischen Diagnostik gleichermaßen erfahrene Pathologen sehen daher hinsichtlich der Tumorerkennung keine Vorteile für die Histologie mehr, von Sonderfällen abgesehen [2]. Da die zytologische Diagnose durch einen sehr risikoarmen, bei genügender Erfahrung und guter Überwachung auch ambulant durchführbaren, kontinuierlich überwachten Eingriff selbst aus entlegenen Organgebieten gestellt werden kann, besteht damit die Möglichkeit einer schnellen, morphologisch gut fundierten, zielgerichteten Diagnostik. Bereits am Beispiel des Pankreaskarzinoms [4] haben wir gezeigt, daß eine morphologische Sicherung eines Tumors immer angestrebt werden sollte, da sich für den Patienten in nicht unerheblichem Maße prognostisch günstige Befunde ergeben können, die eine nihilistische Haltung bei der Diagnose „Krebs" keineswegs rechtfertigen (Tabelle 2). Breit angelegte diagnostische Suchprogramme können dem Patienten in der Mehrzahl der Fälle erspart werden. Probelaparotomien zur Gewinnung einer Histologie sind damit nur noch in Ausnahmefällen vertretbar. Die seltene Verwechslung von hepatozellulärem Karzinom und Adenokarzinom ist auf die Ähnlichkeit des pseudoglandulären hepatozellulären Karzinoms mit einem Adenokarzinom und umgekehrt zurückzuführen und muß daher bei klinisch widersprüchlichen Befunden (z. B. Tumormarker) differentialdiagnostisch bedacht werden.

Probleme werfen undifferenzierte Karzinome für den Kliniker auf. Er verbindet mit dem morphologischen Befund eines kleinzelligen Karzinoms allzuleicht ein kleinzelliges Bronchialkarzinom. Die Breite der Differentialdiagnose bei diesen entdifferenzierten Tumoren umfaßt aber nicht nur epitheliale Tumoren, sondern auch Sarkome und Non-Hodgkin-Lymphome (s. Tabelle 1). Gerade die letzteren könnten heute durch Antikörper gegen Lymphozytenantigene gekennzeichent werden. Für das praktische Vorgehen bedeutet dies, daß bei entdifferenzierten Tumoren die Feinnadelpunktion wiederholt werden sollte, um ausreichendes Material für zytochemische und immunzytochemische Färbungen zu gewinnen und auf diesem Weg zusätzliche differentialdiagnostische Hinweise auf den Primärtumor zu bekommen.

Die vorläufigen Ergebnisse dieser Studie zeigen bereits, daß gerade bei den häufigsten und für die Differentialdiagnose wichtigsten malignen Tumoren der Leber die Zytologie zuverlässige Befunde liefert, auf die differenzierte therapeutische Entscheidungen gegründet werden können.

Tabelle 2. Ungewöhnliche Befunde durch FNAB bei 9 von 89 (10%) erfolgreich punktierten Pankreastumoren

Apudom (Gastrinom, Karzinoid, Glukagonom)	4
Hepatozelluläres Karzinom	2
Non-Hodgkin-Lymphom	1
Plasmozytom	1
Hypernephroides Karzinom (10 Jahre nach Tumornephrektomie)	1

Literatur

1. Brandt HJ, Atay Z (1975) Die Feinnadelpunktion der Lunge. Dtsch Ärztebl 72:3113–3117
2. Boeker W (1988) Interventionelle Sonographie: Bewertung ultraschallgeleiteter Feinnadelpunktionen-Cytologie oder Histologie? 150. Tagung der Rheinisch-Westfälischen Gesellschaft für Innere Medizin, Münster 6.–7. Mai.
3. Friedman M, Shimaoka K, Fox ST, Pankou AM (1983) Second malignant tumors detected by needle aspiration cytology. Cancer 52:699–706

4. Gebel M, Horstkotte H, Köster C, Brunkhorst R, Brandt M, Atay Z (1986) Ultraschallgezielte Feinnadelpunktion abdomineller Organe: Indikationen, Ergebnisse, Risiken. Ultraschall 7:198–202
5. Klann H, Waldthaler A, Voeth C, Ottenjann R (1983) Percutane, ultraschallgezielte Feinnadelpunktionen (Leber, Pankreas und Darm) und ultraschallgezielte Pankreasgangpunktionen. Dtsch Med Wochenschr 108:1503–1507
6. Otto RC, Wellauer J (1985) Ultraschallgeführte Biopsie. Springer, Berlin Heidelberg New York Tokyo
7. Palowski H, Baudrexl A, Justus J (1980) Einsatzmöglichkeiten der Zytodiagnostik bei der Differentialdiagnose und Stadieneinteilung der Lyphogranulomatose. Z Erkr Atmungsorgane 154:332–336
8. Schwerk WB, Dürr H-K, Schmitz-Moormann P (1983) Ultrasound guided fine-needle biopsies in pancreatic and hepatic neoplasms. Gastrointest Radiol 8:219–225
9. Voeth C (1985) Punktionscytologie. Krankenhausarzt 58:124–132
10. Wernecke K, Heckemann R, Rehwald U (1984) Ultraschallgeführte Feinnadelbiopsie herdförmiger Lebererkrankungen Teil I: Maligne Lebertumoren. Ultraschall 5:298–302
11. Zajicek J (1979) Monographs in clinical cytology, vol 7. Karger, Basel

Möglichkeiten und Grenzen der Zytologie bei der Auswertung der abdominellen Feinnadelaspirationspunktion

Z. Atay [1]

Seit Einführung der Szintigraphie und Sonographie werden immer häufiger Feinnadelpunktionen an intraabdominellen Organen durchgeführt [2, 3, 7, 9, 10, 12, 16–19, 22–24, 26, 28, 32]. Die zytologische Begutachtung der so gewonnenen Materialien aus dem Abdomen ist eines der schwierigsten Kapitel der klinischen Zytologie.

Hierfür sind folgende Faktoren verantwortlich:

1. Es handelt sich hier nicht um ein Organ, sondern um mehrere Organsysteme oder verschiedene Gewebsarten, z. B. Mesothel, retroperitoneales Gewebe, parenchymatöse Organe, lymphatisches System, Magen-Darm-Kanal, genitale Organe.
2. Im Gegensatz zur gynäkologischen Vorsorge, bei der nur eine zytologische Verdachtsdiagnose gestellt und vor der Behandlung eine histologische Abklärung angestrebt wird, erwartet man von der außergynäkologischen Zytologie eine endgültige Diagnose.
3. Die Ansprüche an den Zytopathologen sind sehr hoch (Dignität, Histogenese, Grad der Malignität, Unterscheidung von primären und sekundären Tumoren und wenn möglich, die Bestimmung der Ausgangsorgane bei metastatischen Tumoren). Die Bewältigung dieser umfangreichen morphologischen Aufgaben setzt eine große Erfahrung voraus.

Es soll in diesem Beitrag auf 2 grundsätzliche Punkte eingegangen werden, einmal auf die Methodik und zum zweiten auf die rein morphologischen Möglichkeiten der Zytologie, weil sämtliche zytologischen Diagnosen in erster Linie von diesen beiden Faktoren abhängig sind.

Methodik

Materialgewinnung

Zu nennen wären Feinnadelpunktate und Imprint- bzw. Abtupfpräparate von Probeexzisionen oder Biopsien mit dickkalibrigen Nadeln. (Die Anwendung der letzteren Möglichkeit ist weitgehend eingeschränkt, da häufig schwerwiegende Komplikationen auftreten können.)

Während die zytologische Beurteilung der Feinnadelpunktate selbstverständlich ist, werden Tupfpräparate nur sehr selten angefertigt. Wir empfehlen dies jedoch aus folgenden Gründen:

Materialbedingte Gründe. In der Histologie ist die morphologische Beurteilbarkeit der Bioptate sehr stark von ihrer Größe abhängig; auch liefern nekrotische Materialien keine diagnostisch relevanten Ergebnisse. In der Zytologie kommt man dagegen mit sehr wenigen, sogar mit nur einer Zelle aus.

Methodische Gründe. Infolge Zellschrumpfung ist sowohl bei Routinebiopsien als auch bei intraoperativen Schnellschnitten die Bestimmung der Dignität und Histogenese von kleinzelligen Neoplasien (kleinzel-

[1] Praxisgemeinschaft Prof. Atay/Prof. Lang, Siegesstraße 3, W-3000 Hannover 1, Bundesrepublik Deutschland.

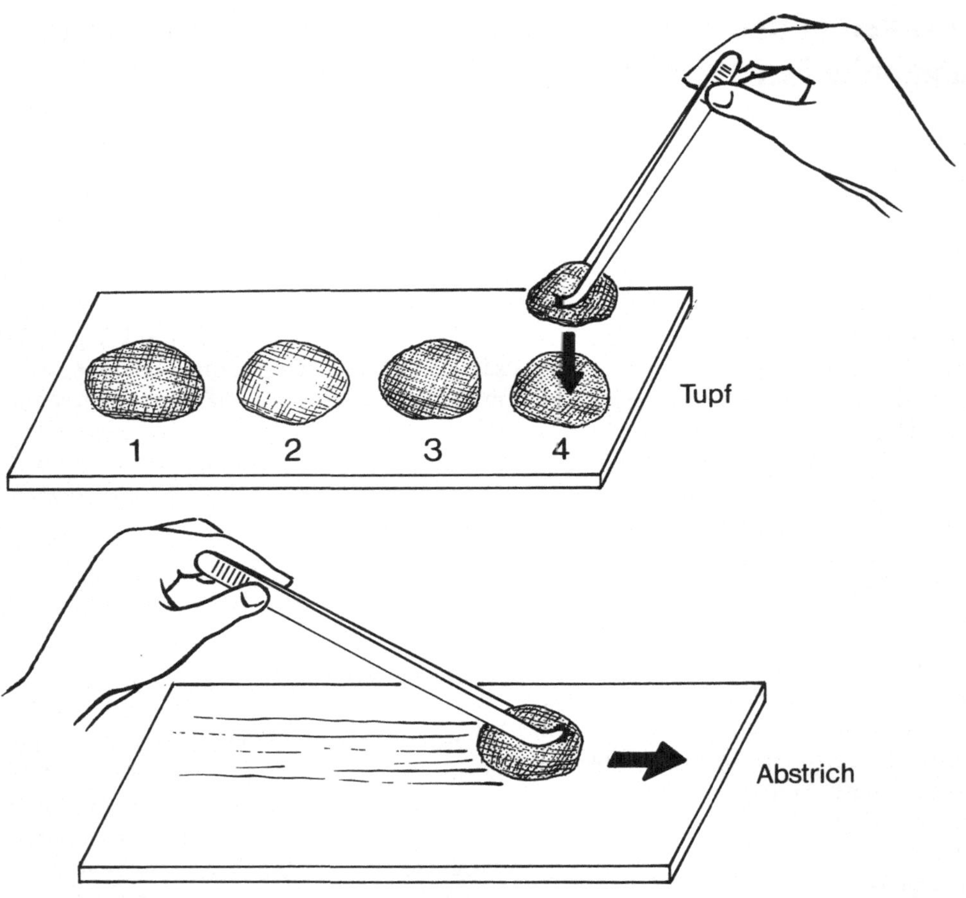

Abb. 1. Technik zur Anfertigung von Abtupf- und Abstrichpräparaten von Probeexzisionen

liges Karzinom oder Lymphom) nicht immer möglich.

Morphologische Gründe. Histologisch ist bei extranodulärer Lymphomausbreitung die Bestimmung der Untergruppen der malignen Lymphome eingeschränkt oder nicht möglich. Ebenso schwierig ist die Unterscheidung zwischen den malignen Lymphomen und Pseudolymphomen sowie die prä- und intraoperative Bestimmung der Dignität bei Thymomen. Der größte Teil dieser Schwierigkeiten kann durch gleichzeitige Untersuchung von Abtupfpräparaten zytologisch gelöst werden.

Aufarbeitung des Materials

Vom Kanüleninhalt des Feinnadelpunktates sollen möglichst 6–10 Ausstrichpräparate angefertigt werden. Ähnlich wie beim Anfertigen von peripheren Blutausstrichen wird das Material auf den entfetteten Objektträgern verteilt und mit einem Deckglas ausgestrichen. Andererseits besteht die Möglichkeit, das abpunktierte Material auf einen Objektträger zu spritzen und es mit einem zweiten Objektträger unter sanftem Druck gleichmäßig auf beide Objektträger zu verteilen. Gewebsstücke werden ebenfalls auf entfetteten Objektträgern abgetupft bzw. abgestrichen (Abb. 1).

Falls bei der Punktion Flüssigkeit gewonnen wird, muß das Material ohne Fixationslösung möglichst schnell zum zytologischen Laboratorium gebracht werden. Für Einsendung an Fremdlaboratorien empfiehlt es sich, die Flüssigkeit mit 2000 Umdrehungen 10 min zu zentrifugieren, dekantieren und vom Bodensatz 6–10 Ausstriche anzufertigen. Die Präparate sollten nicht fixiert werden, da bei fixierten Ausstrichen die Pappenheim-Färbung und zytochemische Färbungen nicht optimal durchzuführen sind. – Die bis jetzt beschriebenen Teile der Methodik gehören in die Hand des Klinikers.

Für die Routinediagnostik werden 2 Färbeverfahren angewandt: die Papanicolaou-Färbung, die überwiegend von Pathologen und Gynäkologen bevorzugt wird, und die Pappenheim-Färbung, die von Hämatologen und internistischen Zytologen angewandt wird. Die Pappenheim-Färbung hat für die Beurteilung der Organpunktate große Vorteile. Wenn ein Morphologe allein mit der Papanicolaou-Färbung arbeitet, gehen ihm morphologisch interessante und wichtige Befunde verloren (Farbabstufungen des Zytoplasmas und der Nukleolen, Mikrovilli sowie Makrokerneinschlüsse). Infolgedessen können hämatologische Systemerkrankungen, maligne Lymphome mit ihren Untergruppen, mesenchymale Tumoren und einige spezielle epitheliale Tumoren nicht genau identifiziert werden. Auch durch vorangegangene Fixation der Ausstriche, die für die Papanicolaou-Färbung notwendig ist, können keine zytochemischen Reaktionen durchgeführt werden.

Neben diesen Routinefärbungen sind für spezielle Fragen zytochemische und immunzytochemische Reaktionen notwendig. Aus Zeit- und Kostengründen muß die Zahl auf einige notwendige Reaktionen beschränkt werden, zumal diese Reaktionen der einfachen Zytomorphologie nicht überlegen sind. In unserem Laboratorium kommen wir in 95% der Fälle mit der Pappenheim-Färbung aus.

Bei Bedarf werden PAS, PAS-Diastase, Muzikarmin, alkalische Phosphatase, saure Phosphatase, unspezifische Esterase, Leuzinaminopeptidase, Berliner Blau, Sudanrot, Sudanschwarz, CEA, Alphafetoprotein, Kalzitonin, Zytokeratin, Vimetin, pan T oder pan B usw. angewendet.

Möglichkeiten und Aufgaben der Zytomorphologie

Die Bestimmung der Dignität, das zentrale Problem der Zytodiagnostik, steht seit über 150 Jahren von theoretisch-wissenschaftlicher Seite in lebhafter Diskussion. Auch heute noch wird die Malignität durch die histopathologische Untersuchung bestimmt.

Die zytologische Untersuchung wird nur bei den Fällen angestrebt, bei denen eine Materialgewinnung für die Histologie nicht möglich ist. Einerseits wird zwar immer beteuert, daß zytologisch keine sichere Malignitätsdiagnose gestellt werden kann, andererseits zeigt aber die praktische Erfahrung, daß der Sicherheitsgrad der Malignitätsbestimmung in der Zytologie bei erfahrenen Zytologen den Grad der Histopathologie erreicht und sogar übertreffen kann [5, 6].

Tabelle 1. Zytochemische Reaktionen bei malignen Tumoren

	PAS	AP	Unsp. Esterase	Saure Phosphatase
Renalzell-Ca.	↑	↓	↑	↑
Hepatozelluläres Ca.	↑	↓	↑	↑
Mesotheliom	↑		↑	↑
Bronchiolo-Alveolarzell-Ca.	↑	↑	↑	↑

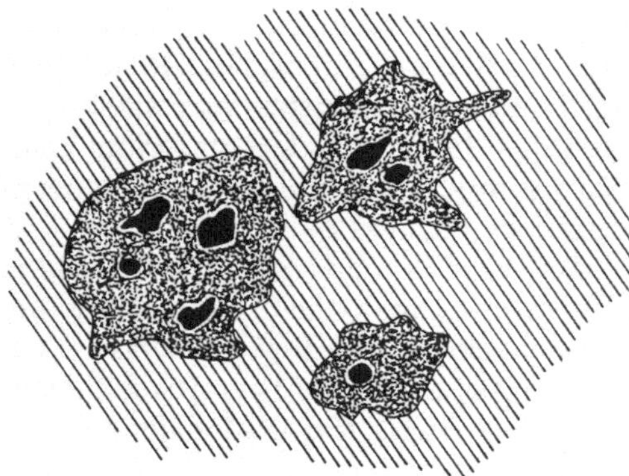

Abb. 2. Entscheidende Malignitätskriterien: 1. Poikilonukleolose; 2. Unregelmäßige Kernbegrenzung mit Protuberantien; 3. Mehrkernigkeit mit unterschiedlicher Kerngröße ohne konstanten Multiplikationsfaktor; 4. Feines, dicht retikuläres Chromatin

Albertini [1] hat sich treffend über dieses Problem geäußert: „Die Malignität ist ein zelluläres Problem. Wenn wir die sicheren Kriterien als solche nicht erkennen, bedeutet dies nicht, daß es sie nicht gibt, sondern vielmehr, daß unser derzeitiger Wissensstand nicht ausreicht."

Die erfolgreiche Einführung einiger monoklonaler Antikörper (KI-Antigen, Lambda, Kappa usw.) zur Diagnostik maligner Lymphome unterstützt die Albertinische Prophezeihung.

In der Zytodiagnostik werden heute über 50 verschiedene Malignitätskriterien angewendet. In der Regel reicht ein Kriterium nicht aus, da entweder dieses Kriterium nicht an allen Tumorzellen zu finden ist oder aber entzündlich-regenerative Prozesse einzelne Malignitätskriterien aufweisen können. Die Bedeutung der einzelnen Kriterien hängt vom Zelltyp, der Zellreifung, dem Milieu, den angewandten Färbeverfahren und der eventuell vorangegangenen Therapie ab.

Nach unserer Ansicht sind die in Abb. 2 aufgeführten Kriterien die wichtigsten. Das Vorkommen von 2 entscheidenden Malignitätskriterien an einer Zelle erlaubt eine sichere Malignitätsdiagnose. Die Malignitätsbestimmung ist bei großzelligen anaplastischen Tumoren, Sarkomen und Plattenepithelkarzinomen sehr hoch, bei Drüsenzellkarzinomen leicht eingeschränkt und bei Mesotheliomen, kubischen Epitheltumoren von parenchymatösen Organen (hepatozelluläres Karzinom, Renalzellkarzinom u. Schilddrüsenkarzinom) schwierig. Bei Apudomen ist sie unmöglich, z. B. ist das Karzinoid in der Lunge ein semimaligner Tumor. Hypophysenadenome werden trotz lokaler Infiltration in die Umgebung, aber ohne Fernmetastasen nicht als maligne angesehen. Dagegen sind die C-Zell-Tumoren der Schiddrüse, die keine wesentlichen morphologischen Zellatypien aufweisen, fast immer maligne. Allerdings treten diese Schwierigkeiten bei den histopathologischen Untersuchungen in gleicher Weise auf. In solchen Grenzfällen ist eine Hilfe von immunzytochemischen und zytochemischen Reaktionen zu erwarten. Nach unseren Erfahrungen, die in Tabelle 1 zusammengestellt wurden, ist eine kombinierte Anwendung von PAS, alkalischer Phosphatase, unspezifischer Esterase und saurer Phosphatase zu empfehlen. Bei den in dieser Tabelle aufgeführten Tumoren bzw. Hyperplasien spricht die intensive Reaktion bei der PAS, unspezifischen Esterase und sauren Phosphatase für Malignität. Dagegen nimmt die Intensität der alkalischen Phosphatase bei Renalzellkarzinomen und hepatozellulären Karzinomen ab und steigt beim Bronchiolo-Alveolarzellkarzinom an (Abb. 3 und 4).

Die Sensitivität und Spezifität der zytologischen Malignitätsbestimmung kann am sichersten durch kombinierte Auswertung von Schnitt- und Tupfpräparaten bestimmt werden. Nach unseren Ergebnissen an verschiedenen Organtumoren (Lunge, Pleura, Lymphknoten, Magen-Darm) erreicht die Zytodiagnostik eine 100%ige Spezifität und eine 98%ige Sensitivität (Tabelle 2). Die Trefferquote bei kleinzelligen Tumoren, Lymphomen und Sarkomen kann durch die Zytologie sogar um 20% erhöht werden. Bei Punktionsmaterialien kann die Spezifi-

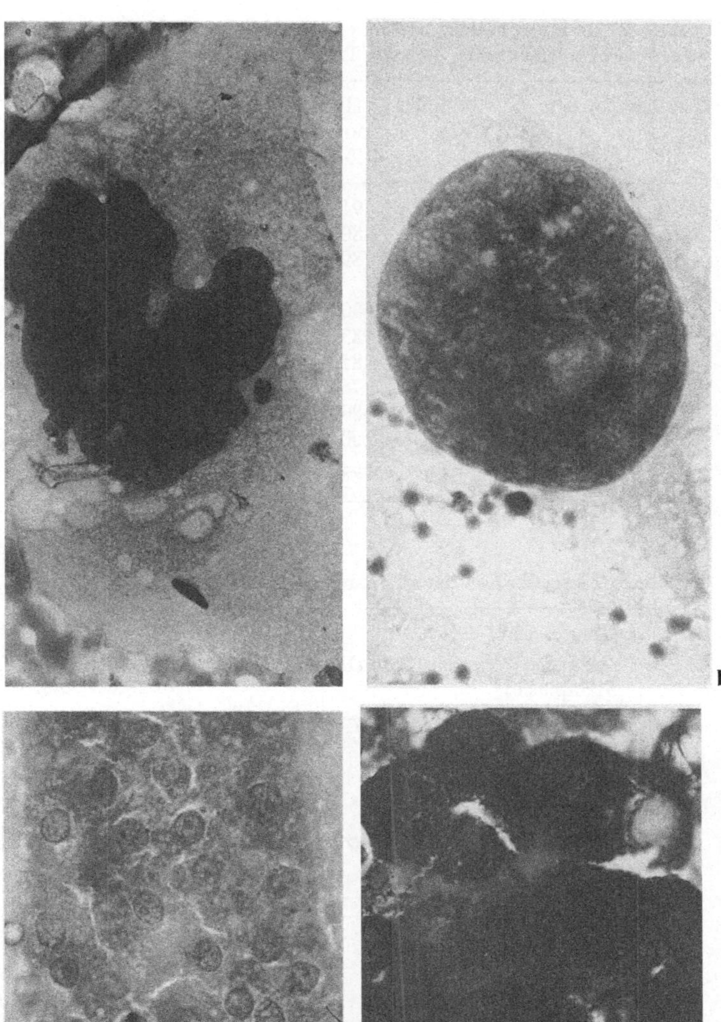

Abb. 3. **a** PE-Abstrich vom Weichteil, Diagnose: Pap. V, Rhabdomyosarkom; **b** PE-Abstrich vom Hirntumor, Diagnose: Pap. V, Glioblastoma multiforme. Die Malignitätsdiagnose ist jeweils mit nur einer Zelle möglich. (Färbung: Pappenheim, Vergr. 400:1)

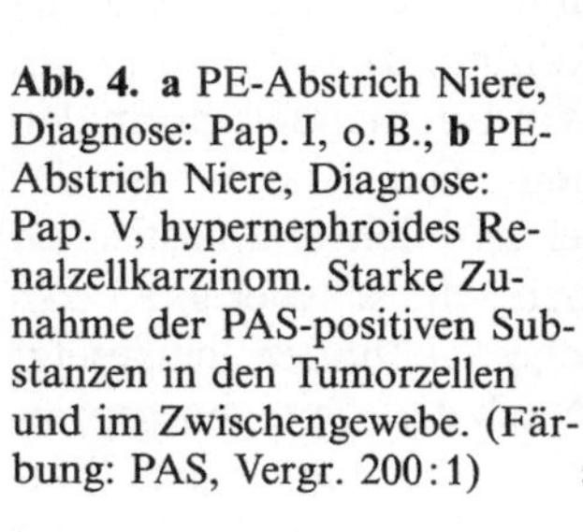

Abb. 4. **a** PE-Abstrich Niere, Diagnose: Pap. I, o. B.; **b** PE-Abstrich Niere, Diagnose: Pap. V, hypernephroides Renalzellkarzinom. Starke Zunahme der PAS-positiven Substanzen in den Tumorzellen und im Zwischengewebe. (Färbung: PAS, Vergr. 200:1)

Tabelle 2. Relation zwischen positiven Ergebnissen und dem histogenetischen Typ des Tumors

Typ des Tumors	Fälle *n*	Histologie [%]	Zytologie [%]
Plattenepith.-Ca.	412	91	97
Kleinzelliges Ca.	188	80	99
Adeno- und Bronchiolo-Alveolarzell-Ca.	148	89	96
Großzelliges Ca.	90	90	99
Mesotheliom	42	83	97
Thymom	7	85	100
Sarkom	25	76	96
Andere	5	80	100
Undifferenzierbar	4	50	100
Gesamt	921	88	98

Tabelle 3. Klassifikation nach Papanicolaou

I	Ohne Befund
II	Gutartige Veränderungen (Entzündung, Metaplasie)
III	Zellproliferationen mit Atypien (unklarer Befund)
III D	Dysplasie (leicht, mäßig, schwer)
IVa	Karzinoma in situ
IVb	Verdacht auf invasives Karzinom
V	Invasives Karzinom

tät ebenso beurteilt werden, während die Bestimmung der Sensitivität fehlerhaft ist, da hier die korrespondierende Vergleichshistologie fehlt. Nach den Erfahrungen unserer Arbeitsgruppe betrug die Spezifität bei Abdomenpunktaten 100% [16, 17]. Demnach kann die zytologische Malignitätsdiagnose als endgültig angesehen werden. Infolgedessen können schwerwiegende operative oder medikamentöse Behandlungen ohne Histologie durchgeführt werden. Dies gewinnt besonders bei intraoperativen morphologischen Diagnosen an Bedeutung, bei denen eine histologische Untersuchung mit Schwierigkeiten belastet ist (Schilddrüse, Lymphknoten).

Für die Mitteilung der zytologischen Befunde empfehlen wir die modifizierte PAP-Klassifikation nach Soost, da dadurch die Verständigung zwischen Kliniker und Morphologen erleichtert wird und eine statistische Datenerfassung gewährleistet ist (Tabelle 3). Allerdings weicht unsere Einteilung in einem Punkt von der Soost-Klassifikation ab. Wir stufen die schwere Dysplasie im Bereich der klinischen Zytologie in die Klasse III D ein, obwohl Soost dieses als IVa klassifiziert.

Bestimmung des histogenetischen Typs der Tumoren

In der Zytologie ist die Bestimmung des histogenetischen Typs von Tumoren lange Zeit vernachlässigt worden, da man der Ansicht war, daß für die Typenbestimmung der gewebliche Aufbau notwendig und dies nur durch histologische Untersuchungen möglich sei.

Diese Ansicht ist überholt. Im Prinzip kann man Malignität sicher feststellen, wenn man den Zelltyp erkennt, weil die Malignitätskriterien, wie schon oben erwähnt, sehr stark vom Zelltyp abhängig sind. Wir wenden das zytogenetische Prinzip bei der Bestimmung des histogenetischen Typs eines Tumors mit Erfolg an.

Jede Tumorzelle, die aus einer jungen Zelle entsteht, kann in einem unreifen Zustand bleiben, allerdings weist der überwiegende Teil der Tumorzellen einen Reifungsprozeß auf (Rückdifferenzierung) und kann alle im Körper vorkommenden normalen Zellen nachahmen. Die Erkennung der Ausgangszelle bei unreifen anaplastischen Tumoren ist jedoch sehr schwierig, so daß hier zytochemische Methoden eingesetzt werden müssen. Nach dem Zytogeneseprinzip stammt eine Tumorzelle aus einem Plattenepithelkarzinom, wenn sie Ähnlichkeit mit einer normalen oder metaplastischen Plattenepithelzelle zeigt. Dieses Prinzip ist äußerst wichtig, denn es beinhaltet, daß Aussagen über den Tumor unabhängig von

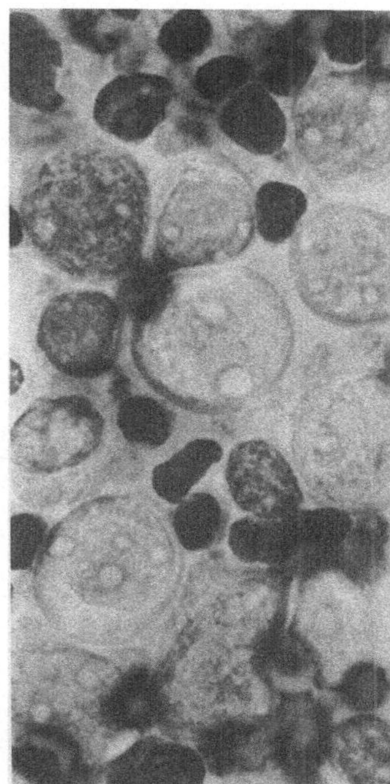

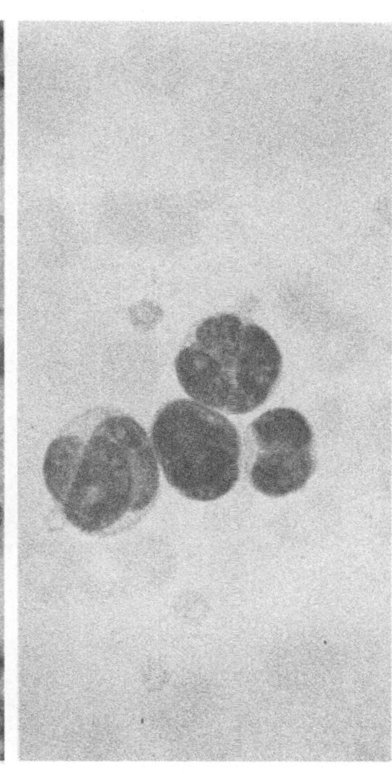

Abb. 5. a Lymphknotenpunktat, Diagnose: zentroblastisches Lymphom; **b** Lymphknotenpunktat, Diagnose: lymphoblastisches Lymphom vom T-Zell-Typ. (Färbung: Pappenheim, Vergr. 200:1)

Tabelle 4. Modifizierte histogenetische Typen der malignen epithelialen Tumoren nach Albertini [1]

Drüsenzelltumoren	Adenokarzinom Solides Karzinom Anaplastisches Karzinom
Deckepitheltumoren	Plattenepithelkarzinom Übergangsepithelkarzinom
Germinalzelltumoren	Seminom Dysgerminom Teratom
Desmalepitheltumoren	Mesotheliom Synovialom
Tumoren der kubischen Epithelien aus parenchymatösen Organen	Hepatozelluläres Karzinom Renalzellkarzinom Schilddrüsenkarzinom Bronchiolo-Alveolarzell-Karzinom

der Lokalisation seiner Zellen getroffen werden können. Das heißt, nach diesem Prinzip können selbst in Metastasen, Flüssigkeiten und bei nekrotischen Materialien ohne zusammenhängendes Gewebe Bestimmungen des Tumortyps erfolgen. Bei gut und mäßig differenzierten Tumoren stimmen die histologischen und zytologischen Diagnosen überein, wogegen bei wenig differenzierten und anaplastischen Neoplasien Differenzen auftreten. Wir richten uns bei der zytologischen Typenbestimmung nach der Albertini-Einteilung (Tabelle 4). Das Zytogeneseprinzip hat sich besonders bei den hämatologischen Krankheiten und für die Diagnose der malignen Lymphome bewährt (Abb. 5).

Bestimmung der Ausgangsorgane

Eine solche Diagnose ist abhängig vom Vorhandensein einer besonderen Zellart, von der Zellagerung oder zytochemischen und immunzytochemischen Befunden. Die speziellen Zellen finden wir bei kubischen Epithelien der parenchymatösen Organe [Leber, Niere, Schilddrüse, Organe mit Germinalzellen, Parenchymzellen der

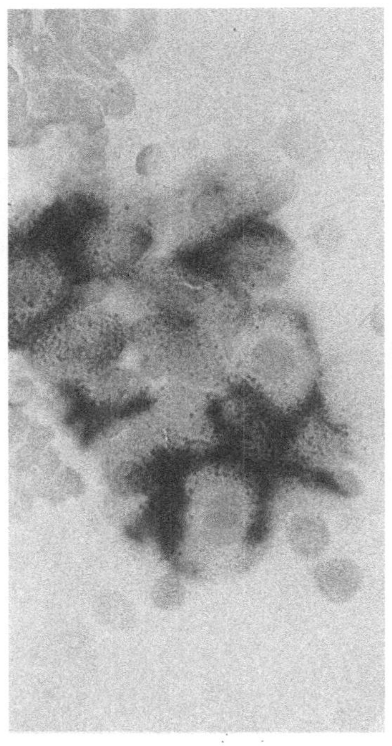

a

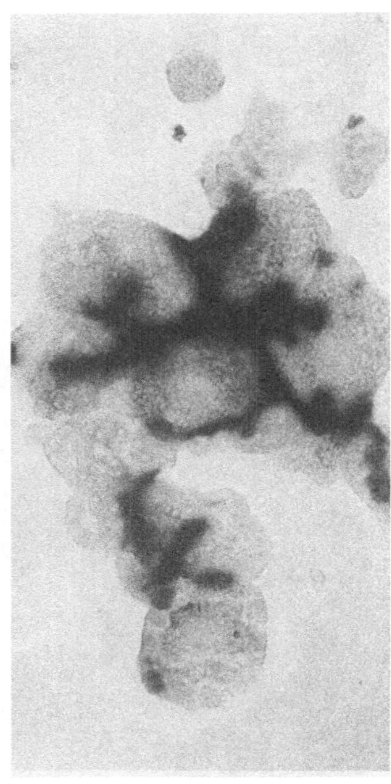

b

Abb. 6a, b. Leberpunktate, Diagnose: Pap. V, hepatozelluläres Karzinom. Darstellung der intrazellären Gallenkanälchen. Färbung: Leuzinaminopeptidase (**a**), alkalische Phosphatase (**b**). (Vergr. 200:1)

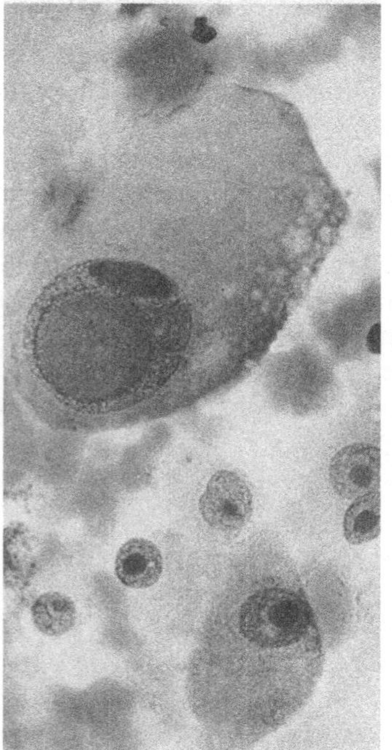

a

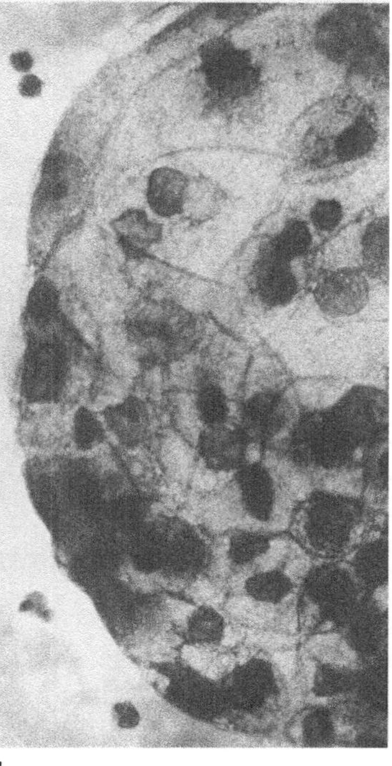

b

Abb. 7. a Leberpunktat, Diagnose: Pap. V, Renalzellkarzinom vom hellzelligen Typ (große Nukleolen und Makrokerneinschluß); **b** Nierenpunktat, Diagnose: Pap. V, Renalzellkarzinom vom hellzelligen Typ (pflanzenzellähnliche Zelldifferenzierung). (Färbung: Pappenheim, Vergr. 200:1)

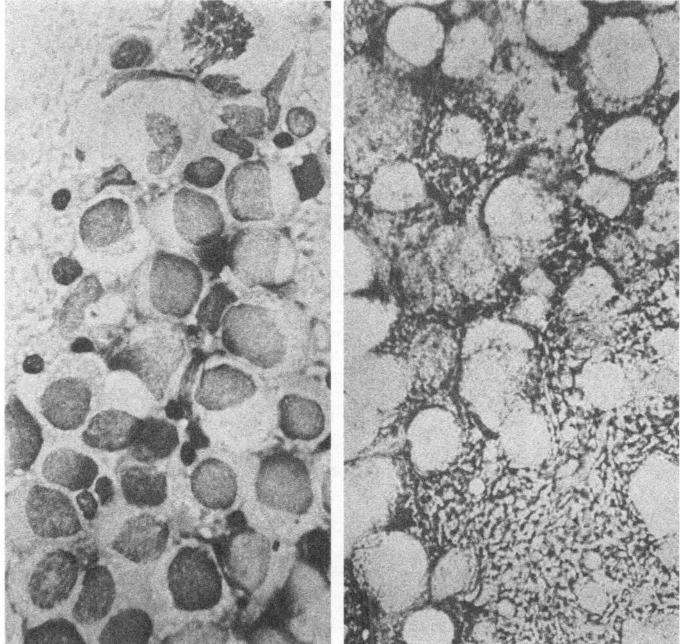

Abb. 8 a, b. Abdominelle Lymphknotenpunktate, Diagnose: Pap. V, Seminom. **a** Helles Zytoplasma, einzeln liegende Tumorzellen (Färbung: Pappenheim); **b** PAS-positive Tumorzellen und Glykogenansammlungen im Zwischengewebe (Färbung: PAS). (Vergr. 200:1)

Tabelle 5. Zytologische Ergebnisse bei Organpunktionen vom 1. 1. 1988 bis 31. 12. 1988. – Die Leberpunktate stehen bei den Punktaten aus dem intraabdominellen Bereich an erster Stelle. Der Anteil der positiven Ergebnisse (Pap. IV u. V) beträgt 38%

Organ	Papanicolaou-Klassifikation						
	n	0 [%]	I [%]	II [%]	III [%]	IV b [%]	V [%]
Leber	972	9	26	26	2	2	36
Pankreas	296	26	23	36	1	2	13
Niere	235	16	13	54	2	3	11
Nebenniere	22	45	9	5	–	–	41
Milz	28	7	54	18	–	4	18
Varia	273	21	13	37	2	4	24
Intrathorakal	539	17	22	25	1	3	33
Mamma	528	11	7	68	4	2	9
Schilddrüse	4033	5	10	83	1	0,1	1
Lymphknoten	616	22	8	29	1	1	38

Lunge (Pneumozyt II), Acinuszellen der Mamma].

Außerdem können einige Tumoren, die von Zylinderzellen ausgehen, eine spezielle Morphologie aufweisen, wie z. B. das muzinöse Zystadenokarzinom des Ovariums oder die Granulosazelltumoren (Abb. 6–8).

Durch die Einführung der monoklonalen Antikörper ist die Bestimmung der Ausgangsorgane bei metastatischen Tumoren einfacher geworden. Zeigt z. B. die prostataspezifische saure Phosphatase eine positive Reaktion, so deutet dies darauf hin, daß der Primärtumor aus der Prostata stammt.

Tabelle 6. Wichtige zytologische Befunde des hepatozellulären Karzinoms

Zytomorpholog. Kriterium	Diagnostische Aussagekraft (Spezifität)	Prozentuale Häufigkeit (Sensitivität) [%]
Ähnlichkeit mit Hepatozyten	Sehr hoch	90
Gallenkörnchen	Sehr hoch	69
Makrokerneinschlüsse	Sehr hoch	75
Lochkerne	Hoch	82
Hyaline Körperchen	Hoch	45

Tabelle 7. Einschlüsse in Kombination (Häufigkeit des Auftretens je Fall, $n=100$)

	Fälle
Keine Einschlüsse	0
1 Einschluß	9
2 Einschlüsse	30
3 Einschlüsse	42
4 Einschlüsse	19

Die Unterscheidung der primären und metastatischen Neoplasien hat gerade bei den Lebertumoren eine große Bedeutung erlangt, da die Lebertransplantationen heute zum Routineeingriff geworden sind. Die Leberpunktionen sind in den letzten 15 Jahren sprunghaft angestiegen und liegen bei uns an zweiter Stelle aller Organpunktionen (Tabelle 5). Während die Bestimmung der Malignität der hepatozellulären Karzinome bei hochdifferenzierten Formen einige Schwierigkeiten aufweist, erreichen wir bei der Spezifität der Bestimmung der Histogenese 98%.

Seit ca. 20 Jahren ist man in der Forschung darum bemüht, die zytomorphologischen Charakteristika des hepatozellulären Karzinoms herauszufinden [4, 8, 13–15, 18, 20, 21, 25–31). Im Rahmen einer Dissertation haben wir versucht, seine *zytologischen* Kriterien darzustellen [27]. Wir waren dabei in einer besonders günstigen Lage, da wir nicht nur die zytomorphologischen, sondern auch die zytochemischen und immunzytochemischen Befunde vergleichen konnten. Entscheidende Faktoren hier sind für die

1. Zytomorphologie: Ähnlichkeit mit Hepatozyten, Lochkerne, Hyalinkörper, Gallenpigment;
2. Zytochemie: Leuzinaminopeptidase (Darstellung der intrazellulären Gallenkanälchen), alkalische Phosphatase (identisch mit Leucinaminopeptidase);
3. Immunzytochemie: Alphafetoprotein.

Die zellulären Kriterien sind die zuverlässigsten und am häufigsten nachweisbaren Entitäten. Die Häufigkeit der einzelnen Kriterien wurde in Tabelle 6 zusammengestellt. Meist werden diese Kriterien zusammen angetroffen, in sehr seltenen Fällen können sie auch einzeln auftreten (Tabelle 7).

Zusammenfassung

1. Die Methoden der Materialgewinnung haben durch die Einführung der Sonographie einen hohen Standard erreicht.

2. Die klassische Zytomorphologie hat in der Bestimmung der Dignität einen hohen Sicherheitsgrad, vergleichbar mit dem der Histologie, erreicht (100%ige Spezifität in unserem Material).

3. In der Bestimmung der Histogenese und der Ausgangsorgane bei metastatischen Tumoren hat die Zytomorphologie große Fortschritte gemacht. Ihre Ergebnisse sind mit denen der Histologie durchaus vergleichbar. Eine weitere Erhöhung der Spezifität und Sensitivität ist nur durch neue Entwicklungen in der Materialgewinnung, Zytochemie und Immunzytochemie möglich.

4. Erfolgreiche Diagnosen sind abhängig von erfahrenen Morphologieassistenten und erfahrenen Zytomorphologen. Hier Nachwuchskräfte zu fördern wäre von

größter Wichtigkeit, weil die jetzigen Laboratorien das immer umfangreicher werdende Material weder sachlich noch personell bewältigen können.

Literatur

1. Albertini A v (1974) Histologische Geschwulstdiagnostik. Thieme, Stuttgart
2. Ajdukiewicz A, Crowden Al, Hudson E, Pyne C (1985) Liver aspiration in the diagnosis of hepatocellular carcinoma in the Gambia. J Clin Pathol 38:185–192
3. Ali M, Akhtar M, Mattingly RC (1986) Morphologic spectrum of hepatocellular carcinoma in fine needle aspiration biopsies. Acta Cytol 30 (3):294–302
4. An T, Ghatak N, Kastner R, Kay S, Lee H (1983) Hyaline globules and intracellular lumina in a hepatocellular carcinoma. Am J Clin Pathol 79 (3):392–396
5. Atay Z, Preussler H (1973) Ergebnisse der vergleichenden Cytologie und Histologie von 921 malignen Tumoren aus 2500 Biopsien im Thorax. Verh Dtsch Ges Pathol 57:360–362
6. Atay Z (1981) The reliability of cytodiagnosis in determining malignancy and histogenetic tumor type. In: Nakhosteen JA, Maassen W (eds) Bronchology: research, diagnostic and therapeutic aspects. Martinus Nijhoff, The Hague
7. Bell D, Carr C, Szyfelbein W (1986) Fine needle aspiration cytology of focal liver lesions, results obtained with examination of both cytologic and histologic preparations. Acta Cytol 30 (4):397–402
8. Bhatia A, Mehrotra P (1986) Fine needle aspiration cytology in a case of hepatoblastoma. Acta Cytol 30 (4):439–441
9. Bognel C, Rougier P, Leclere J, Duvillard P, Charpentier P, Prade M (1988) Fine needle aspiration of the liver and pancreas with ultrasound guidance. Acta Cytol 32 (1):22–26
10. Brase A, Paul F, Bockslaff H, Atay Z (1973) Früherkennung von Lebermetastasen durch kombinierten Einsatz von Szintigraphie und Feinnadelbiopsie. MMW 115 (4):99–102
11. Carney C (1975) Clinical cytology of the liver. Acta Cytol 19 (3):244–250
12. Conn H, Yesner R (1963) A re-evaluation of needle biopsy in the diagnosis of metastatic cancer of the liver. Ann Intern Med 59 (1):53–61
13. Cremer H (1980) Histologische und zytologische Kriterien zur Klassifikation der primären Leberzellcarcinome. Leber Magen Darm 10 (2):74–82
14. Dalquen P (1987) Zytologie des hepatozellulären Karzinoms und seine Differentialdiagnose. Verh Dtsch Ges Pathol 71:464
15. Ekinci C, Ostertag H, Atay Z (1981) Cytomorphologie der Hepatozellulären Carcinome. (Referat 12. Dtsch. Kongreß für Zytologie, Karlsruhe 15.–16. 6. 81)
16. Gebel M, Horstkotte H, Köster C, Brunkhorst R, Brandt M, Atay Z (1986) Ultraschallgezielte Feinnadelpunktion abdomineller Organe: Indikation, Ergebnisse, Risiken. Ultraschall 7:198–202
17. Gebel M, Lösgen H, Atay Z, Bliesze H (1984) Erfahrungen bei der Feinnadelbiopsie unter Ultraschallsicht mit Real-time-Scannern. Electromedica 52 (4):150–164
18. Greene C, Kenneth CS (1984) Some cytologic features of hepatocellular carcinoma as seen in fine-needle aspirates. Acta Cytol 29 (5):713–718
19. Grossmann E, Goldstein M, Koss L, Winawer S, Sherlock P (1972) Cytological examination as an adjunct to liver biopsy in the diagnosis of hepatic metastasis. Gastroenterology 62 (1):56–60
20. Gupta S, Das D, Rajwanshi A, Bhusnurmath SR (1986) Cytology of hepatocellular carcinoma. Diagn Cytopathol 2 (4):290–294
21. Hajdu S, Melamed M (1984) Limitations of aspiration cytology in the diagnosis of primary neoplasmas. Acta Cytol 28 (3):337–345
22. Lundquist A (1970) Fine-needle aspiration biopsy for cytodiagnosis of malignant tumour in the liver. Acta Med Scand 188:465–470
23. Mossler J, Barton T, Mc Clintock S, Johnston W (1980) Cytologic detection of hepatic metastases. Acta Cytol 24 (4):325–327
24. Otto R (1984) Sonographische Feinnadelpunktion: Indikation und Ergebnisse. Dtsch Ärztebl 81:3573–3586
25. Pedio G, Landolt U, Zöbeli L, Gut D (1988) Fine needle aspiration of the liver-significance of hepatocytic naked nuclei in the diagnosis of hepatocellular carcinoma. Acta Cytol 32 (4):437–442
26. Pilotti S, Rilke F, Claren R, Milella M, Lombardi L (1988) Conclusive diagnosis of hepatic and pancreatic malignancies by fine needle aspiration. Acta Cytol 32 (1):27–38
27. Röper T (1988) Cytomorphologie des Hepatozellulären Carcinoms, Unterscheidung seiner Untergruppen und Abgrenzung zu metastatischen Tumoren in der Leber. Diss Medizinische Hochschule Hannover
28. Sherlock P, Kim Y, Koss L (1967) Cytologic diagnosis of cancer from aspirated material obtained liver biopsy. Am J Dig Dis 12 (4):396–402

29. Suen K (1986) Diagnosis of primary hepatic neoplasmas by fine-needle aspiration cytology. Diagn Cytopathol 2:99–109
30. Tao L, Ho C, McLoughlin M, Evans W, Donat E (1984) Cytologic diagnosis of hepatocellular carcinoma by fine-needle aspiration biopsy. Cancer 53 (3):547–552
31. Topalidis T, Atay Z, Lang W (1987) Fine needle aspiration biopsy – cytomorphologic criteria of HCC. (Abstracts of the XVth European Congress of Cytology, Baden-Baden, pp 234–235
32. Voeth C (1984) Lebermetastasen – cytologische Untersuchungen an Feinnadelpunktaten. Verh Dtsch Ges Pathol 68:484

Interventionelle Sonographie der Milz – Eigene Ergebnisse diagnostischer Punktionen

P. LANGE [1], M. SCHULZ und M. GEBEL

Einleitung

Die ultraschallgezielte Punktion und Drainage intraabdomineller und retroperitonealer Organe und Raumforderungen hat in den letzten Jahren deutlich zugenommen. Die diagnostische Punktion der Milz ist in Anbetracht des Komplikationsrisikos jedoch nur von wenigen Arbeitsgruppen durchgeführt worden. Den Risiken der Diagnosesicherung durch eine Zytopunktion muß man jedoch die Gefahren und Komplikationen gegenüberstellen, die bei der Alternative, der diagnostischen Splenektomie, im Früh- und Spätverlauf auftreten. Bei einer Splenektomie aufgrund eines Traumas sind die Frühkomplikationen und die Frühletalität abhängig von den übrigen Verletzungen. Interessant bei diesem Patientenkollektiv ist jedoch eine Rate von septischen Komplikationen, bedingt durch die nach der Splenektomie erhöhte Infektanfälligkeit. Die Rate septischer später Komplikationen wird mit bis zu 2,5% angegeben [14, 18]. Die Spätletalität liegt zwischen 0,6 und 2,2% [15, 24, 25]. Bei Patienten, die bei bestehendem Morbus Hodgkin diagnostisch splenektomiert wurden, kam es in 9–22% zu septischen Komplikationen [1, 13, 20]. Die postoperative Letalität betrug bis zu 3,7% [1]. Bei Kindern besteht ein besonders großes Risiko mit einer septischen Komplikationsrate von 34% und einer Letalitätsrate von 12% [7]. Im Spätverlauf kommt es bei 1,8% der Patienten zu septischen Komplikationen, 15% der Patienten mit einem Rezidiv des Morbus Hodgkin hatten im späteren Verlauf septische Komplikationen, die Gesamtletalität betrug 1% [2].

In 4 Publikationen [9, 10, 19, 23] wurden seit 1983 insgesamt 1366 „blinde" Milzpunktionen beschrieben; hierbei kam es zu 9 Komplikationen, davon ein letaler Verlauf. Ultraschallgezielte Milzpunktionen sind seit 1983 von 5 Autoren beschrieben worden [8, 16, 17, 21]. Soweit aufgeführt, kam es bei Zytopunktionen zu keinen Komplikationen, lediglich bei 2 von 9 Abszeßdrainagen der Milz zu Pleurareaktionen. Nur bei histologischer Materialgewinnung mit einer 1,5-mm-Trucut-Nadel kam es bei 50% der 32 Patienten zu Schmerzen, bei einem Patienten mußte eine Splenektomie veranlaßt werden. – Aufgrund der vorliegenden Literatur erschien die diagnostische Zytopunktion der Milz mit einem geringeren Risiko verbunden zu sein als die Splenektomie, so daß wir seit 1987 Zytopunktionen der Milz bei besonderen Indikationen durchgeführt haben. Die Ergebnisse werden im folgenden dargestellt.

Indikationen und Methodik

In den Jahren 1987 und 1988 wurden bei insgesamt 24 Patienten 35 Milzpunktionen durchgeführt (Tabelle 1). Bei Patienten mit Morbus Hodgkin oder Non-Hodgkin-

[1] Medizinische Hochschule Hannover, Zentrum für Innere Medizin und Dermatologie, Abteilung Gastroenterologie, Konstanty-Gutschow-Straße 8, W-3000 Hannover 61, Bundesrepublik Deutschland.

Tabelle 1. Indikationen zur Milzpunktion bei 24 Patienten

M. Hodgkin und NHL	
– mit Verdacht auf Milzbefall	9
– ohne Verdacht auf Milzbefall	6
Verdacht auf Milzabzeß (DD: Infarkt)	2
Unklare fokale Milzveränderungen	
– im Sonogramm echoreich	3
– im Sonogramm echoarm	2
Unklare Splenomegalie	2

Lymphom mit sonographischem Verdacht auf Milzbefall erfolgte die Zytopunktion zur Diagnosesicherung bzw. bei sonographisch unauffälliger Milz zum Ausschluß eines Milzbefalls vor Therapieentscheidung zur Radiatio oder Chemotherapie. Bei den übrigen Patienten konnte ein pathologischer Milzbefund durch nichtinvasive Diagnostik nicht eindeutig geklärt werden, zum Teil bestand der Verdacht auf eine maligne Erkrankung, die ausgeschlossen werden sollte.

Es wurden 28 Zytopunktionen durchgeführt, 27 Punktionen mit einer 0,6-MS-Nadel, eine Punktion mit einer 0,7-Cook-Nadel. Zusätzlich zu den Zytopunktionen wurden 7 Stanzbiopsien durchgeführt, 2 Punktionen mit einer 0,7-Vacucut-Nadel, 5 Punktionen mit einer 0,8-Otto-Nadel. Die Punktionen wurden nach vorheriger Einverständniserklärung der Patienten mit einem Punktionsschallkopf der Firma Siemens durchgeführt.

Ergebnisse

Bei 9 der insgesamt 24 punktierten Patienten bestand bei bekanntem Morbus Hodgkin oder Non-Hodgkin-Lymphom wegen fokaler echoarmer Milzveränderungen der Verdacht auf einen Milzbefall (Abb. 1 und Tabelle 2). Bei 8 Patienten konnte zytologisch die Verdachtsdiagnose verifiziert werden. Bei einem Patienten mit zytologisch unauffälligem Befund wurde eine Chemotherapie, danach eine Splenektomie durchgeführt; histologisch zeigte sich kein Milzbefall. Bei 4 Patienten (3 Patienten mit Morbus Hodgkin, 1 Patient mit NHL) zeigten sich keine fokalen Milzveränderungen, jedoch eine Splenomegalie (> 11 cm). Bei 2 dieser Patienten konnte zytologisch ein Milzbefall festgestellt werden (1 Hodgkin, 1 NHL). Bei 2 Patienten ohne fokale Milzveränderungen und normal großer Milz (1 Patient Morbus Hodgkin, 1 Patient NHL) konnte zytologisch ein unauffälliger Befund erhoben werden. Bei 7 Patienten mit Morbus Hodgkin konnte zytologisch auch der Hodkin in der Milzzytologie verifiziert werden. Ein Patient mit Non-Hodgkin-Lymphom hatte die zytologische Diagnose

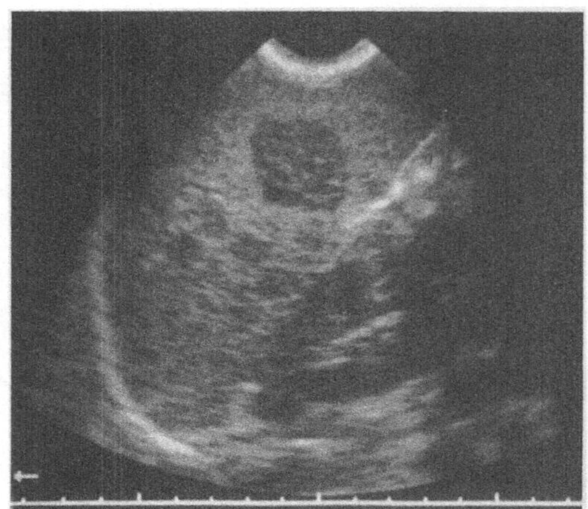

Abb. 1. Patient mit Morbus Hodgkin, vorher Stadium II; durch Zytopunktion bestätigter Milzbefall, dadurch Stadium IIIs

Tabelle 2. Zytologische Milzbefunde bei Patienten mit Morbus Hodgkin und Non-Hodgkin-Lymphom

Sonographiebefund	Zytologiebefund	
	Pap. I	Pap. V
O.B.	2	0
Splenomegalie	2	2
Fokale Veränderungen	1	8

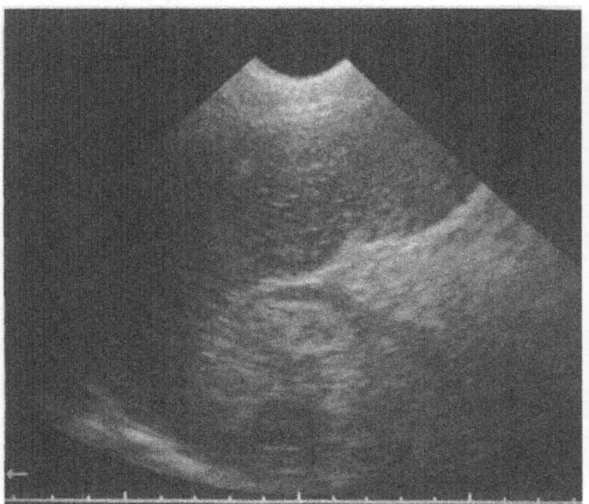

Abb. 2. Patient mit Mitralklappenendokarditis und Milzabszeß

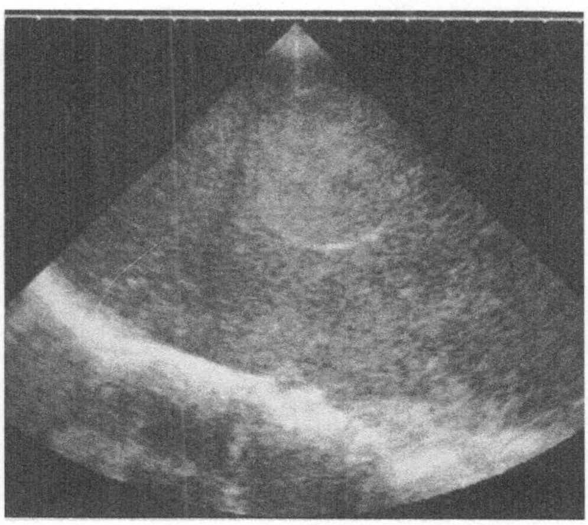

Abb. 3. Echoreiche Milzveränderungen bei Patienten mit Osteomyelofibrose; zytologisch extramedulläre Blutbildung

eines Morbus Hodgkin in der Milz (die genaue Vordiagnose lautete „NHL, aus einem Morbus Hodgkin hervorgegangen"). 2 Patienten mit einem Non-Hodgkin-Lymphom hatten auch zytologisch nach der Milzzytologie ein Non-Hodgkin-Lymphom; bei beiden Patienten ergab sich jedoch eine andere Subtypisierung (einmal lymphozytisch statt zentroblastisch-zentrozytisch und einmal lymphoblastisch statt zentroblastisch-zentrozytisch).

Bei 2 Patienten bestand sonographisch die Verdachtsdiagnose eines Milzabszesses (DD: Milzinfarkt) (Abb. 2). Zytologisch ergab sich einmal Pap. II, granulozytäre Entzündung, der bakteriologische Befund war unauffällig. Einmal ergab sich zytologisch ein unauffälliger Befund, bakteriologisch jedoch der Nachweis von Streptococcus faecalis bei später nachgewiesener Streptococcus-faecalis-Sepsis bei Zustand nach Aortenklappenersatz.

2 Patienten mit einer unklaren Splenomegalie wurden zytopunktiert, einer davon auch biopsiert. Zytologisch und histologisch ergab sich ein unauffälliger Befund. Bei einem Patienten wurde später die Diagnose einer Histiocytosis X gestellt, die zweite Splenomegalie konnte nicht endgültig abgeklärt werden.

Bei 2 Patienten zeigten sich echoarme Raumforderungen in der Milz, ohne daß ein Morbus Hodgkin oder NHL bekannt war. Zytologisch fand sich bei einem dieser Patienten die Pap.-Klasse II, bei Nachweis von reichlich Lymphozyten, Megakariozyten, Thrombozyten und Histiozyten mit Lipoidspeicherung sowie Makrophagen mit Erythrozytenphagozytose. Bei der später durchgeführten Obduktion zeigte sich ein NHL ohne Milzbefall mit Pilzsepsis, Endokarditis und ausgedehnten Milzinfarkten. Retrospektiv ließe sich der zytologische Befund als Reaktionen nach Milzinfarkt durchaus erklären. Bei dem zweiten Patienten mit sehr inhomogenen echoarmen Veränderungen in Leber und Milz bei vorbestehender Verdachtsdiagnose einer Lerberzirrhose ergab die zytologische Diagnose die Pap.-Klasse II: extreme myeloische Metaplasie, am ehesten Osteomyelofibrose. Nach Splenektomie war die Schnellschnittdiagnose ebenfalls Pap. II, erst der spätere endgültige Befund ergab die Diagnose eines malignen Hämangioendothelioms.

Bei 3 Patienten zeigten sich echoreiche fokale Milzveränderungen. Bei einer Patientin mit vorbestehender Osteomyelofibrose wurde wegen Blutbildveränderungen der Verdacht auf eine Leukose geäußert

Tabelle 3. Komplikationen nach Milzpunktionen bei 3 Patienten

1. Patient
Schmerzen, Pleuraerguß, kleine Einblutung
Milz 40 cm, Q 90%, Thr. 78000, path. TEG
Behandelt mit Analgetika

2. Patient
Geringe Blutung mit Aszites
Milz 15 cm, Q 54%, Thr. 85000
Keine spezielle Therapie

3. Patient
Starke Blutung
Milz 20 cm, Q 28%, Thr. 58000, Aszites
Splenektomie

(Abb. 3). Zytologisch zeigte sich eine extramedulläre Blutbildung. Bei einem Patienten mit multiplen kleinen Verkalkungen der Milz und bekanntem Plasmozytom war die zytologische Diagnose Pap.-Klasse II, epitheloidzelliges Granulom, gut vereinbar mit Sarkoidose. Bei der dritten Patientin bestand der Verdacht auf ein sehr großes Milzhämangiom, die Blutpoolszintigraphie war jedoch unauffällig. Zytologisch ergab sich mehrfach die Pap.-Klasse I bei Nachweis von Elementen des peripheren Blutes. Die histologische Diagnose lautete zum einen hämangiomartige Reaktion und Siderinablagerung, zum anderen Verdacht auf alten Milzinfarkt mit Siderose.

Komplikationen traten bei insgesamt 3 Patienten auf (Tabelle 3). Alle 3 Patienten zeigten ein erhöhtes Risikoprofil mit entweder einer deutlichen Splenomegalie, erniedrigtem Quick oder schlechten Thrombozytenzahlen. Bei einem Patienten war wegen einer starken Blutung eine Splenektomie erforderlich. Hier war die Zytopunktion als Ultima ratio durchgeführt worden mit dem Wissen, daß es bei den vorbestehenden Gerinnungswerten leicht zu einer Blutung kommen könnte.

Zusammenfassung und Diskussion

Fokale Milzveränderungen sind relativ selten: So zeigten sich in einem unselektionierten Krankengut in einer prospektiven Studie nur bei 40 von 580 Patienten fokale Milzveränderungen [6]. Allein aufgrund klinischer Parameter ist eine eindeutige diagnostische Klärung fokaler Veränderungen nicht immer möglich, insbesondere bei echoreichen Veränderungen ist dies offensichtlich schwierig [6]. Bei echoarmen fokalen Veränderungen und bekanntem Morbus Hodgkin oder Non-Hodgkin-Lymphom glaubt man ebenfalls keine diagnostischen Schwierigkeiten zu haben. Es ist aber bekannt, daß eine Milz von normaler Größe einen Morbus Hodgkin oder ein Non-Hodgkin-Lymphom nicht ausschließt [6, 22]. Auch bei homogenem Muster kann ein diffuser Befall vorliegen. Jansson [8] fand bei 36 Patienten mit sonographisch unauffälliger Milz in der Zytopunktion 2 pathologische und 2 verdächtige Befunde, bei 61 Patienten mit Non-Hodgkin-Lymphom immerhin 9 pathologische und 7 verdächtige Befunde.

Auch eine Splenomegalie bei vorbestehendem Morbus Hodgkin weist nicht spezifisch auf eine Infiltration hin. Nur 2 Drittel der Patienten mit Splenomegalie bei Morbus Hodgkin zeigten bei einer durchgeführten Splenektomie Milzinfiltrationen [5]. Die diagnostische Treffsicherheit hängt sicherlich von der Schallkopfwahl (Linear- und/oder Sektorschallkopf) sowie dem Punktionsmodus ab. So konnte Jonsson [9] die bei einer später durchgeführten Splenektomie festgestellte Milzinfiltration bei 8 von 28 Zytopunktionen vorher nicht feststellen. Diese Zytopunktionen wurden allerdings blind durchgeführt.

In unserem Patientengut zeigten 5 der Patienten mit einem Morbus Hodgkin oder einem Non-Hodgkin-Lymphom bei normal großer Milz fokale Veränderungen. Bei 50% der Patienten mit einer Splenomegalie ohne fokale Veränderungen konnte zytologisch eine Milzinfiltration verifiziert werden. Bei 9 Patienten mit fokalen Veränderungen konnte in 8 Fällen die sonographische Verdachtsdiagnose bestätigt werden. Bei 4 Patienten wurden zusätzlich Stanzbiopsien entnommen. Bei keinem Patienten ergaben sich hierbei zusätzliche Befunde. Von 2 Patienten, die mit einer 0,7-Vacucut-Nadel biopsiert wurden, wies einer einen histologisch unauffälligen bei zytologisch malignem Befund auf. Beim zweiten zeigten sich sehr starke Quetschartefakte. Die Punktionen mit der Otto-Nadel ergaben auswertbares Material, jedoch keine weiterführenden Ergebnisse als die Zytopunktion.

Bei sonographischem Verdacht auf Abszeß oder Milzinfarkt bringt die Kombination von zytologischer und bakteriologischer Untersuchung Klarheit. Bei unklarer Splenomegalie hat uns die Zytopunktion bei bisher 2 Patienten nicht weitergebracht. Bei fokalen echoreichen Läsionen ließ sich zytologisch eine maligne Erkrankung ausschließen; die eindeutige Diagnosesicherung scheint hier in manchen Fällen nur mit einer zusätzlich durchzuführenden Schneidbiopsie möglich zu sein. Bei fokalen echoarmen Läsionen ohne Verdacht auf Infarkt oder Abszeß und ohne Hinweis auf Morbus Hodgkin oder NHL scheint die zytologische Diagnosesicherung schwierig zu sein.

Insgesamt hat sich die Zytopunktion der Milz als erfolgreiche Diagnosehilfe bei der Abklärung von Milzveränderungen erwiesen. In der Hand eines erfahrenen Teams, unter Berücksichtigung der Kontraindikationen und mit dem Wissen um die möglichen Komplikationen ist die Komplikationsrate akzeptabel. Weitere Untersuchungen werden zeigen, ob die Zytopunktion der Milz dem Patienten mit Morbus Hodgkin nicht die explorative Laparotomie mit Splenektomie ersparen kann.

Literatur

1. Albrechtsen D, Ly B (1980) Complications after therapeutic splenectomy for hematologic diseases in adults. Acta Chir Scand 146:577–581
2. Baccarani M, Fiacchini M, Galieni M et al. (1986) Meningitis and septicaemia in adults splenectomized for Hodgkin's disease. Scand J Haematol 36:492–498
3. Bragg DG, Colby TV, Ward JH (1986) New concepts in the Non-Hodgkin lymphomas: Radiologic implications. Radiology 159:289–304
4. Castellini RA (1986) Hodgkin disease, practical concepts for the diagnostic radiologist. Radiology 159:305–310
5. Harrel GS (1981) The current status of splenic computed tomography in patients with lymphoma. In: Felix R, Kazner E, Wegener OH (eds) Contrast media in computed tomography. Excerpta Medica, Amsterdam, pp 237–242
6. Hess CF, Grodd W, Kurtz B, Jähde E (1987) Fokale Veränderungen der Milz. ROFO 146 (2):178–184
7. Holzschneider AM, Kricz-Klimeck H, Strasser B, Däumling S, Belohradsky BH (1982) Komplikationen nach Splenektomie im Kindesalter. Z Kinderchir 35:130–139
8. Jansson SE, Bondestam S, Heinonen E, Gröhn P, Vuopio P (1983) Value of liver and spleen aspiration biopsy in malignant diseases when these organs show no signs of involvement in sonography. Acta Med Scand 213:279–281
9. Jonsson K, Karp W, Landberg T, Mortensson W, Tennvall J, Tylén U (1983) Radiologic evaluation of subdiaphragmatic spread of Hodgkin's disease. Acta Radiol Diagn 24 (2):153–158
10. Kager PA, Rees PH, Manguyu FM, Bhatt KM, Bhatt SM (1983) Splenic aspiration, experience in Kenya. Trop Geogr Med 35 (2):125–131
11. Lindgren PG, Hagberg H, Eriksson B, Glimelius B, Magnusson A, Sundström C (1985) Excision biopsy of the spleen by ultrasonic guidance. Br J Radiol 58:853–857
12. Lorenz R, Beyer D, Friedmann G, Mödder U (1983) Grenzen der Differenzierung fokaler Milzläsionen durch Sonographie und Computertomographie. ROFO 138 (4):447–452
13. Malmaeus J, Akre T, Adami H-O, Hagberg H (1986) Early postoperative course following elective splenectomy in haematological diseases: a high complication rate in patients with myeloproliferative disorders. Br J Surg 73:720–723
14. Malagoni MA, Dillon LD, Klamer TW, Condon RE (1984) Factors influencing the risk of early and late serious infection in adults after

splenectomy for trauma. Surgery 96 (4):775–783
15. O'Neal BJ, McDonald JC (1981) The risk of sepsis in the asplenic adult. Ann Surg 194 (6):775–778
16. Quinn StF, Sonnenberg E van, Casola G, Wittich GR, Courtney CN (1986) Interventional radiology in the spleen. Radiology 161:289–291
17. Schwerk WB, Maroske D, Roth St, Arnold R (1986) Ultraschall-geführte Feinnadelpunktionen in der Diagnostik und Therapie von Leber- und Milzabszessen. Dtsch Med Wochenschr 111:847–853
18. Sekikawa T, Shatney CH (1983) Septic sequelae after splenectomy for trauma in adults. Am J Surg 145:667–673
19. Selroos O, Koivunen E (1983) Usefulness of fine-needle aspiration biopsy of spleen in patients with sarcoidosis. Chest 83:193–195
20. Sertl K, Howanietz L, Neumann E (1980) Wie gefährlich ist die Splenektomie bei M. Hodgkin. Dtsch Med Wochenschr 105:691–694
21. Solbiati L, Bossi MC, Belloti E, Ravetto C, Montali G (1983) Focal lesions in the spleen: sonographic patterns and guided biopsy. AJR 140:59–65
22. Strijk SP, Wagener DJT, Bogmann JJT (1985) The spleen in Hodgkin disease: diagnostic value of CT. Radiology 154:754–757
23. Taavitsainen M, Koivuniemi A, Helminen J et al. (1987) Aspiration biopsy of the spleen in patients with sarcoidosis. Acta Radiol 28:723–725
24. Vichard P, Dreyfus-Schmidt G (1985) Aspects actuels de la splénectomie pour traumatisme chez l'adulte. Méd Chir Dig 3:193–194
25. Vilde JL (1982) Physiopathologie des infections après splénectomie. Chirurgie 108:322–326

Ultraschallgezielte Feinnadelaspirationsbiopsie nach Nierentransplantation

J. Stadler [1], C. D. Heidecke, B. Groenewoud und M. Hölscher

Einleitung

Die Feinnadelaspirationsbiopsie hat sich seit ihrer Einführung in die Organtransplantation durch Pekka Häyry et al. [2] zu einem bedeutenden Diagnostikum in der Transplantationsmedizin entwickelt. Bei routinemäßiger Anwendung ermöglicht sie sowohl eine Beurteilung des Zustandes der Parenchymzellen als auch eine frühzeitige Erfassung zellulärer Infiltrate bei Abstoßungskrisen und bei viralen Infekten [3].

Die Sonographie nimmt als nichtinvasive Maßnahme im Spektrum der diagnostischen Möglichkeiten in der Verlaufsbeobachtung nach Nierentransplantationen einen wichtigen Platz ein. Eine Reihe von postoperativen Komplikationen wie Nachblutung, Lymphozelen oder Urinabflußstörungen etc. können mittels Ultraschall sicher erkannt werden [1] (Abb. 1). Dagegen sind eine ödematöse Schwellung oder ein unregelmäßiges Echomuster des Transplantates als unspezifische Veränderungen nur im Gesamtbild der klinischen und diagnostischen Informationen zu deuten. Ebenso schwierig sind Gefäßprozesse mit dem üblichen B-scan-Verfahren zu beurteilen [5].

Anhand einer retrospektiven Untersuchung wird in der vorliegenden Arbeit der Einfluß der Sonographie auf die Treffsicherheit der Feinnadelbiopsie und die Qualität der gewonnenen Aspirate dargestellt.

[1] Chirurgische Klinik rechts der Isar der Technischen Universität München, Ismaninger Straße 22, W-8000 München 80, Bundesrepublik Deutschland.

Material und Methode

Von 1985 bis 1988 wurden in unserer Klinik 115 Nierentransplantationen durchgeführt. Die erste Feinnadelaspirationsbiopsie wurde routinemäßig am Ende der ersten postoperativen Woche entnommen und 1- bis 2mal wöchentlich wiederholt. Vorbereitend wurde das Transplantat sonographisch untersucht und eventuell vorhandene perirenale Flüssigkeit abpunktiert. Die Punktionsstelle wurde entsprechend der Lagebeziehung zwischen Niere und Abdomen am oberen Nierenpol festgelegt. Bei

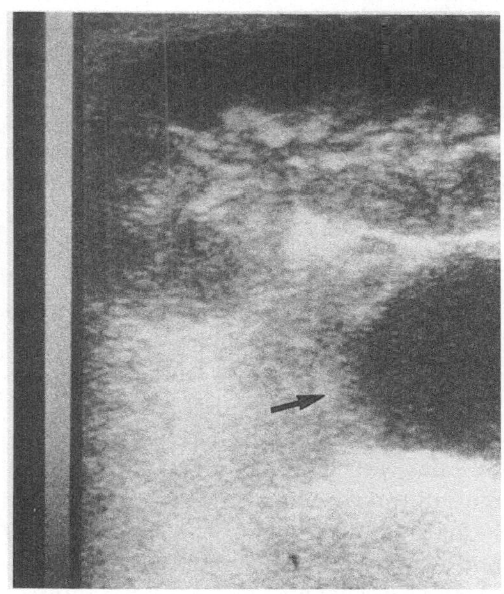

Abb. 1. Transplantierte Niere in der rechten Fossa iliaca. Unauffällige Darstellung des Nierenparenchyms. Lymphozele dorsal der Niere am rechten unteren Bildrand (*Pfeil*)

oberflächlich gelegenen Organen wurde nach dieser indirekten sonographischen Kontrolle die Feinnadelbiopsie durchgeführt. Bei tiefer gelegenen Organen wurde die korrekte Positionierung der Nadel durch direkte Ultraschallführung angestrebt.

Zur Punktion wurde eine 22-G-3/4-Spinalnadel verwendet. Das Zellmaterial wurde in 5 ml sterile Kochsalzlösung aspiriert. Die weitere Verarbeitung erfolgte in der von Pekka Häyry et al. [2] angegebenen Weise. Die Ultraschalluntersuchung wurde mit einem 3,5-MHz-Linearschallkopf durchgeführt.

Ergebnisse

Bei 102 von 115 Patienten (89%) wurden Feinnadelaspirationsbiopsien (FNAB) gewonnen (Tabelle 1). Ein Patient verweigerte die Biopsie. 8 Patienten wurden frühzeitig verlegt, ohne daß eine FNAB durchgeführt werden konnte. Extreme Adipositas oder die Infektion des Wundgebietes waren technische Kontraindikationen bei 3 bzw. einem weiteren Patienten.

Bei einer durchschnittlichen Frequenz von 6 FNAB pro biopsiertem Patienten konnten insgesamt 601 FNAB ausgewertet werden (Tabelle 2). Eine Beurteilung des Aspirates war in 69 Fällen (11%) nicht möglich. Obwohl jeweils 2 Ausstriche pro Aspirat angefertigt wurden, konnten in 48 Aspiraten keine Parenchymzellen gefunden werden. Eine fehlerhafte Aufbereitung des Biopsiematerials verhinderte 21mal die zuverlässige Interpretation der Ausstriche.

Hinsichtlich der Beurteilung des zellulären Infiltrates, nicht aber des Zustandes der Parenchymzellen waren 114 FNAB (19%) nur bedingt verwertbar. Für die semiquantitative Einschätzung des zellulären Infiltrates durch die Berechnung des sog. korrigierten Inkrements war die erforderliche Menge von 20 Parenchymzellen pro 100 Leukozyten in 107 Fällen (18%) in den Ausstrichen nicht enthalten. Dies ist überwiegend auf eine Kontamination durch übermäßige Blutbeimengung zurückzuführen. Trotz vorhergehender Abpunktion waren 7 Ausstriche wegen Aspiration von Lymphozelenflüssigkeit oder verflüssigtem Hämatom

Tabelle 1. Patientengut (1985–1988)

	n	[%]
Patienten mit Nierentransplantationen	115	
Patienten mit FNAB	102	89
Patienten ohne FNAB	13	11
– Verweigerung	1	
– Extreme Adipositas	3	
– Wundinfektion	1	
– frühe Verlegung	8	

Tabelle 2. Verwertbarkeit der Aspirate entsprechend den Vorgaben des 2nd International Workshop on Transplant Cytology [4]

	n	[%]
Feinnadelaspirationsbiopsien insgesamt	601	100
In allen Belangen verwertbar	418	70
Bedingt verwertbar	114	19
– Kontamination durch Blutbeimengung	107	18
– Aspiration perirenaler Flüssigkeit	7	1
Nicht verwertbar	69	11
– Parenchymzellen nicht enthalten (primäre Trefferquote 92%)	48	8
– fehlerhafte Aufbereitung	21	3

Tabelle 3. Inzidenz pathologischer Befunde in der FNAB

	n	[%]
Feinnadelaspirationsbiopsien insgesamt	601	100
Verwertbare FNAB	418	70
Ohne wesentlichen pathologischen Befund	285	48
Mit signifikantem pathologischem Befund	133	22
– schwere Parenchymschäden	72	12
– zelluläre Infiltrate	61	10

nicht für die Quantifizierung des Infiltrates zu verwerten.

Die verbleibenden 418 Aspirate (70%) waren in allen Belangen beurteilbar (Tabelle 3). In 285 Fällen wurden keine pathologischen Befunde erhoben. Schwere ischämiebedingte oder toxische Parenchymschäden wurden in 72 Präparaten diagnostiziert. Signifikante zelluläre Infiltrate fanden sich in 61 Fällen. Sie wurden bei 31 Episoden immunologischer Reaktionen von 27 Patienten (23% der Transplantierten) gewonnen. Eine falsch-negative Beurteilung einer immunologischen Reaktion liegt nicht vor.

Als Komplikationen müssen lediglich 2 kurzfristige Makrohämaturien genannt werden, die ohne therapeutische Intervention am selben Tag zum Stillstand kamen.

Schlußfolgerungen

Die ultraschallgezielte Feinnadelaspirationsbiopsie nach Nierentransplantation stellt eine wenig invasive Methode mit 92% primärer Trefferquote dar. Während 19% der Aspirate bedingt verwertbar sind, lassen 70% eine eindeutige Aussage zu. Bei der geringen Komplikationsrate von 0,3% transienter Makrohämaturien scheint bei entsprechendem klinischen Bedarf eine Wiederholung jederzeit gerechtfertigt.

Die mangelnde Ausbeute an Parenchymzellen im Aspirat ist die Hauptursache für eine fehlende oder eingeschränkte Beurteilbarkeit. Dies trifft für 26% der Fälle zu. Als Ursache sind 3 wesentliche Gründe zu nennen:

1. falsche Positionierung der Biopsienadel,
2. fibrotisch veränderte Organe, aus denen nur schwer Zellen zu aspirieren sind und
3. eine zu große Blutbeimengung, z. B. durch Punktion intrarenaler Gefäße.

Durch den Einsatz der Sonographie ist nur im ersten Fall mit einer Verbesserung des Ergebnisses zu rechnen. In den beiden anderen Situationen ist die Erfahrung des Untersuchers ausschlaggebend. Bei der offensichtlichen Aspiration von Blut, Lymphe oder Urin empfiehlt sich die sofortige Wiederholung unter direkter Ultraschallkontrolle. Insgesamt ist durch den Einsatz der umständlicheren direkten sonographischen Kontrolle mit einer Verbesserung des Ergebnisses von maximal 5–10% zu rechnen. Wir halten deshalb für den Routinefall unser Vorgehen der indirekten sonographischen Führung bei leicht zugänglichen Transplantaten für gerechtfertigt.

Durch die Kombination aus Sonographie und Feinnadelaspirationsbiopsie sind bereits wichtige Bereiche der postoperativen Diagnostik abgedeckt. Deshalb kommen nur noch selten aufwendigere diagnostische Methoden zum Einsatz. So konnte z. B. die Stanzbiopsie in unserem Patientengut auf extrem wenige Einzelfälle meist im Zusammenhang mit chronischen Abstoßungsreaktionen reduziert werden.

Literatur

1. Bartrum RJ et al. (1976) Evaluation of renal transplants with ultrasound. Radiology 118:405
2. Häyry P et al. (1981) Practical guidelines for fine needle aspiration biopsy of human renal allografts. Ann Clin Res 13:288
3. Stadler J et al. (1985) Monitoring of viral infections after transplantation by fine needle aspiration biopsy and monoclonal antibodies. Transplant Proc 17:168
4. Willebrand E v (1983) Cytological analysis of fine needle aspirates and interpretation of results. In: Kreis H, Häyry P (eds) Renal transplantation cytology: Second International Workshop. Wichtig, Milano, p 23
5. Yap HK et al. (1987) Acute renal allograft rejection: comparative value of ultrasound versus magnetic resonance imaging. Transplantation 43:249

Farbdopplersonographie zur Verminderung des Risikos bei der interventionellen Sonographie

M. Gebel [1]

Die Komplikationsrate der ultraschallgeleiteten Feinnadelbiopsie wird allgemein als niedrig eingeschätzt Nach der aus der Literatur zusammengestellten Übersicht von Livraghi et al. [8] liegt die Komplikationsrate bei 0,55%, in unserem eigenen Kollektiv bei 0,6% [4]. Schwere Komplikationen sollen sogar nur bei 0,05% der punktierten Patienten auftreten [8]. Diese Angaben sind zur Einschätzung des Risikos jedoch wenig hilfreich, da aus ihnen nicht hervorgeht, welchen Anteil potentiell riskante Eingriffe an diesen Ergebnissen hatten. So spielt sicher eine Rolle, wie häufig jeweils normale Lebern oder hochvaskularisierte Lebertumoren biopsiert wurden (wenn letzteres nicht sogar vermieden wurde). In unserem eigenen Kollektiv konnten wir feststellen, daß bei 1,5% der malignen Lebertumoren und bei 2,5% der Hämangiome mit einer klinisch relevanten Blutung zu rechnen ist [4]. Da die Farbdopplersonographie in der Lage ist, auch den Blutfluß der Lebergefäße zweidimensional in Echtzeit abzubilden [3, 5–7, 9, 12], wäre sie geeignet, Blutungskomplikationen bei Punktionen zu vermeiden.

Methode und Patientengut

Für die Farbdopplersonographie wurde das Gerät SSH 160 der Firma Toshiba verwendet. Das Farbdopplerverfahren beruht auf dem von der Radarortung bekannten „Moving-target-indication-Verfahren“ [2, 10]. Hierbei wird zunächst ein Referenzschallimpuls in das Gewebe abgegeben. Trifft er auf Grenzflächen, kommt es jeweils zu Reflexionen, die entsprechend ihrer Laufzeit registriert werden. Werden die Reflexionssignale eines unmittelbar folgenden Schallimpulses von dem ersten subtrahiert, so werden Signale von stationären Grenzflächen eliminiert, während von sich bewegenden Grenzflächen die Phasendifferenz registriert, farbig kodiert und dem Grauwertbild überlagert wird. Da Blut ein detektierbares Rückstreuungssignal liefert, kann die Blutströmung in der genannten Weise sichtbar gemacht werden. Vereinbarungsgemäß wird Blut, das auf die Schallsonde zufließt, rot, das von der Sonde wegströmt, blau kodiert.

Von April 1988 bis Januar 1989 wurden 840 Patienten zur ultraschallgeleiteten diagnostischen Punktion vorgestellt. Patienten, bei denen ein hochvaskularisierter Tumor oder Tumoreinblutungen vermutet wurden oder bei denen im konventionellen Sonogramm nur unvollkommen möglicherweise mit der Punktion interferierende Gefäße dargestellt werden konnten, wurden einer Farbdopplersonographie unterzogen.

Ergebnis

Bei 7 Patienten von 840 (0,8%) hatte der Befund der Farbdopplersonographie einen Einfluß auf den Ablauf der Feinnadelpunk-

[1] Medizinische Hochschule Hannover, Zentrum für Innere Medizin und Dermatologie, Abteilung Gastroenterologie, Konstanty-Gutschow-Straße 8, W-3000 Hannover 61, Bundesrepublik Deutschland.

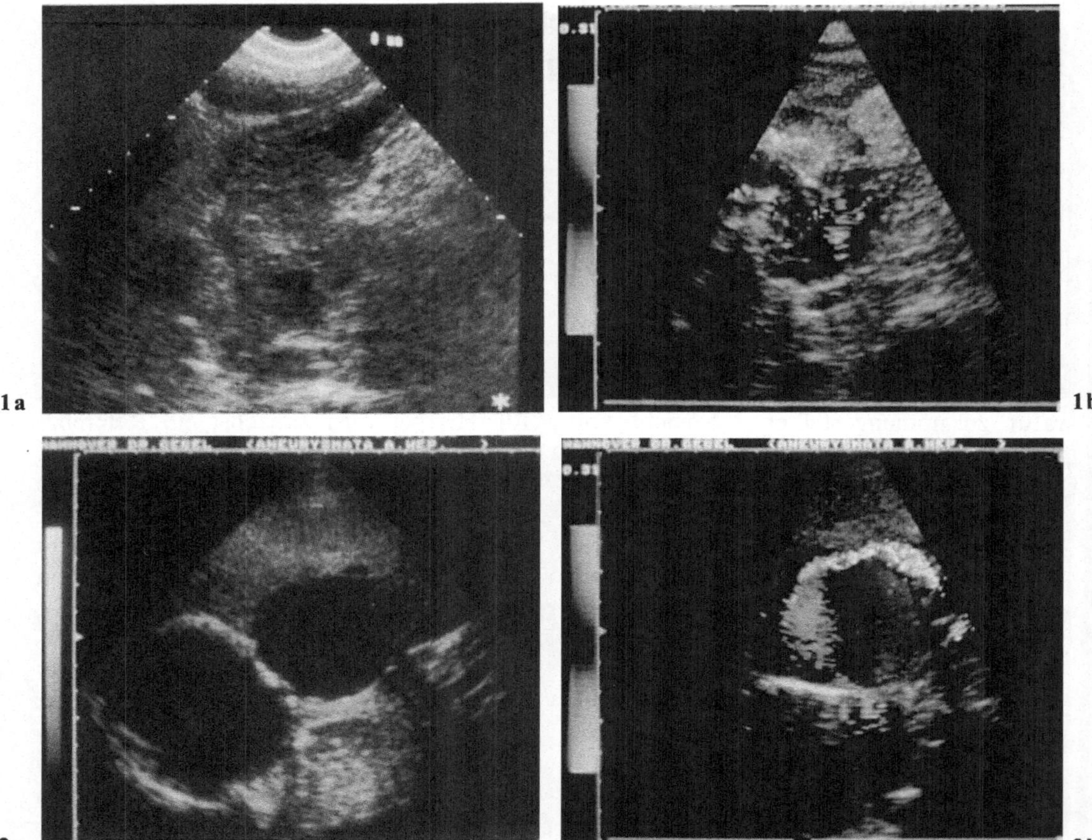

Abb. 1. **a** Querschnitt der Pankreasregion bei Patienten mit klinischen Zeichen der Pankreatitis und Verdacht auf Pankreaskopfkarzinom. Hinter dem vermehrt flüßigkeitsgefüllten Magen findet sich ein unregelmäßig und unscharf begrenztes Pankreas mit liquiden Anteilen. **b** Die Farbdopplersonographie derselben Region zeigt, daß die liquiden Areale nicht Nekrose oder Tumor, sondern kräftig gefüllten Kollateralen bei Milzvenenthrombose entsprechen

Abb. 2. **a** Querschnitt des rechten Leberlappens mit Darstellung von 2 großen liquiden Raumforderungen. Die ventrale Raumforderung hat Ähnlichkeit mit einer Zyste, die dorsale wegen der Kapselbildung mit einer parasitären Zyste. **b** Die Farbdopplersonographie beweist, daß es sich um 2 intrahepatische Aneurysmen der A. hepatica dextra handelt, wobei das dorsale Aneurysma partiell thrombosiert ist und vom ventralen durch eine schmale Verbindung (*blau*) gespeist wird. Das ventrale Aneurysma wird mit hoher Flußrate (*gelb-blaues Mosaikmuster*) direkt aus der A. hepatica dextra versorgt

tion. In 4 Fällen wurde sie gar nicht ausgeführt. In 2 Fällen bestand der mutmaßliche Pankreastumor eindeutig aus Kollateralen bei Milzvenenthrombose (Abb. 1), in einem Fall lagen 2 große intrahepatisch gelegene Aneurysmen der A. hepatica dextra vor (Abb. 2) und in einem Fall entsprach ein im Computertomogramm entdeckter Tumor des kleinen Beckens einer hypertrophierten und elongierten A. iliaca interna (Abb. 3). In 3 Fällen wurde die Punktion ausgeführt, jedoch der Zugang wegen großer, durch den Tumor atypisch verdrängter, interferierender Gefäße (A. lienalis, A. mesenterica superior, Leberkapselarterien) geändert. Innerhalb des angegebenen Zeitraumes trat bei keinem Patienten eine Nachblutung auf.

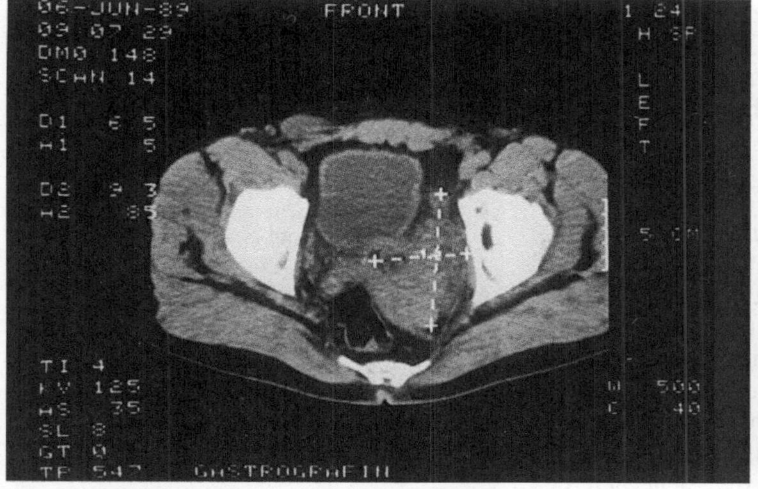

a

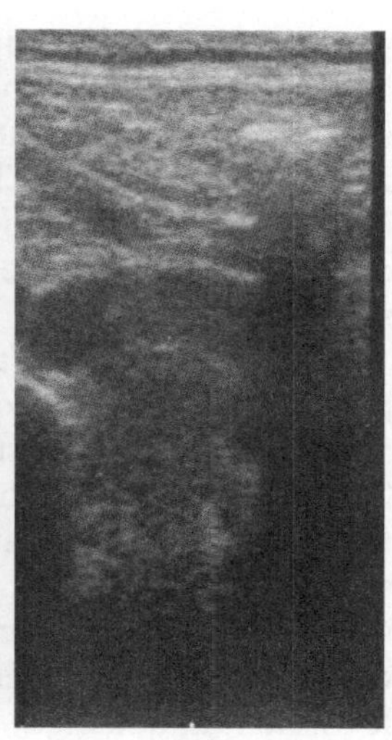

b

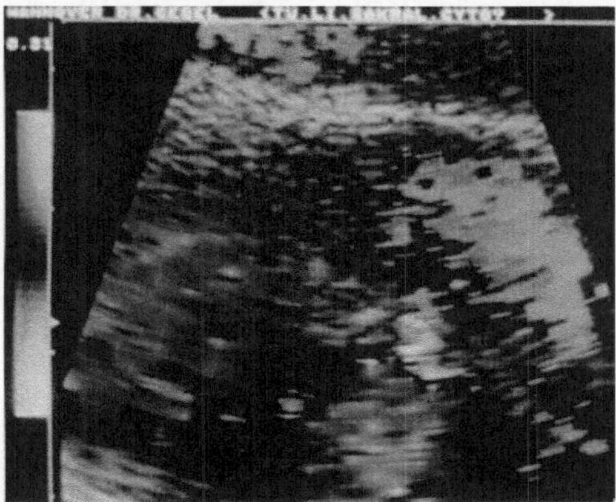

c

Abb. 3. a Bei einem Computertomogramm wegen uncharakteristischer Bauchbeschwerden wird ein Tumor des linken kleinen Beckens entdeckt, der zytologisch abgeklärt werden soll. **b** Das konventionelle Sonogramm zeigt dorsal der A. iliaca externa eine große gefäßartige Raumforderung und dahinter eine eher ovale echoarme Raumforderung. **c** Das Farbdopplersonogramm läßt erkennen, daß es sich bei der „gefäßartigen" Raumforderung hinter der A. iliaca externa (*blau, gerade am oberen Bildrand erkennbar*) tatsächlich um ein Gefäß handelt, nämlich eine elongierte und hypertrophierte A. iliaca interna: von links (kranial) rot auf die Sonde zufließend, nach rechts (kaudal) blau von der Sonde wegströmend. Die Raumforderung hinter der A. iliaca interna wird durch eine stark vermehrt gefüllte V. iliaca interna (rot, auf die Sonde zufließend) verursacht

Diskussion

Blutungskomplikationen bei der sonographisch gezielten Feinnadelpunktion sind zwar in Abhängigkeit von der Prävalenz hochvaskularisierter Tumoren bei den punktierten Patienten eher seltene Ereignisse, die jedoch im Einzelfall katastrophale Folgen haben können [4, 8]. Bei Kenntnis der zugrunde liegenden vaskulären Anatomie sollten sie aber vermeidbar sein. Mit Hilfe der Farbdopplersonographie ließen sich bei 0,8% der zur Punktion vorgestellten Patienten potentielle Risikobefunde aufdecken. Von diesen 7 Befunden gehört nur der Befund der intrahepatischen Aneurysmen zur Gruppe mit hohem Risiko, da diese schon spontan rupturieren können [11]. Nur selten lassen sich bei intrahepatischen Aneurysmen typische Befunde in der konventionellen Sonographie erheben [1]. Auch die durch einen Tumor aberrierenden Gefäße stellen eine ernstzunehmende potentielle Blutungsquelle dar, da sie durch das Tumorwachstum besonders hohe Flußraten aufweisen und sehr brüchig sein können. Die Kollateralen im Pankreaskopf bei chronischer Pankreatitis dürften zwar keine nennenswerten Blutungen verursachen, stellen aber ein ungeeignetes Punktionsziel dar. Da nur der maligne zytologische Befund beweiskräftig ist, wurden hier durch die Farbdopplersonographie unnötige, den Patienten belästigende Wiederholungspunktionen und weitere diagnostische Maßnahmen vermieden. Auch ist zu bedenken, daß wiederholte Punktionen gerade im Pankreasgebiet dem Chirurgen durch die kleinen Blutungen und reaktiven Entzündungen die präparative Arbeit unnötig erschweren können.

Auch wenn die Farbdopplersonographie für den alltäglichen Gebrauch in der abdominellen Diagnostik erst seit kurzer Zeit zur Verfügung steht und daher die Erfahrungen für die hier aufgeworfene Fragestellung noch begrenzt sind, läßt sich jetzt schon der Schluß ziehen, daß sie bei einem durch die konventionelle Sonographie selektierten Krankengut die Sicherheit der Feinnadelpunktion erhöht.

Literatur

1. Atthey PA, Sax SL, Lamki N, Cadavid G (1986) Sonography in the diagnosis of hepatic aneurysm. AJR 147:725–727
2. Bommer W, Miller L (1982) Real-time two-dimensional color-flow Doppler: enhanced Doppler flow imaging in the diagnosis of cardiovascular disease. Am J Cardiol 49:944
3. Fobbe F, Wolf KJ (1988) Erste klinische Erfahrungen mit der Angiodynographie. ROFO 148:259–264
4. Gebel M, Horstkotte H, Köster C, Brunkhorst R, Brandt M, Atay Z (1986) Ultraschallgezielte Feinnadelpunktion abdomineller Organe: Indikationen, Ergebnisse, Risiken. Ultraschall 7:198–202
5. Gebel M (1987) Indikationen für das Color-Flow Mapping abdomineller Organe und Gefäße. Ultraschall Klin Prax [Suppl]1:58
6. Gebel M (1988) Contributions of color flow instruments to the diagnostic work up on abdominal and retroperitoneal lesions. J Ultrasound Med 7:50
7. Gebel M (1988) Farbdoppler-Sonographie in der gastroenterologischen Diagnostik. Endoskopie Heute 1:21–24
8. Livraghi T, Damascelli B, Lombardi C, Spangnoli I (1983) Risk in fine-needle abdominal biopsy. J Clin Ultrasound 11:77–83
9. Merritt CR (1987) Doppler color flow imaging. J Clin Ultrasound 15:591–597
10. Namekawa K, Kasai C, Tsukamoto M, Koyano A (1982) Imaging of blood flow using autocorrelation. Ultrasound Med Biol 8:138
11. Rieser R, Hauger W (1988) Aneurysma der A. hepatica propria als Ursache einer Angina abdominalis. Roentgenbl 41:366–388
12. Takamoto S, Sukigara M, Omoto R (1988) Die farbigkodierte Blutflußdarstellung abdomineller Gefäße in Echtzeit mit dem zweidimensionalen Dopplerverfahren. In: Gebel M, Majewski A, Brunkhorst R (Hrsg) Sonographie in der Gastroenterologie. Springer, Berlin Heidelberg New York Tokyo, S 175–186

Technik und Ergebnisse der ultraschallgezielten transkutanen Drainagebehandlung pathologischer Flüssigkeitsansammlungen in Leber und Pankreas

M. GEBEL [1], M. SCHULZ, P. LANGE und H.-J. MEYER

Einleitung

Im vergangenen Jahrhundert wurde die Nadelpunktion der Leber zur Abszeßsuche eingesetzt. Dabei wurden immer wieder Erfolge durch alleinige Nadelaspiration und Drainage über Trokare erzielt. Gegenüber den verschiedenen Techniken der chirurgischen Drainage konnte sich diese einfache Behandlungsmethode jedoch nicht durchsetzen, da ihre Letalität von nahezu 80% gegenüber 35–50% bei operativem Vorgehen ungünstig ausfiel (Übersicht s. [28]). Wesentlich günstigere Ergebnisse durch transkutane Aspiration solitärer Leberabszesse unter Röntgendurchleuchtung erzielte 1954 McFadzen [30]. Aber erst die Einführung nichtinvasiver tomographischer bildgebender Verfahren wie Computertomographie und Sonographie ermöglichten eine sichere Abszeßlokalisation und exakte Überwachung transkutaner Eingriffe. Mit Hilfe dieser neuen diagnostischen Methoden konnte Gerzof [16] durch die nichtoperative transkutane Drainage von Leberabszessen Ende der 70er Jahre die damals übliche Letalität der chirurgischen Behandlung von 30–50% [8, 34, 41] auf 13% senken. In den folgenden Jahren wurde diese Behandlung auch auf andere intra- und retroperitoneale Flüssigkeitsansammlungen, neuerdings auch auf Pankreaszysten und Abszesse ausgedehnt [6, 9, 12, 39, 40].

Im folgenden soll auf die Ergebnisse der ultraschallgezielten transkutanen Drainagebehandlung von liquiden Raumforderungen in Leber und Pankreas an Hand unserer eigenen Erfahrungen von 1982 bis 1988 an 119 Patienten eingegangen werden. Dabei sollen Besonderheiten der ultraschallgezielten Technik und neue therapeutische Aspekte hervorgehoben werden. Die Ergebnisse der ultraschallgezielten Ableitung pathologischer Flüssigkeitsansammlungen anderer Lokalisationen werden in einem separaten Beitrag behandelt.

Patientengut

Von 1982 bis 1988 wurden insgesamt 119 Patienten im Alter von 17–86 Jahren durch eine ultraschallgezielte transkutane Drainage von Leber oder Pankreas behandelt (Tabelle 1).

Bei 97 Patienten (Alter 17–86 Jahre, im Mittel 52,8 Jahre) lagen liquide Raumforderungen der Leber vor. Es handelte sich um 57 Patienten mit Leberabszessen von mehr als 6 cm Durchmesser, mit einer Ausnahme. Dabei handelte es sich um eine lebertransplantierte Patientin mit bis zu 4 cm großen chologenen Abszessen. Bei 2 von 53 Patienten lagen Leberabszesse mit Lebersequester nach stumpfem Bauchtrauma vor.

Bei 38 Patienten wurden große symptomatische nichtparasitäre Leberzysten mit 600–3600 ml Volumen über eine transku-

---

[1] Medizinische Hochschule Hannover, Zentrum für Innere Medizin und Dermatologie, Abteilung Gastroenterologie, Konstanty-Gutschow-Straße 8, W-3000 Hannover 61, Bundesrepublik Deutschland.

Tabelle 1. Erfolg der US-gezielten perkutanen Drainage von Pankreas und Leber bei 119 Patienten von 1982–1988

Läsion	Erfolg [%]	Komplikationen [%]	Letalität [%]
Leber			
– Abszesse	52/57 (91)	6/57 (10,5)	2/57 (3,5)
– Zysten	36/38 (95)	–	–
– Gallenbl.	2/2	–	–
Pankreas			
– Zysten	4/6 (67)	–	–
– Nekrose/Absz.	11/16 (69)	5/16 (31)	5/16 (31)

tane Drainage entleert und über den liegenden Katheter nach dem bei uns üblichen Verfahren sklerosiert [11, 13, 14]. Zwei septische Patienten mit entgleistem Diabetes mellitus erhielten eine transkutane transhepatische Gallenblasendrainage wegen eines Gallenblasenempyems mit gedeckter Perforation bei schlechtem Allgemeinzustand, der eine sofortige Operation aus chirurgischer Sicht als zu riskant erscheinen ließ.

Bei 22 Patienten im Alter von 22–81 Jahren (Mittel 56,7 Jahre) wurde die Indikation zur transkutanen Drainage einer liquiden Raumforderung des Pankreas gestellt. In 6 Fällen sollten große symptomatische Pankreaszysten bis 1600 ml Volumen zur Verbesserung des schlechten Allgemeinzustandes der Patienten präoperativ entlastet werden. Bei 16 Patienten waren Abszesse oder liquide Nekrosen im Rahmen einer akuten Pankreatitis oder eines akuten Schubs einer akut rezidivierenden oder traumatischen Pankreatitis aufgetreten. Davon waren 5 Patienten über 65 Jahre primär nicht operabel wegen prolongierten Schocks bei ausgedehnter jauchiger liquider Pankreasnekrose, die übrigen Patienten befanden sich bei Multimorbidität in schlechtem Allgemeinzustand oder waren bereits zum Teil mehrfach am Pankreas voroperiert, so daß aus chirurgischer Sicht zunächst einer transkutanen Drainagebehandlung der Vorzug gegeben wurde.

Methode

Voraussetzung für den Eingriff waren ausreichende Gerinnungsverhältnisse (Quick größer als 40%, Thrombozyten über 60000, PTT kürzer als 50 s, subaquale Blutungszeit weniger als 6 min). Gegebenenfalls erfolgte eine gezielte Substitution mit Gerinnungsfaktoren, FFP (fresh frozen plasma) oder Thrombozytenkonzentraten. Nach Hautdesinfektion und ausgiebiger Lokalanästhesie mit 1% Lidocainlösung wurde eine Probepunktion (Nadel mit 0,7–0,9 mm Außendurchmesser) der Läsion zur Absicherung der Diagnose, Prüfung der Punktionsverhältnisse und zur Gewinnung von Material für Zytologie und Bakteriologie unter kontinuierlicher Ultraschallüberwachung ausgeführt. Zur Überwachung interventioneller Maßnahmen wurden grundsätzlich eine spezielle Ultraschallbiopsiesonde (Siemens: 8000, SL; Toshiba SSA 90) eingesetzt. Die Anlage der Drainage erfolgte dann in modifizierter Seldinger-Technik mit handelsüblichen Pigtailkathetersets 6–9 F (Angiomed, Cook) – überwiegend 6 F, in 2 Fällen 12 F (Angiomed). Bei Anlage der Drainage wurde immer der kürzeste Weg zur Läsion, bei der Leber möglichst unter Parenchymdeckung in der Mehrzahl der Fälle der interkostale Zugang gewählt. Einstich der Führungskanüle und Plazierung des Führungsdrahtes wurden sonographisch überwacht. Bei Pankreasdrainagen wurden vereinzelt auch speziell verstärkte Führungsdrähte verwandt. Die Bougierung und Katheterplazierung wurden freihändig ausgeführt. Die Katheterlage ließ sich durch rasche Instillation physiologischer Natriumchloridlösung sonographisch einfach kontrollieren. Die Drainagen wurden tief gehängt, aber keine Saugung angelegt. Die Katheter wurden 6- bis 8stündlich mit physiologischer, bei Leberabszessen mit mangelhafter Selbstreinigung auch mit hypertoner Natriumchloridlösung gespült. Alle Patienten erhielten eine systemische antibiotische Therapie, die nach Bakteriennachweis und Antibiogramm modifiziert wurde.

Zur Sklerosierungsbehandlung von Leberzysten mit mehr als 600 ml Volumen wurde eine trankutane Drainage über 24 h angelegt. Nach Ablaufen der Zystenflüssigkeit wurde der verbleibende Hohlraum mit 100–150 ml 1%iger Äthoxysklerollösung über 10–15 min gespült, die Sklerosierungsflüssigkeit wieder aspiriert und die Drainage entfernt.

Die Behandlung wurde als erfolgreich eingestuft, wenn das Zielsymptom dauerhaft beseitigt wurde, ein operativer Eingriff vermieden und der Patient aus dem Krankenhaus entlassen werden konnte. Bei der Drainage des komplizierten Gallenblasenempyems war das Ziel, den Patienten in einen operationsfähigen Zustand zu einem elektiven Eingriff zu bringen.

Ergebnisse

Bei 118 von 119 Patienten (99%) gelang es, den Drainagekatheter in den gewünschten Bereich zu plazieren. Durch die Drainagebehandlung selbst wurden 3 Komplikationen (2,5%) verursacht. Insgesamt war die alleinige transkutane ultraschallgezielte Drainagebehandlung bei 105 von 119 Patienten erfolgreich (88,2%), mit einer Komplikationsrate von 7,5% und einer Letalität von 5,8%.

Leber

52 von 57 Leberabszessen (91%), 36 der 38 großen symptomatischen Leberzysten (95%) und die beiden Gallenblasenempyeme wurden entsprechend der vorgenannten Kriterien erfolgreich mit der transkutanen Drainage behandelt (Abb. 1). Bis auf einen fibrinösen Pleuraerguß (12-F-Drainage), der sich nach Thoraxdrainage folgenlos zurückbildete, kam es in keinem Fall zu Komplikationen bei der Drainageanlage. In einem Fall konnte der Drainagekatheter nicht plaziert werden. Bei einem Patienten mit subphrenisch gelegenem Abszeß mit derber Kapsel gelang es zwar, den Führungsdraht richtig zu plazieren, bei der Bougierung glitt die Bougie jedoch an der Kapsel ab und zog den Guide mit. Auf eine Wiederholung der Maßnahme wurde daraufhin verzichtet. Der Abszeß wurde mit wiederholter ultraschallgeführter Punktion, Aspiration und Spülung der Abszeßhöhle erfolgreich behandelt. Die Katheterverweilzeiten lagen bei den Abszessen zwischen 4 und 14 Tagen und bei den Zysten zwischen 1 und 4 Tagen.

Die Drainagetherapie der Leberabszesse schlug fehl bei 5 Patienten. In 2 Fällen wurden posttraumatische Leberabszesse drainiert, bei denen noch Sequester vorhanden waren. Der Allgemeinzustand besserte sich, da die Patienten vorübergehend fieberfrei wurden. Beide mußten jedoch nachoperiert werden. Bei einer lebertransplantierten, septischen Patientin wurde ein chologener Abszeß drainiert, ohne daß die Sepsis beherrscht werden konnte. Bei einem Patienten mit Lebermetastasen eines Karzinoids brach der Abszeß ins Duodenum durch und führte zu einer nur operativ stillbaren Blutung.

Darüber hinaus trat als Komplikation nach erfolgreicher Abszeßbehandlung bei einer 41jährigen Patientin bei Ziehen der subkostal angelegten Drainage am 6. Behandlungstag eine heftige Einblutung (ca. 800 ml) auf, die spontan zum Stehen kam, aber akuten Volumenersatz und Bluttrans-

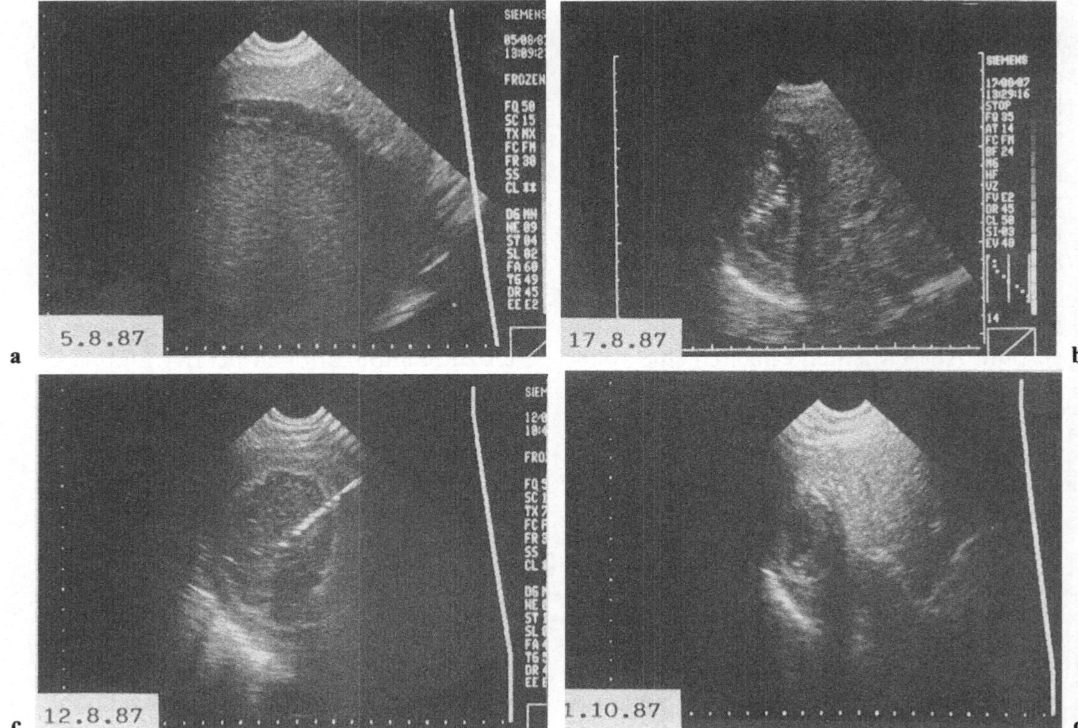

Abb. 1 a–d. Verlauf eines drainierten großen Leberabszesses. **a** Abszeß, ca. 15 cm Durchmesser, unmittelbar vor Drainage. **b** Abszeß eine Woche nach Drainage mit liegenden Katheter (*weiße Linie*), Resthöhle noch vorhanden. **c** Befund nach Entfernung des Katheters; Resthöhle nahezu kollabiert. **d** Befund 6 Wochen nach Katheterentfernung: weitere Schrumpfung und beginnende Organisation

Tabelle 2. Ursachen für Mißerfolg, Komplikationen und Tod

	Mißerfolg	*n*	Komplikationen	*n*	Todesursachen	*n*
Leber	Traumat. Sequester	2	Sepsis	1	–	
	LTX, Chol. Absz.	1	Sepsis	1	Sepsis	
	Metast. Leber					
	Absz.-Duoden.-Fistel	1			Multiorganvers.	
			Blutung	1		
			Pleuraerg.	1		
	Katheterfehllage	1	–		–	
Pankreas	Dialyse, NTX, Multilok.	1	Abszedierung		Multiorganvers.	
	Sequester	2	Sepsis	2	Sepsis	2
	?	2	Sepsis	1	Multiorganvers.	2
			Blutung	1		

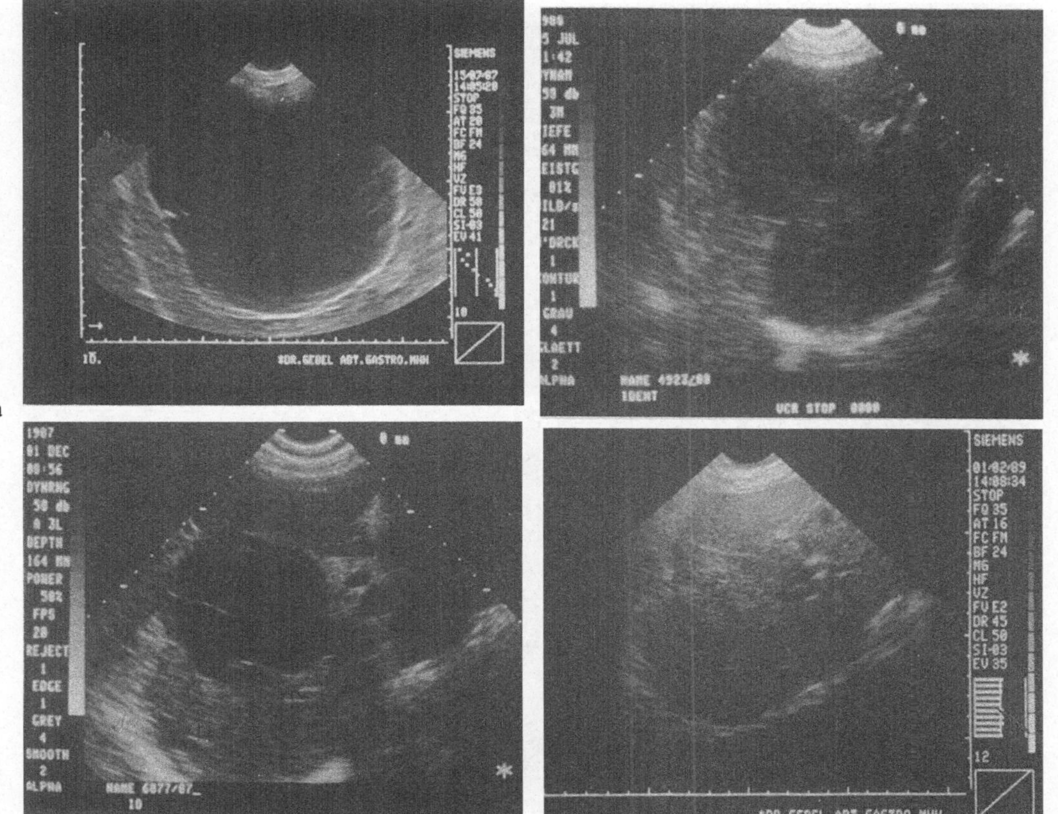

Abb. 2a–d. Verlauf der Sklerosierungsbehandlung einer großen solitären nichtparasitären Leberzyste mit einem Volumen von 2600 ml. **a** Zyste vor Drainage nimmt gesamten rechten Leberlappen ein. **b** Zyste ca. 6 Wochen nach eintägiger Drainage und einmaliger Sklerosierung über liegenden Katheter. Das immer nachlaufende Exsudat wird langsam resorbiert, die Höhle schrumpft. **c** Befund ein Jahr nach Sklerosierung zeigt komplett vernarbte Höhle mit narbiger Leberkontureinziehung. **d** Befund 2 Jahre nach Sklerosierung zeigt, daß die narbige Kontureinziehung durch Regeneration des Parenchyms ausgeglichen wurde

fusionen notwendig machte. Das Hämatom wurde im Verlauf von 6 Monaten wieder resorbiert, ohne daß eine Reinfektion auftrat.

Zu Komplikationen der Erkrankung und der Drainagebehandlung selbst kam es damit bei 6 der 57 Patienten (7%) mit Leberabszeß, von denen 2 tödlich (Letalität der drainierten Leberabszesse 3,5%) endeten (Tabelle 2).

36 der 38 Patienten (95%) mit großen symptomatischen Leberzysten wurden erfolgreich durch mit Drainage kombinierter Sklerosierung behandelt. Der typische Verlauf führte zunächst zu partieller Wiederauffüllung des Hohlraumes durch meist fibrinreiches Exsudat innerhalb einer Woche mit langsamer, aber stetiger Reduktion der Restzyste über 3–6 Monate ohne weitere Eingriffe. Die narbigen Einziehungen der Leberoberfläche wurden im weiteren Verlauf durch Regeneration des Leberparenchyms ausgeglichen (Abb. 2). Bei 2 Patienten wurde die Therapie als nicht erfolgreich beurteilt, da derbes Kapselgewebe, wohl infolge wiederholter Irritationen durch vorausgegangene Punktionen und Infekte, einen Kollaps der Hohlräume verhinderte. Komplikationen oder Todesfälle traten in diesem Teilkollektiv nicht auf.

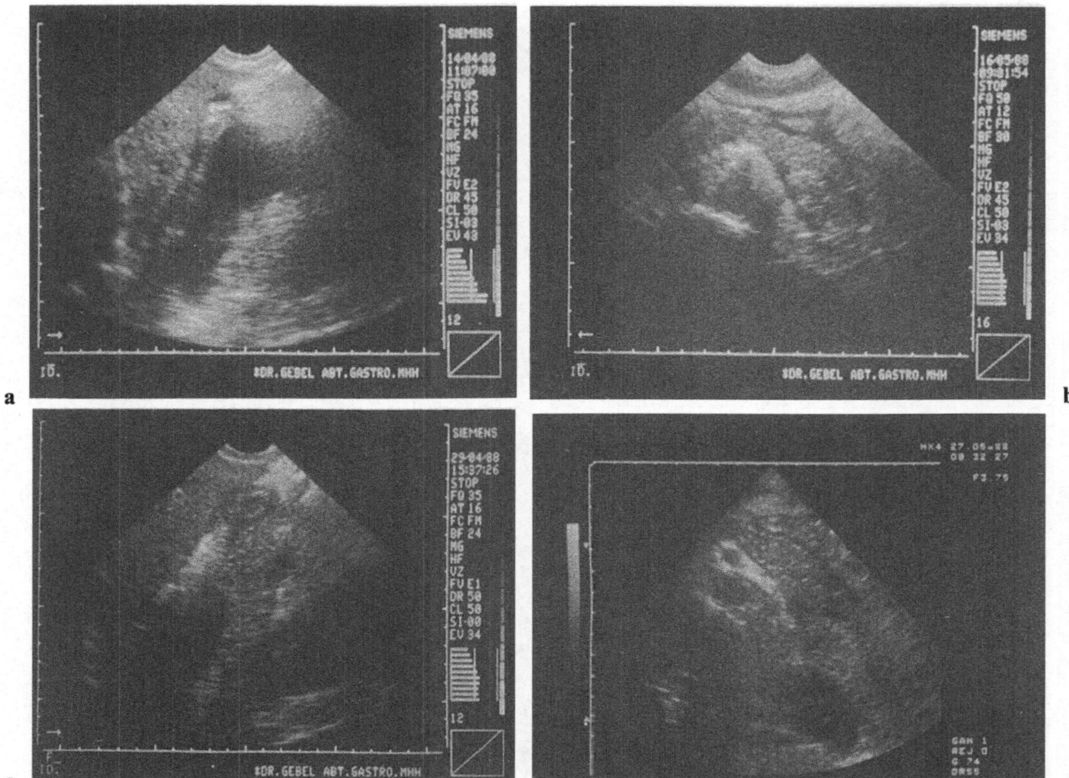

Abb. 3 a–d. Verlauf eines Pankreasabszesses infolge traumatischer Pankreatitis mit nachfolgender Pankreatikojejunostomie. **a** Längsschnitt des Pankreasschwanzbereiches mit Darstellung des echoreichen Pankreasschwanzes (*im Bild rechts unten*), umgeben von liquidem Abszeß, während die anastomosierte Dünndarmschlinge (*im Bild links oben*) vom Pankreas distanziert ist. **b** Nach Drainage liegt die distanzierte Dünndarmschlinge dem Pankreasschwanz wieder an, der seinerseits wieder in seiner natürlichen Position auf dem oberen Nierenpol liegt. Restabszeß noch nahe der Milzloge (*am linken unteren Bildrand*). **c** Querschnitt des Pankreas mit dem Pankreasschwanz aufliegender Jejunalschlinge nur noch gering distanziert. **d** Querschnittsbild nach Entfernung der Drainage zeigt normale Verhältnisse. Der Pankreasschwanz weist ventral keilförmigen Defekt im vormals traumatisierten Bereich und geringes peripankreatisches Restödem auf

Insgesamt wurden 90 der 97 (93%) liquiden Raumforderungen der Leber erfolgreich behandelt, bei 6 Komplikationen (6,2%), von denen 2 letal verliefen (2%).

Pankreas

Die Plazierung der Drainage gelang in jedem Fall. Komplikationen traten dabei nicht auf. Die Katheterverweilzeiten schwankten zwischen 14 und 240 Tagen. Lange Katheterliegezeiten traten bei Pankreasfisteln und Anastomoseninsuffizienzen auf. 4 von 7 (67%) der großen symptomatischen Pankreaszysten liefen nach Entfernung der Drainage nicht mehr nach und bedurften keiner operativen Therapie. Bei 11 von 16 (69%) Patienten mit liquider Pankreasnekrose oder Pankreasabszeß gelang die Abheilung mit der transkutanen Drainage allein (Abb. 3). Bei 5 Patienten traten

Tabelle 3. Bakteriennachweis (Mehrfachinfektionen eingeschlossen)

E. coli	10
Streptococcus faecalis	5
Proteus	5
Betahämolysestreptokokken	4
Peptokokken	4
Bacteroides	4
Klebsiella	3
Staphylokokken	2
Clostridium perfringens	2
Vergrünende Streptokokken	2
Pseudomonas	1
Morganella Morgani	1
Fusiforme Bakterien	1
Listeria monocytogenes	1
Haemophilus influenzae	1

Komplikationen auf, davon allein bei 4 Patienten durch Sepsis. Bei einem Patienten kam es bei erfolgreich behandeltem Abszeß bei Ziehen der Drainage zu einer Blutung, die operativ gestillt werden mußte. 5 Patienten verstarben (31%), 3 durch Multiorganversagen, 2 postoperativ durch Sepsis bei ausgedehnten Pankreasnekrosen (s. Tabelle 2). Bemerkenswert ist, daß von 5 katecholaminabhängigen Patienten mit prolongiertem Schock bei nekrotisierender Pankreatitis 2 (40%) mit transkutaner Drainage allein behandelte Patienten überlebten.

Bei insgesamt 38% der infizierten liquiden Raumforderungen von Leber und Pankreas konnten Keime nachgewiesen werden (Tabelle 3).

Diskussion

Schon vor mehr als 100 Jahren wurden therapeutische transkutane Abszeßpunktionen und Drainagen erfolgreich ausgeführt. Die Abszesse wurden durch klinische Untersuchung und wiederholte Nadelpunktionen lokalisiert. Die Ergebnisse waren jedoch im Vergleich zu den chirurgischen Erfolgen wenig ermutigend, so daß die einfache transkutane Behandlungsmethode im deutschen Sprachraum allgemein abgelehnt und allenfalls für nicht operable Patienten empfohlen wurde [28]. Erst die Einführung nichtinvasiver diagnostischer Methoden wie Sonographie und Computertomographie, die eine exakte Lokalisationsdiagnostik und Überwachung gewährleisten, hat der transkutanen nichtoperativen Abszeßbehandlung zum Durchbruch verholfen. Begünstigt wurde diese Entwicklung durch die Einführung der Antibiotika.

Für die Überwachung transkutaner Eingriffe am Abdomen ist die Sonographie zweifellos eine ideale Methode. Im Gegensatz zur Computertomographie [1, 26] erlaubt sie eine kontinuierliche Überwachung des Eingriffs. Besondere Vorteile ergeben sich bei der Verwendung von speziellen Biopsiesonden [11, 12, 31], da die entscheidenden Phasen der Drainage, nämlich Plazierung der Führungsnadel und des Führungsdrahtes, in idealer Weise kontinuierlich überwacht werden können. Der Zeitaufwand ist vergleichsweise gering, Strahlenbelastung und Kontrastmittelanwendung entfallen. Zwar wird die sonographische Bildgebung durch Luft und kristalline Substanzen behindert. Diese kennzeichnen aber auch die anatomischen Strukturen wie Lunge, Darm und Knochen, die bei invasiven Eingriffen vermieden werden müssen.

Transkutane Punktionstechniken zur Entlastung der Gallenwege und des Hohlsystems der Niere gehören schon seit längerer Zeit zu den anerkannten Behandlungsverfahren [18, 19, 31, 32, 42]. Diese Eingriffe können jedoch unter der alleinigen, ohnehin notwendigen radiologischen Durchleuchtungskontrolle in der Regel ohne Probleme ausgeführt werden, so daß die Sonographie hier einen zusätzlichen apparativen Aufwand darstellt. Dieser Aufwand kann jedoch durchaus lohnend sein, wenn dadurch die Strahlenbelastung für Patient und Untersucher vermindert und die Treffsicherheit der Prozedur beim weniger Geübten nach Fehlversuchen gesteigert werden kann [42].

Im Gegensatz zu Europa wurde in den Vereinigten Staaten die Sonographie nur zögernd für interventionelle Maßnahmen herangezogen und die Computertomographie für unabdingbar gehalten [16, 24], obwohl die Nachteile der statischen Methode erkannt wurden [1, 26]. Die Ursachen hierfür dürften forensischer und organisatorischer Natur sein. In den USA wird die Sonographie von technischen Assistenten ausgeführt.

Die Anlage transkutaner Drainagen kann in modifizierter Seldinger- oder Trokartechnik erfolgen. Bei der Seldinger-Technik besteht bei Anlage größerer Katheter durch die wiederholte Bougierung die Gefahr der Kontamination von Pleura oder Peritoneum. Im eigenen Patientenkollektiv führen wir die einzige Komplikation, die von einer Kontamination der Pleurahöhle herrühren dürfte, auf die Größe des Drainagekatheters (12 F) und die damit verbundene mehrfache Bougierung zurück. – Bei der Trokartechnik können eher Verletzungen von Darm und Gefäßen auftreten. Bei letzterer ist die sonographische Überwachung des Eingriffs nur bedingt möglich. Sie wurde von uns daher nicht eingesetzt.

Üblicherweise wurden für die Drainage von Abszessen möglichst große Katheter gefordert und auch eingesetzt. Häufig wurden Katheter von 10–24 F verwendet [2, 5, 9, 16, 25, 26]. Gobein et al. [17] konnten jedoch nachweisen, daß sich der Drainageerfolg durch Katheter von mehr als 8,3 F nicht steigern ließ. Die eigenen Ergebnisse zeigen, daß bei genügend liquiden Abszessen Katheter von 6 F völlig zureichend sind. Der Drainageerfolg hängt weniger von der Kathetergröße als von der Pflege und der regelmäßigen Spülung ab. Kleine Katheter verstopfen in der Regel nicht, wenn keine Saugdrainage angelegt wird und wenn bei der Spülung die letzte Spülfraktion verbleibt und durch freies Ablaufen das Lumen offen hält.

Mehr als 90% der Leberabszesse ließen sich erfolgreich durch transkutane Drainage behandeln. Dieses Ergebnis entspricht den Literaturangaben [2, 7, 16, 25, 26, 39, 40] und ist deshalb bemerkenswert, weil überwiegend kleinlumige Drainagen verwandt wurden. Mißerfolge waren in 2 Fällen durch infizierte, traumatische Lebersequester bedingt, die eine grundsätzliche Limitation der Drainagebehandlung darstellen und operativ entfernt werden müssen. In beiden Fällen konnte jedoch der Allgemeinzustand der polytraumatisierten Patienten vor der Operation, die von beiden Patienten überlebt wurde, bedeutend gebessert werden. Unzureichend war die Drainage perlschnurartiger chologener Abszesse einer septischen lebertransplantierten Patientin, die in der Sepsis verstarb. Auch ein Patient mit Abszeß in einer Metastasenleber konnte nur vorübergehend in seinem Allgemeinzustand gebessert werden, bevor chirurgisch der Durchbruch des Abszesses ins Duodenum beseitigt werden mußte. Der Patient verstarb später an Multiorganversagen. Sepsis und unzureichende oder zu früh entfernte Drainagen stellen in Übereinstimmung mit anderen Autoren [7, 16, 26] die häufigsten Ursachen für das Versagen der Behandlung dar. Insgesamt schneidet die ultraschallgezielte transkutane Drainagetherapie von Leberabszessen mit einer Letalität von 4% gegenüber der offen chirurgischen Drainage, bei der eine Letalität von 14–30% zu erwarten ist [8, 34, 41], sehr günstig ab und empfiehlt sich damit als Therapie der ersten Wahl. Fehlplazierungen der Katheter sind unter Ultraschallüberwachung die Ausnahme, während bei der CT mit einer Fehllage in bis zu 10% der Fälle zu rechnen ist [7, 16, 26]. Komplikationen (fibrinöser Pleuraerguß, Blutung) durch die Drainage selbst traten in unserem Kollektiv nur bei 3,8% der Patienten mit Leberabszessen auf, benötigten jedoch keine chirurgische Therapie und heilten folgenlos ab. Durch Verwendung kleinlumiger Katheter besonders bei interkostalem Zugang sollte das Risiko der Kontamination der Pleura- und Bauchhöhle, das nach allgemeiner Übereinstimmung der publizierten Ergebnisse ohnehin klein ist, weiter verringert werden können.

Über Mißerfolge der transkutanen Drainagetherapie wurde nur vereinzelt berichtet [29]. Sie dürften durch inadäquate systemische antibiotische Therapie und technische Probleme hervorgerufen sein. Andererseits wurde von einzelnen Autoren die Notwendigkeit einer Drainagebehandlung überhaupt in Frage gestellt. Es wurden erfolgreiche konsekutive Abszeßbehandlungen durch antibiotische Therapie allein [23] oder durch kombinierte oder alleinige Nadelaspiration berichtet [3, 4, 21, 36]. Die antibiotische Behandlung allein dürfte auch nach unseren Erfahrungen nur bei kleineren Abszessen zum Erfolg führen. Große Abszesse, die unter Druck stehen, entfiebern auch unter antibiotischer Therapie nicht. Es besteht eher die Gefahr der Ausbildung von chronischen Abszessen. Gerade postoperative Abszesse entwickeln sich häufig nach oder auch unter antibiotischer Therapie durch Selektion resistenter Erreger, so daß der Lehrsatz „ibi pus, evacua“ immer noch gut begründet ist. Mit Hilfe der mit systemischer antibiotischer Behandlung kombinierten Nadelaspiration lassen sich auch nach unserer Erfahrung zuverlässig Abszeßheilungen erzielen. Da bei größeren Abszessen jedoch wiederholte Punktionen und Spülungen notwendig sind und Komplikationen in erster Linie nicht an die Katheterdrainage, sondern an den Punktionsvorgang [10, 31, 36] gebunden sind, entscheiden wir uns bei Abszessen mit mehr als 6 cm Durchmesser für die Drainage.

Eine besondere Indikation stellt der durch ein gedeckt perforiertes Gallenblasenempyem entstandene Abszeß des Gallenblasenbetts dar. Bei schwerkranken immunsupprimierten oder stoffwechselentgleisten Patienten kann auf diesem Weg der optimale Zeitpunkt für einen elektiven chirurgischen Eingriff bestimmt werden.

Das Keimspektrum der Leber- und Pankreasabszesse entspricht in etwa dem bei Gallengangsinfektionen beschriebenen [22]. Demnach wäre Mezlocillin für die systemische antibiotische Behandlung das Medikament der ersten Wahl, das gegebenenfalls nach dem Antibiogramm ergänzt oder modifiziert werden muß [35].

Die Sklerotherapie von nichtparasitären Leberzysten stellt heute eine gleichwertige Alternative zur chirurgischen Therapie dar [13–15]. Bei Zysten von mehr als 600–800 ml Volumen ist der Effekt der einmaligen transkutanen Sklerotherapie wegen der Dosisbegrenzung des Sklerosierungsmittels (Polidocanol) unsicher. Durch Drainage der großen Zysten und kurzzeitige Spülung mit größeren Mengen des Sklerosierungsmittels kann eine zuverlässige Verödung der Zyste durch einmalige Behandlung im Verlauf von 3–6 Monaten erreicht werden. Unzureichende Reduktion des Zystenvolumens findet sich nur bei Zysten mit erheblicher Wandverdickung nach wiederholten Zystenpunktionen, Einblutungen oder Infektionen. Zystenpunktionen in therapeutischer Absicht ohne Sklerosierung sollten daher unterlassen werden, da sich in den letzten 100 Jahren immer wieder bestätigt hat, daß sich nichtparasitäre Leberzysten nur im Ausnahmefall durch Abpunktion allein behandeln lassen [14, 28]. Über die Problematik der Behandlung von Zystenlebern und mittelgroßer Zysten wurde bereits an anderer Stelle ausführlicher berichtet [13–15].

Die Drainagebehandlung liquider Raumforderungen des Pankreas hat bisher zu uneinheitlichen Ergebnissen geführt. So berichtet Colhoun [6] eine Ausheilung von 90% der Pankreaszysten, die länger als 6 Wochen bestehen, durch externe Drainage allein. Kritisch anzumerken ist allerdings, daß Pankreaszysten bei Ausschaltung der Noxe auch noch bis zu einem Jahr nach Pankreatitis regredieren können. Hancke [20] schlägt statt dessen die kombinierte sonographisch-endoskopisch angelegte interne Zystendrainage, die in seiner Hand sehr viel bessere Ergebnisse als die externe Drainage aufweist, vor. Unsere eigenen Ergebnisse an Pankreaszysten, die länger als 6 Monate bestanden, zeigen, daß immerhin annähernd 50% der Zysten auch durch die weniger aufwendige externe Drainage erfolgreich behandelt werden könnten. Bei Gangfisteln sind allerdings lange Katheterliegezeiten notwendig, die Probleme bei der Katheterpflege aufwerfen und gelegentlich Katheterwechsel erfordern. In diesen Fällen wäre die interne Drainage eine elegantere und wohl bessere Lösung. Mittlerweile wurden auch endoskopisch angelegte interne Drainagen mit dem Gangsystem kommunizierender Zysten durch Einlage von Stents in den Ductus pankreaticus erfolgreich behandelt [24].

Auch die Ergebnisse der Drainagebehandlung von Pankreasabszessen und Pankreasnekrosen schwanken beträchtlich. So wurden Behandlungserfolge durch externe Drainage allein bei 30–65% der Patienten mit einer Letalität von bis zu 10% berichtet [9, 16, 26, 37, 40]. Diese Ergebnisse scheinen sich günstig von der Letalität chirurgischer Eingriffe von bis 54% abzuheben [33, 38]. Ohne Zweifel kommen diese Divergenzen einerseits durch unterschiedliche Kollektive und kleine Fallzahlen, andererseits auch durch unterschiedliche Indikationsstellungen nach diagnostischen oder klinischen Kriterien zustande. Nach den eigenen Ergebnisse scheinen sich doch etwa 2 Drittel der Patienten durch die ultraschallgezielte Drainage allein erfolgreich behandeln zu lassen. Schwerkranke multimorbide ältere Patienten haben jedoch auch mit dem Minimaleingriff einer transkutanen Drainage eine schlechte Prognose. Von 5 katecholaminabhängigen Patienten dieser Gruppe verstarben trotz initialer Besserung 3 Patienten, aber 2 überlebten ohne operativen Eingriff.

Einigkeit herrscht bei allen Autoren darüber, daß die transkutane Drainage von liquiden Raumforderungen des Pankreas eine risikoarme Methode ist, daß ihre Grenzen erreicht sind beim Vorliegen von Sequestern, daß ihr zunächst eine palliative Intention zur Verbesserung des Allgemeinzustandes des Patienten zugrunde liegt und daß sie interdisziplinäres Vorgehen unter Abwägung der Risiken notwendig macht.

Literatur

1. Aeder MI, Wellman JL, Haaga JR, Hau T (1983) Role of surgical and percutaneous drainage in the treatment of abdominal abscesses. Arch Surg 118:273–280
2. Attar B, Levendoglu H, Cuasay NS (1986) CT-guided percutaneous aspiration and catheter drainage of pyogenic liver abscesses. Am J Gastroenterol 81:550–555
3. Berger L, Osborne DR (1982) Treatment of pyogenic liver abscess by percutaneous needle aspiration. Lancet 132–134
4. Braun B, Pernice H, Herzog P, Börner N, Dormeyer HH (1983) Diagnosis and therapy of liver abscess by ultrasonic imaging, puncture and drainage. Hepatogastroenterology 30:9–11
5. Brolin RE, Nosher JL, Leiman S, Lee WS, Greco RS (1984) Percutaneous catheter versus open surgical drainage in the treatment of abdominal abscesses. Am Surg 50:102–108
6. Colhoun E, Murphy JJ, MacErlean DP (1984) Percutaneous drainage of pancreatic pseudocysts. Br J Surg 71:131–132
7. Daehnert W, Guenther RW, Boerner N, Braun B, Gamstaetter G, Rothmund M (1985) Die percutane Drainage abdomineller Abszesse. I. Technik und Ergebnisse. Chirurg 56:579–583
8. Eggelston FC, Verghese M, Handa AK, Gill SS (1978) The results of surgery in amebic liver abscess: Experiences in eighty-three patients. Surgery 83:536–539
9. Freeny PC, Lewis GP, Traverso LW, Ryan JA (1988) Infected pancreatic fluid collections: percutaneous catheter drainage. Radiology 167:435–441
10. Gebel M, Horstkotte H, Köster C, Brunkhorst R, Brandt M, Atay Z (1986) Ultraschallgezielte Feinnadelpunktion abdomineller Organe: Indikationen, Ergebnisse, Risiken. Ultraschall 7:198–202
11. Gebel M, Schulz M, Mauz M, Simanowski J, Lang W, Atay Z, Zander G (1988) Fortschritte der interventionellen Sonographie. Electromedica 56:71–80
12. Gebel M (1988) Ultraschallgezielte Drainage pathologischer Flüssigkeitsansammlungen im Bauchraum. In: Gebel M, Majewski A, Brunkhorst R (Hrsg) Sonographie in der Gastroenterologie. Springer, Berlin Heidelberg New York Tokyo, S 115–122
13. Gebel M, Schulz M, Martin S (1988) Ergebnisse der nicht-chirurgischen Behandlung von Leberzysten. Z Gastroenterol 26:562
14. Gebel M, Martin S (1988) Sklerotherapie von symptomatischen Leberzysten und symptomatischer Zystenleber. In: Gebel M, Majewski A, Brunkhorst R (Hrsg) Sonographie in der Ga-

stroenterologie. Springer, Berlin Heidelberg New York Tokyo S 109–114
15. Gebel M, Schulz M, Martin S (1988) Short and long term results of ultrasonically guided therapy of non-parasitic liver cysts. J Ultrasound Med 7:202
16. Gerzof SG, Robbins AH, Johnson WC, Birkett DH, Nabseth DC (1981) Percutaneous catheter drainage of abdominal abscesses. A five-year experience. N Engl J Med 305:653–657
17. Gobein RP, Stanley JH, Schabel SI, Curry NS, Gobien BS, Vujic I, Reines HD (1985) The effect of drainage tube size on adequacy of percutaneous abscess drainage. Cardiovasc Intervent Radiol 8:100–102
18. Goodwin WE, Casey WC, Woolf W (1955) Percutaneous trocar (needle) nephrostomy in hydronephrosis. JAMA 157:891–896
19. Günther R, Alken P, Altwein JE (1978) Perkutane Nephropyelostomie-Anwendungsmöglichkeiten und Ergebnisse. ROFO 128:720–726
20. Hancke S, Henriksen FW (1985) Percutaneous pancreatic cystogastrostomy guided by ultrasound scanning and gastroscopy. Br J Surg 72:916–917
21. Heckemann R, Wernecke K, Rehwald U (1983) Konservative Abszeßtherapie mittels ultraschallgeführter Feinnadelpunktion. In: Otto RC, Jann FX (Hrsg) Ultraschalldiagnostik 82. Thieme, Stuttgart, S 114–116
22. Helm EB, Stille W (1982) Bakteriologische Befunde bei Gallenwegserkrankungen. In: Demling L, Riemann JF (Hrsg) Endoskopische Prothetik. Heumann S 67–73
23. Herebert DA, Rothman J, Simmons F, Fogel DA, Wilson S, Ruskin J (1982) Pyogenic liver abscess: successful non-surgical therapy. Lancet 134–136
24. Huibregtse K, Schneider B, Vrij AA, Tytgat GNJ (1988) Endoskopic pancreatic drainage in chronic pancreatitis. Gastrointest Endosc 34:9–15
25. Kraulis JE, Bird BL, Colapinto ND (1980) Percutaneous catheter drainage of liver abscess: an alternative to open drainage? Br J Surg 67:400–402
26. Lang EK, Springer EM, Glorioso LW, Cammarata CA (1986) Abdominal abscess drainage under radiologic guidance: causes of failure. Radiology 159:329–336
27. MacErlean DP, Gibney RG (1983) Radiological management of abdominal abscess. J R Soc Med 76:256–261
28. Madelung O (1898) Chirurgische Behandlung der Leberkrankheiten (Cysten, Abscesse, Geschwülste). In: Penzoldt F, Stintzing R (Hrsg) Handbuch der Therapie der Verdauungskrankheiten. Fischer, Jena, S 928–952
29. McCorkell SJ, Niles NL (1985) Pyogenic liver abscesses: another look at medical management. Lancet 1:803–806
30. McFadzen AJS, Chang KPS, Wong CC (1954) Solitary pyogenic abscess of the liver treated by closed aspiration and antibiotics. A report of 14 consecutive cases with review of the literature. Br J Surg 41:141–152
31. Otto RC, Wellauer J (1985) Ultraschallgeführte Biopsie. Springer, Berlin Heidelberg New York Tokyo
32. Pedersen JF, Cowan DF, Kvist-Kristensen J, Holm HH, Hancke S, Jensen F (1976) Ultrasonically-guided percutaneous nephrostomy. Radiology 119:429
33. Pemberton JH, Nagorney DM, Becker JM, Ilstrup D, Dozois RR, Remine WH (1986) Controlled open lesser sac drainage for pancreatic abscess. Ann Surg 203:600–604
34. Satiani B, Davidson ED (1978) Hepatic abscesses: improvement in mortality with early diagnosis and treatment. Am J Surg 135:647–650
35. Schmied P, Borner H, Kersch D, Riemann JF (1982) Möglichkeiten einer Therapie von Gallenwegsinfektionen. In: Demling L, Riemann JF (Hrsg) Endoskopische Prothetik. Heumann, S 74–83
36. Schwerk WB, Maroske D, Roth S, Arnold R (1986) Ultraschallgeführte Feinnadelpunktionen in der Diagnostik und Therapie von Leber- und Milzabszessen. Dtsch Med Wochenschr 111:847–853
37. Steiner E, Mueller PR, Hahn PF et al. (1988) Complicated pancreatic abscesses: problems in interventional management. Radiology 167: 443–446
38. Stricker PD, Hunt DR (1986) Surgical aspects of pancratic abscess. Br J Surg 73:644–646
39. Sonnenberg E van, Ferruci JT, Mueller PR, Wittenberg J, Simeone JF (1982) Percutaneous drainage of abscesses and fluid collections: Technique, results, and applications. Radiology 142:1–10
40. Sonnenberg E van, Mueller PR, Ferruci JT (1984) Percutaneous drainage of 250 abdominal abscesses and fluid collections. Part I: Results, failures, and complications. Radiology 151:337–341
41. Verlenden WL, Frey CF (1980) Management of liver abscess. Am J Surg 140:53–59
42. Wimmer B, Kauffmann GW, Hauenstein KH (1988) Hat die ultraschallgezielte PTC und PTCD Vorteile gegenüber dem konventionellen Vorgehen? In: Gebel M, Majewski A, Brunkhorst R (Hrsg) Sonographie in der Gastroenterologie. Springer, Berlin Heidelberg New York Tokyo, S 123–128

Ultraschallgezielte Drainage liquider Raumforderungen des Abdomens und des Retroperitoneums

M. Schulz [1], P. Lange und M. Gebel

Einleitung

Pathologische Flüssigkeitsansammlungen des Abdomens und des Retroperitonealraums schließen Krankheitsbilder ganz unterschiedlicher Genese und Bedeutung ein. Daß liquide Raumforderungen des Abdomens durch eine CT- oder ultraschallgezielte Drainage effektiv zu therapieren sind, haben zahlreiche Übersichtsarbeiten zeigen können [1–3]. Die CT- oder ultraschallgezielte Drainage ist ein so risikoarmes Verfahren, daß zahlreiche operative Eingriffe überflüssig geworden sind. Allerdings konzentrieren sich die Arbeiten dabei überwiegend auf die Drainage abdomineller Abszesse. Daß neben Abszessen auch bei Flüssigkeitsansammlungen anderer Genese die perkutane Drainage sinnvoll einzusetzen ist, soll die vorliegende Arbeit dokumentieren.

In der Medizinischen Hochschule Hannover werden seit 1982 Drainagen von liquiden Raumforderungen des Abdomens im weiteren Sinne durchgeführt. Die Ergebnisse unter Ausschluß der Drainage organbezogener Raumforderungen werden im folgenden dargestellt. Eingegangen wird dabei auf die besonderen Probleme der einzelnen Indikationsstellungen.

[1] Medizinische Hochschule Hannover, Zentrum für Innere Medizin und Dermatologie, Abteilung Gastroenterologie, Konstanty-Gutschow-Str. 8, W-3000 Hannover 61, Bundesrepublik Deutschland.

Material und Methode

Von 1982 bis 1988 wurden bei 121 Patienten (73 männlich, 48 weiblich, Alter 21–78 Jahre, Durchschnittsalter 50,8 Jahre) insgesamt 168 transkutan geführte Drainagen pathologischer liquider Raumforderungen unter sonographischer Kontrolle angelegt. Tabelle 1 gibt einen Überblick über die Gesamtheit der Indikationen.

Voraussetzungen für die Drainageanlage waren neben der sonographischen Lokalisation und der Möglichkeit eines gefahrlosen Zugangs im allgemeinen ein Quick-Wert über 50%, eine PTT unter 50 s und Thrombozytenzahlen über 50 000.

Die Anlage der Drainagen erfolgte nach modifizierter Seldinger-Technik [4]. Verwandt wurden handelsübliche Nephrostomiesets 6–8,6 F (Fa. Angiomed). Als Zieleinrichtung wurden die Biopsieschallköpfe des Sonoline 8000 und des SL 2 (Fa. Siemens) benutzt.

Tabelle 1. Ultraschallgezielte perkutane Drainage pathologischer Flüssigkeitsansammlungen des Abdomens 1982 bis 1988 bei 121 Patienten

	n [%]
Abszesse	41 (34)
Gallenlecks	18 (15)
Lymphozelen	10 (8)
Hämatome	7 (6)
Aszites	41 (34)
Andere	4 (3)

Ergebnisse

Aszitesdrainage

Indikationen für die Aszitesdrainage sind neben der Entlastung und der Möglichkeit der Aszitesretransfusion bei Leberzirrhose auch die Entlastung bei malignem Aszites und die lokale Applikation von Zytostatika – meist Cisplatin – bei Peritonealkarzinose.

79 Aszitesdrainagen bei 41 Patienten konnten komplikationslos – z.T. bei Quick-Werten unter 50% – angelegt werden (Tabelle 2). Der Punktionsort ist bei Beachtung der Anatomie der Bauchwandgefäße unerheblich; insbesondere bei gekammertem Aszites müssen häufig atypische Zugangswege gewählt werden. Zur Vermeidung peritokutaner Aszitesfisteln empfiehlt sich ein Verschieben der Schichten der Bauchwand während der Punktion. – Bei der intraperitonealen Applikation von Zytostatika ist von Bedeutung, daß eine nahezu komplette Reaspiration des Zytostatikums gewährleistet ist. Sonographisch läßt sich hierzu insbesondere das Vorschieben des Führungsdrahtes in Richtung der Mesenterialwurzel gut verfolgen.

Tabelle 2. Aszitesdrainagen (Liegedauer 1–5 Tage)

	Patientenzahl	Erfolgr. Plazierung/ Anzahl Drainagen
Aszitesdrainagen	41	79/79
– maligner Aszites	12	
– Chemotherapie	7	

Die Liegedauer betrug je nach Indikation 1–5 Tage; spätestens nach dieser Zeit wurden die Drainagen aus Gründen der Infektionsgefahr gewechselt. Ein Patient wurde mit insgesamt 10 Drainagen versorgt.

Drainage von Gallenlecks, Hämatomen und Lymphozelen

Bei 34 von insgesamt 35 Patienten mit Gallenlecks, Hämatomen und Lymphozelen als typischer postoperativer Komplikation ließ sich eine Drainage korrekt plazieren (Tabellen 3 und 4). Von 18 Patienten mit Gallenlecks wurden 16 durch die Anlage einer perkutanen Drainage saniert. Therapieversager betrafen in beiden Fällen Patienten mit malignen Leberhilustumoren und persistierenden Gallenlecks nach ausgedehnten Leberteilresektionen. Abbildung 1 zeigt ein Gallenleck vor, während und 8 Tage nach Anlage einer Drainage.

Lediglich 3 von 7 Hämatomen ließen sich trotz Spülversuchen suffizient drainieren (s. Tabelle 3). In einem weiteren Fall gelang es immerhin, superinfizierte Sequester teilweise zu entfernen.

Lediglich bei 5 von 10 Patienten mit Lymphozelen nach Lymphadenektomie und Nierentransplantation (NTX) konnte eine dauerhafte Sanierung erreicht werden, davon bei 2 Patienten mit Hämatolymphozelen nach Prostatektomie und Lymphaden-

Tabelle 3. Drainage von Gallenlecks und Hämatomen: eigene Ergebnisse und Literaturvergleich. Durchschnittliche Liegedauer 22 (6–152) Tage

Eigene Ergebnisse	Patientenzahl	Erfolgr. Plazierung/ Anzahl Drainagen	Erfolgr. Drainage *n* [%]
Gallenleck	18	18/18	16 (89)
Hämatom	7	7/7	3 (43)
Autoren (Gallenlecks „bilomas")			
Müller et al. 1983 [5]	11	11/11	9 (82)
Kaufman et al. 1984 [6]	12	12/12	6 (50)

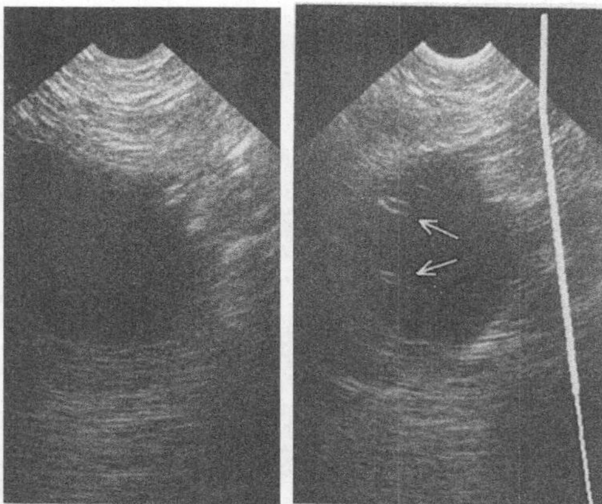
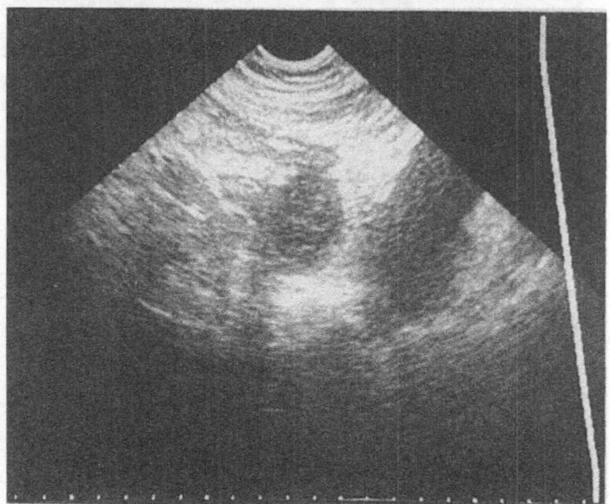

Abb. 1 a–c. Gallenleck vor (**a**), direkt nach (**b**) Anlage einer perkutanen Drainage (*Pfeile* Drainagekatheter) und 8 Tage später bei bereits wieder entfernter Drainage (**c**). Binnenstrukturen weisen auf die beginnende Organisation der Raumforderung hin

ektomie, bei denen eine rasche Indikationsstellung zur Drainageanlage erfolgte (s. Tabelle 4). In einem Falle ließ sich trotz mehrfacher Versuche der Katheter nicht so plazieren, daß eine Entlastung der kompartimentierten Lymphozele erreicht wurde. In einem anderen Fall blieb ein zweiter Drainageversuch ca. einen Monat nach Entfernung der ersten Drainage aus demselben Grunde erfolglos.

Abszeßdrainagen

Bei insgesamt 41 Patienten wurden intraabdominelle oder retroperitoneale Abszesse drainiert. Beim überwiegenden Anteil der Abszesse handelte es sich um postoperative Komplikationen. Tabelle 5 gibt einen Überblick über die Abszeßlokalisation und die Erfolgsraten.

Indikation zur Anlage einer Drainage war dabei eine Mindestgröße des Abszesses von ca. 6 cm, die Aspiration von putridem Material bei der stets initial durchgeführten Feinnadelpunktion, das Vorliegen einer entsprechenden Klinik und ein sicherer, praktikabler Zugangsweg. Allerdings wurden in unserem Patientenkollektiv selbst bei einem Zugangsweg durch den Recessus phrenicocostalis und bei transluminär durch den Darm geführten Drainagen Komplikationen nicht beobachtet. Wie bei anderen Indikationen wurde im allgemeinen der kürzeste Zugangsweg unter Vermeidung größerer Gefäße gewählt. – Bei adipösen Patienten mit retroperitonealen Abszessen empfiehlt sich bei einem lateralen Zugang wegen der Fett- und Muskelmassen die Verwendung eines steifen Lundaquist-Drahtes. Ansonsten kann es beim Vorschie-

Tabelle 4. Drainage von Lymphozelen. Durchschnittliche Liegedauer 9 (4–16) Tage

	Patientenzahl	Erfolgr. Plazierung/ Anzahl Drainagen	Erfolgr. Drainage *n* [%]
Lymphozele			
– nach NTX	3	2/3	1
– nach Lymphadenektomie	5	6/7	2
Hämatolymphozele			
– nach Prostatektomie	2	2/2	2
Gesamt	10	10/12	5 (50)

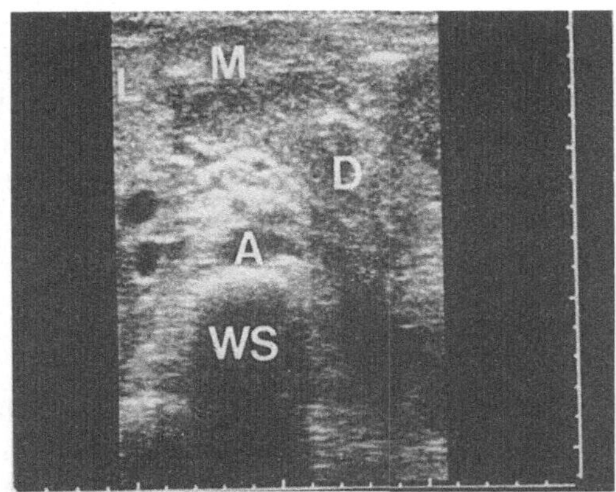

a

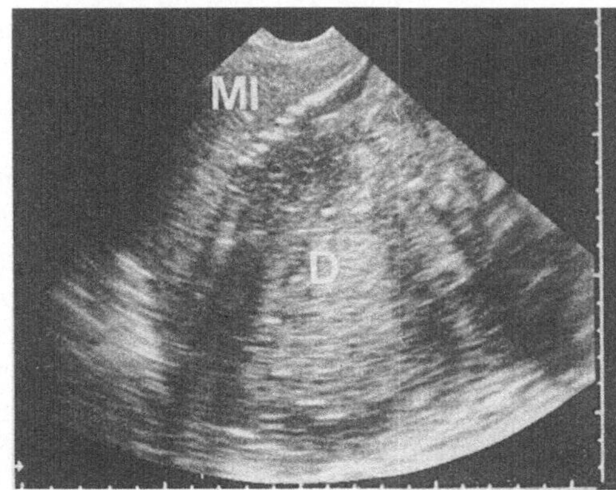

b

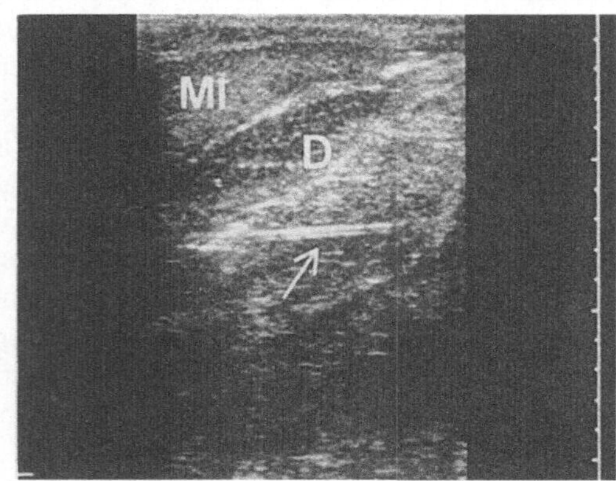

c

Abb. 2a–c. Großer retroperitonealer, bis an die Milzloge reichender Abszeß eines Patienten mit Nahtinsuffizienz der aufgenähten Schlinge nach Pankreatikojejunostomie. **a** Oberbauchquerschnitt mit Darstellung von Leber (*L*), Magenkokarde (*M*) und massiv erweiterter pankreatikojejunaler Schlinge (*D*) (*A* Aorta, *WS* Wirbelsäule). **b, c** Laterale transkostale Schnitte (*MI* Milz, *D* Abszeß, *Pfeil* Drainagekatheter)

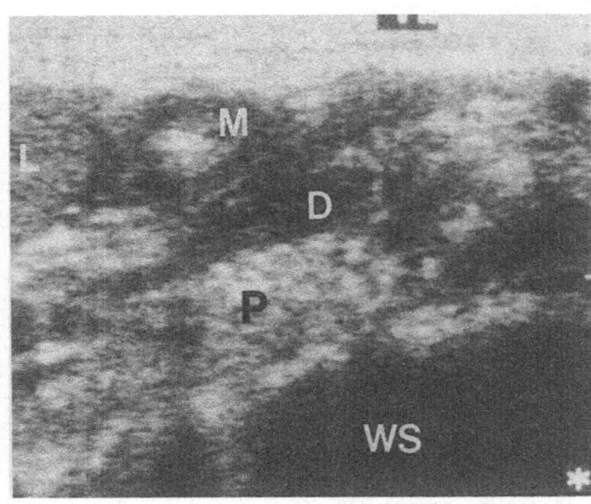

Abb. 3. Patient von Abb. 2. Darstellung des linken Leberlappens (*L*), der Magenkokarde (*M*), des Pankreaskopfes mit zahlreichen Verkalkungen (*P*) und der jetzt wieder normal weiten pankreatikojejunalen Schlinge (*D*). Längsschnitt (*WS* Wirbelsäule)

ben der Bougies bzw. des Drainagekatheters zu einer Dislozierung des zuvor korrekt plazierten Führungsdrahtes kommen.

Auf Saugdrainagen wurde wegen der Gefahr des Verstopfens des Drainagekatheters durch nicht spontan lysierte Sequester verzichtet. Der Sog der tiefhängenden Drainageableitung ist völlig ausreichend [4]. Täglich wurden die Abszeßhöhlen mit physiologischer, ggf. auch mit hypertoner Kochsalzlösung gespült. Auf eine Instillation von Antibiotika oder antimikrobiellen Lösungen wurde bei immer erfolgter systemischer Antibiotikagabe verzichtet.

36 von 41 intraabdominellen und retroperitonealen Abszessen ließen sich erfolgreich drainieren. In keinem Falle kam es zu nennenswerten Komplikationen (bis auf durch übliche Analgetikagabe behandelbare kurzzeitige Schmerzsensationen). Insbesondere wurden auch unter der Spülung keine septischen Schübe beobachtet. Therapieversager betrafen in 4 Fällen Patienten mit großen Anastomosenlecks nach Darmoperationen, von denen 3 frühzeitig operiert wurden. In einem Falle stellte sich ein Abszeß im kleinen Becken als superinfizierte Tumornekrose, möglicherweise mit Arrosion von Dickdarmanteilen, heraus. –

Tabelle 5. Drainage abdomineller Abszesse. Durchschnittliche Liegedauer 9,4 (3–29) Tage

	Patientenzahl	Erfolgr. Plazierung/ Anzahl Drainagen	Erfolgr. Drainage *n* [%]
Subphrenisch	11	13/13	10
Retroperitoneal	12	12/12	10
Andere	18	21/21	16
Gesamt	41	46/46	36 (88)

Abbildungen 2 und 3 zeigen die erfolgreiche Drainage eines Patienten mit einem retroperitonealen, bis in den Bereich der Milzloge hineinreichenden Abszeß nach Anastomoseninsuffizienz einer Pankreatikojejunostomie.

Drei Fallbeschreibungen

Drei in keine der genannten Kategorien gehörende Drainageindikationen sollen hier in Form von Fallbeschreibungen dokumentiert werden.

Bei einem 47 Jahre alten Mann erfolgte 3 Monate nach Resektion eines Pankreaskopftumors die stationäre Aufnahme wegen stärkster, analgetikaresistenter, in den Rücken ausstrahlender Schmerzen. Sonographisch fanden sich eine ca. 4 cm durchmessende Raumforderung sowie mehrere kleinere gleichartige, echoarme Raumforderungen kranial des Pankreaslagers (Abb. 4). Bei einer ultraschallgezielten Feinnadelpunktion ließ sich verhältnismäßig dünnflüssiges altes Blut aspirieren. Nach erfolgter Drainage der größeren Raumforderung war der Patient schlagartig beschwerdefrei. Die Beschwerdefreiheit hielt über die gesamte Drainagedauer an. Die zytologische Untersuchung des Aspirats (Prof. Atay, Hannover) ergab den Befund einer hämorrhagischen Metastase eines Adenokarzinoms.

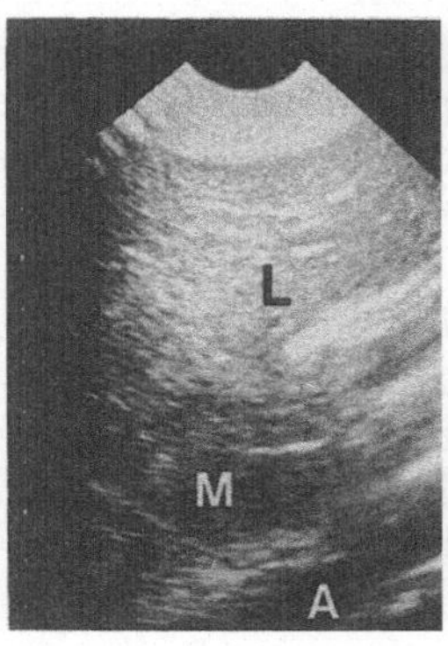

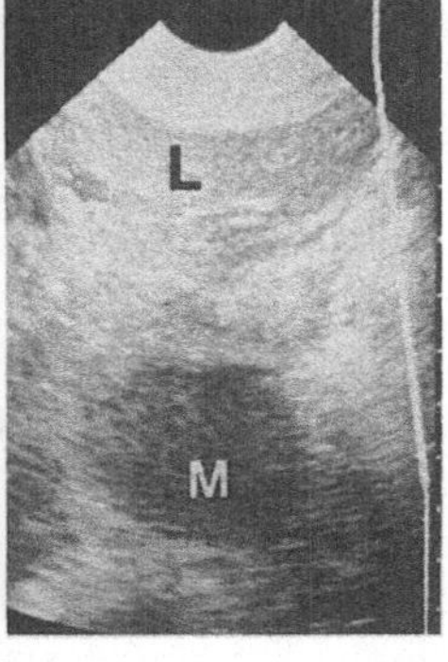

a b

Abb. 4a, b. Hämorrhagische Metastase eines Pankreaskopfkarzinoms (*M*). **a** Längsschnitt und **b** Querschnitt (*L* Leber, *A* Aorta)

Bei 2 Patienten nach Whipple-Operation wegen eines Pankreaskopfkarzinoms bzw. der Pankreaskopfmetastase eines Magenkarzinoms kam es zu einem fieberhaften Krankheitsbild mit Ikterus. Sonographisch fand sich in beiden Fällen eine Erweiterung der intrahepatischen Gallenwege mit intraluminärem Detritus und unscharfer Gangbegrenzung als Ausdruck der Cholangitis sowie eine (in einem Fall operativ gesicherte) durch eine Peritonealkarzinose bedingte Stenose des distalen Endes der choledochojejunalen Schlinge (Abb. 5 und 6). Unter der Vorstellung eines „contaminated bowl syndrome" wurden die massiv dilatierten hochgezogenen Schlingen perkutan ultraschallgezielt drainiert. Bei der Drainageanlage wurden nur die Schichten der Bauchwand bougiert. Komplikationen – insbesondere peritonitische Zeichen – wurden außer einem geringfügigen Hämatom der Bauchwand der Patientin nicht beobachtet.

In beiden Fällen kam es nach der Drainageanlage zu einer Entfieberung und einem signifikanten Rückgang der Cholestase (Tabelle 6). Einer der Patienten

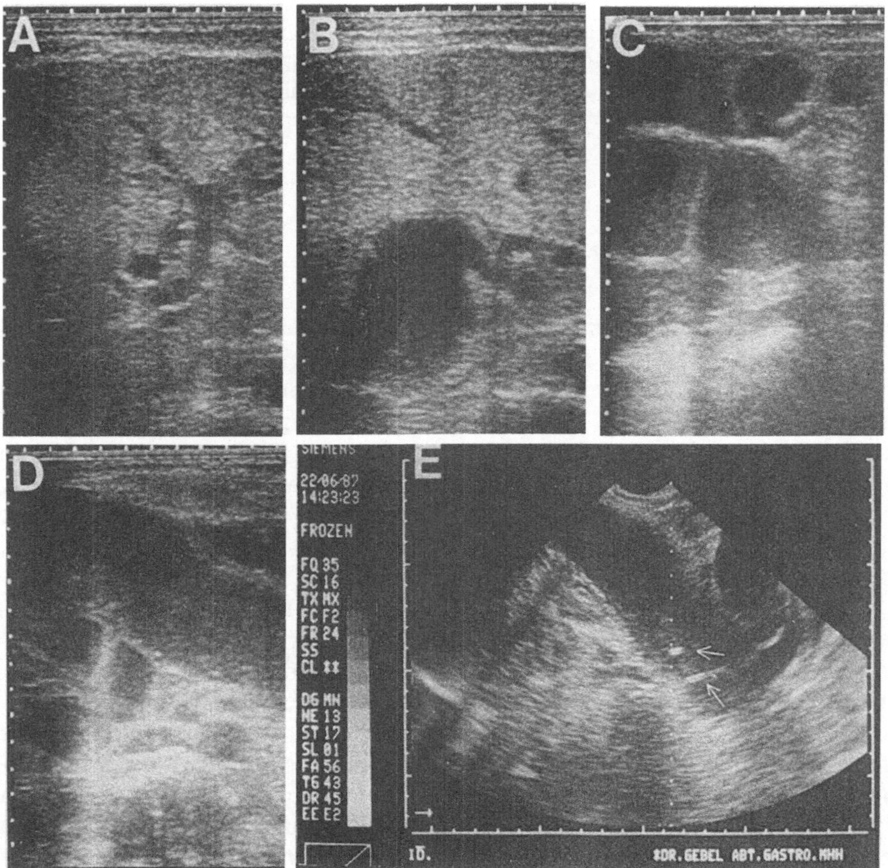

Abb. 5A–E. Erweiterter linker Hepatikusast bei einem Patienten mit „contaminated bowl syndrome" nach Choledochojejunostomie. Konturunschärfen und Detritus im Gallengang als Ausdruck der Cholangitis (**A**). Dilatierte Jejunalschlinge im Leberhilus (**B**). Erweiterte, distal gelegene Jejunalabschnitte im Quer- und Längsschnitt (**C, D**). Drainage (*Pfeile*) im distalen Jejunalabschnitt (**E**)

konnte mit liegender Drainage ambulant über ca. 90 Tage weiterbetreut werden.

Zusammenfassung und Diskussion

Die vorliegenden Ergebnisse zeigen, daß sich aus liquiden abdominellen Raumforderungen zahlreiche Indikationen zur Anlage perkutaner Drainagen ergeben können. Mit einer korrekten Katheterplazierung in mehr als 95% der Fälle scheint die Sonographie jeder anderen Zielmethode überlegen. Weitere Vorteile ergeben sich bezüglich der Vermeidung von Komplikationen durch die Real-time-Darstellung. Von entscheidender Bedeutung für eine erfolgreiche Therapie ist neben der Pflege des Katheters ein der Indikation angepaßtes Handling der Drainage. Zum Teil über 10 Tage anhaltende Sekretproduktion bei Abszessen und Lymphozelen spricht unserer Erfahrung nach gegen die immer wieder als Alternative angebotene Therapie durch einmalige oder mehrfache Feinnadelaspiration. Das Risiko von Komplikationen steigt mit der Anzahl der Punktionen mit den erforderlichen relativ großlumigen Nadeln.

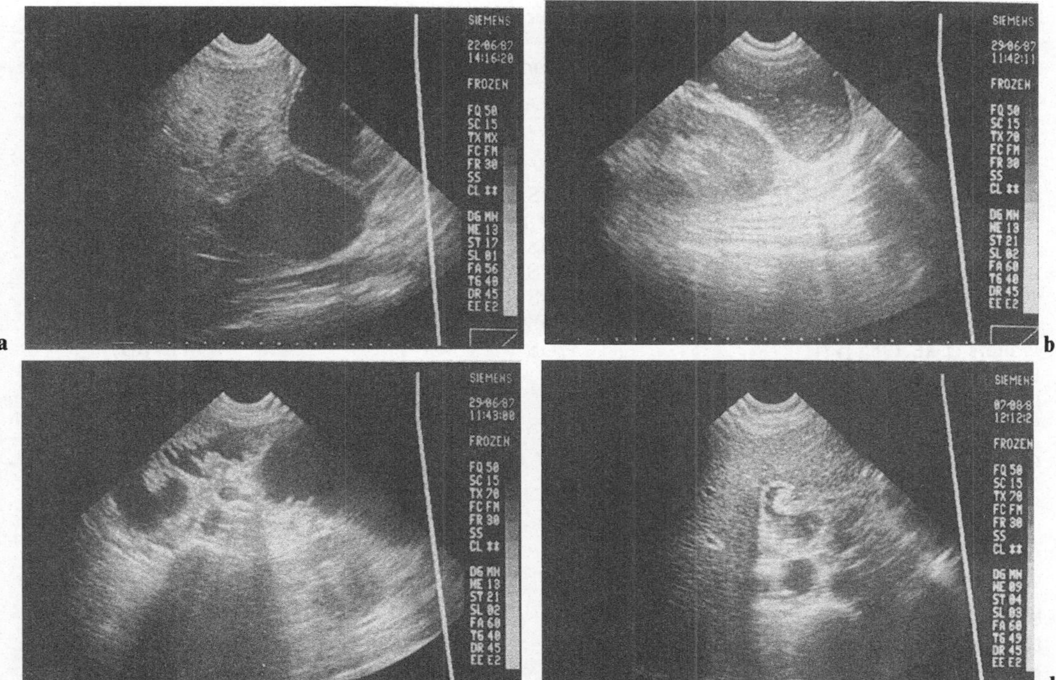

Moderne Behandlungsstrategien (Aszitesretransfusion, regionale Chemotherapie) haben die Indikation zur Aszitesdrainage ausgeweitet. Zugangswege und Plazierung der Katheterspitze lassen sich den Erfordernissen anpassen. Gallenlecks stellen eine

Abb. 6. a Sackförmig erweiterte Jejunalschlinge im Leberhilus bei Patientin nach Choledochojejunostomie mit septischem Krankheitsbild und Ikterus. **b, c** Bild des mechanischen Dünndarmileus mit Detritus in den erweiterten Darmschlingen. **d** Entlastete Jejunalschlinge im Leberhilus bei derselben Patientin

Tabelle 6. Ergebnisse palliativer Drainage hochgezogener Jejunalschlingen bei 2 Tumorpatienten mit Choledochojejunostomie

	Patient 1, weibl., 44 J.	Patient 2, männl., 63 J.
Entfieberung	+	++
Cholestaserückgang	+	++
– Bili (mmol/l)		
vor Drainage	123	253
Tag 5 nach Drainage	111	173
– AP (U/l)		
vor Drainage	1170	2200
Tag 5 nach Drainage	502	714
– GGT (U/l)		
vor Drainage	426	1340
Tag 5 nach Drainage	199	345
Drainageliegedauer	19 Tage	98 Tage
Todesursache	Sepsisrezidiv, Tumorkachexie	Respirat. Insuffizienz bei Hämatothorax, Tumorkachexie

Tabelle 7. Literaturübersicht: Drainage abdomineller Abszesse unter Ausschluß organbezogener Abszesse

Autoren	Methode	Patienten-zahl	Erfolgr. Drainage n [%]
Mandel et al. 1982 [12]	CT	13	9 (69)
Miller et al. 1982 [13]	–	62	51 (82)
Sonnenberg et al. 1982 [1]	CT/US	32	28 (87)
van Waes et al. 1983 [14]	CT	10	8 (80)
Papanicolaou et al. 1984 [15]	CT/US	17	14 (82)
Dähnert et al. 1985 [3]	CT/US	56	33 (64)
Gerzof et al. 1985 [2]	CT/US	94	64 (68)
Kerlan et al. 1985 [16]	CT/US	32	27 (84)
Walters et al. 1985 [17]	CT/US	17	11 (69)
Lang et al. 1986 [18]	CT	136	105 (77)
Casola et al. 1987 [19]	CT	15	15 (100)
Sacks et al. 1988 [20]	CT/US	18	11 (61)
Gesamt		502	376 (75)

weitere geeignete Indikation für perkutan geführte Drainagen dar. Unsere Erfolgsraten decken sich mit den in der Literatur angegebenen Ergebnissen [5, 6]. Die Grenze der Methode liegt bei großen produktiven, meist nach ausgedehnten Leberresektionen auftretenden biliären Fisteln.

Eingeschränkt ist der Wert der Methode bei Hämatomen. Ursache dürfte die rasche Bildung nicht aspirierbarer Koagula sein, die insbesondere dann zu erwarten ist, wenn wegen der sicherlich immer bestehenden Infektionsgefahr die Anlage der Drainage hinausgezögert wird.

Ebenfalls wenig überzeugend sind unsere Ergebnisse bei der Behandlung von Lymphozelen nach Lymphadenektomie und NTX. Limitierend für eine erfolgreiche Therapie ist neben der unserer Erfahrung nach erforderlichen langen Liegedauer bis zur Eröffnung neuer Lymphwege auch hier die Gefahr der Superinfektion besonders bei immunsupprimierten Patienten. Eine Indikation zur Drainageanlage ist in jedem Fall gegeben im Falle eines erheblichen Aufstaus des Nierenbecken-Kelch-Systems. – Zu unseren Ergebnissen im Widerspruch steht eine Arbeit von Pollak, der von 35 nach NTX aufgetretenen Lymphozelen immerhin 8 durch eine einmalige therapeutische Punktion, weitere 17 durch wiederholte Punktionen und/oder Sklerotherapie mit Tetrazyklinen therapieren konnte [7].

Zahlreiche Arbeiten der letzten Jahre haben gezeigt, daß die bei alleiniger chirurgischer Drainage abdomineller Abszesse bei ca. 30% liegende Mortalität [8–10] durch CT- und ultraschallgezielte perkutane Drainagen entscheidend verbessert werden konnte. In etwa 80–85% der Fälle kann dem Patienten heutzutage eine Operation erspart werden. Diese Tatsache ist deshalb von besonderer Bedeutung, da es sich gerade bei den intraabdominellen, nicht organbezogenen Abszessen – wie auch bei Gallenlecks und Hämatomen – meist um postoperative Komplikationen handelt. Van Sonnenberg hat mit Recht darauf hingewiesen, daß, selbst wenn durch die Drainageanlage keine endgültige Sanierung möglich ist, es meistens gelingt, einen kritisch kranken Patienten in einen operablen Zustand zu bringen [11].

Tabelle 7 bringt einen Überblick über während der letzten Jahre erschienene Arbeiten zum Thema perkutaner Abszeßdrainagen [1–3, 12–20]. Die angegebenen Erfolgsraten liegen zwischen 64 und 100%, im Durchschnitt bei 75%, decken sich also relativ gut mit unseren Ergebnissen. – Die zum Teil stark differierenden Ergebnisse dürften sowohl Folge eines unterschiedlichen Patientenkollektivs und einer verschiedenen Erfolgsbewertung als auch Folge eines unterschiedlichen Drainagehandlings sein. Floride Grunderkrankungen und persistierende Fisteln werden in den meisten Arbeiten übereinstimmend für Therapieversager verantwortlich gemacht. Allerdings wird in einigen Arbeiten ausdrücklich auf einen radiologisch gesicherten Verschluß kleinerer Fisteln zum Darm und zu den Gallenwegen unter der Drainage hingewiesen [15, 16].

Die Persistenz kleiner enteraler Fisteln ist bei Morbus-Crohn-assoziierten Abszessen von entscheidender Bedeutung. Casola konnte 15 Patienten mit Abszessen bei M. Crohn durch perkutane Drainage unter Vermeidung einer Operation behandeln [19]. In einer Arbeit von Lambiase wird dagegen eine definitive Heilung nur von Patienten ohne radiologisch nachweisbare Fistel berichtet. Bei 8 von 8 Patienten mit nachgewiesener Fistel zum Darm kam es innerhalb von 7 Wochen zu einem Rezidiv [20]. In unserem Patientenkollektiv wurden 3 Patienten mit M.-Crohn-assoziierten Abszessen erfolgreich behandelt, davon einer erst durch eine zweite Drainage, nachdem innerhalb von 4 Wochen ein Rezidiv auftrat. In keinem Fall wurde durch die Drainage eine enterokutane Fistel eröffnet.

Die Komplikationsrate der perkutanen Drainage ist unabhängig von der Zielmethode und der Indikation vergleichsweise gering. In unserem Kollektiv wurden nennenswerte Komplikationen nicht beobachtet.

Die leichte Durchführbarkeit und universelle Verfügbarkeit der Methode lassen erwarten – wie unsere 3 Fallbeispiele zeigen –, daß mit weiterer Erfahrung die Indikationsstellungen ausgeweitet werden können und gerade schwerkranken Tumorpatienten palliativ geholfen werden kann.

Literatur

1. Sonnenberg E van, Ferruci JT, Mueller PR et al. (1982) Percutaneus drainage of abscesses and fluid collections: technique, results, and application. Radiology 142:1–10
2. Gerzof SG, Robbins AH, Johnson WC et al. (1981) Percutaneous catheter drainage of abdominal abscesses. N Engl J Med 305:633–657
3. Dähnert W, Günther RW, Börner N et al. (1985) Die perkutane Drainage abdomineller Abszesse; I u. II. Chirurg 56:579–588
4. Gebel M (1988) Ultraschallgezielte transkutane Drainage pathologischer Flüssigkeitsansammlungen im Bauchraum. In: Gebel M, Majewski A, Brunkhorst R (Hrsg) Sonographie in der Gastrenterologie. Springer, Berlin Heidelberg New York Tokyo 115–122
5. Mueller PR, Ferruci JT, Simeone JF et al. (1983) Detection and drainage of bilomas. AJR 140:715–720
6. Kaufman SL, Kadir S, Mitchell SE et al. (1985) Percutaneous transhepatic biliary drainage for bile leaks and fistulas. AJR 144:1055–1058
7. Pollak R, Veremis SA, Maddux MS et al. (1988) The natural history of a therapy for perirenal fluid collections following renal transplantation. J Urol 140:716–720
8. Fry DE, Garrison RN, Heitsch RC et al. (1980) Determinants of death in patients with intraabdominal abscess. Surgery 88:517–523
9. Karlson KB, Martin EC, Fankuchen EI et al. (1982) Perkutaneous abscess drainage. Surg Gynecol Obstet 154:44–48
10. Connell TR, Stephens DH, Carlson HC et al. (1980) Upper abdominal abscess: a continuing and deadly problem. AJR 134:759–765
11. Sonnenberg E van, Wing VW, Casola G et al. (1984) Temporizing effect of percutaneous drainage of complicated abscesses in critically ill patients. AJR 142:821–826
12. Mandel SR, Boyd D, Jaques FF et al. (1982) Drainage of hepatic, intraabdominal and mediastinal abscesses guided by computerized axial tomography. Am J Surg 145:120–125
13. Miller MH, Frederick PR, Tocino I et al. (1982) Percutaneous catheter drainage of intraabdominal fluid collections including infected biliary ducts and gallbladders. Am J Surg 144:660–667
14. Waes PF van, Feldberg MA, Mali WP et al. (1983) Managment of loculated abscesses that are difficult to drain: A new approach. Radiology 147:57–63
15. Papanicolaou N, Mueller PR, Ferrucci JT et al. (1984) Abscess-fistula association: Radiologic recognition and percutaneous management. AJR 143:811–81

16. Kerlan RK, Jeffrey RB, Pogany AC et al. (1985) Abdominal abscess with low-output fistula: Successful percutaneous drainage. Radiology 155:73–75
17. Walters R, Herman CM, Neff R et al. (1985) Percutaneous drainage of abscesses in the postoperative abdomen that is difficult to explore. Am J Surg 149:623–626
18. Lang EK, Springer RM, Glorioso LW et al. (1986) Abdominal abscess drainage under radiologic guidance: Causes of failure. Radiology 159:329–336
19. Casola G, Sonnenberg E van, Neff CC et al. (1987) Abscesses in Crohn disease: percutaneous drainage. Radiology 163:19–22
20. Sacks D, Banner MP, Meranze SG et al. (1988) Renal and related retroperitoneal abscesses: percutaneous drainage. Radiology 167:447–451
21. Lambiase RE, Cronan JJ, Dorfman GS et al. (1988) Percutaneous drainage of abscesses in patients with Crohn disease. AJR 150:1043–1045

Perkutane Abszeßdrainagen

A. El Mouaaouy [1], H. Raestrup und H. D. Becker

Die perkutane Abszeßdrainage wird inzwischen an zahlreichen Kliniken primär bei Behandlung intrahepatischer Abszesse und bei abgegrenzten intraperitonealen und retroperitonealen Abszessen verwandt. Sie gilt damit als die bessere Alternative zur septischen Chirurgie. Dadurch sind die Letalität bei septischen Patienten und die Komplikationen erheblich geringer und die Erfolge deutlich besser geworden [1–6].

Ein besonderer Punkt, der nach wie vor zur kontroversen Diskussion führt, ist, daß die noch häufig verwandten Drainagen dünnlumig, oft disloziert und verstopft sind und es dadurch nicht zur vollständigen Eiterentleerung kommt. Hierdurch entfiebern die Patienten nach Drainageeinlage nur zögernd, was die gleichzeitige systemische Antibiotikagabe oder schließlich eine Laparotomie nötig macht. – Wir verwandten zuletzt ausschließlich dickkalibrige, doppellumige oder 2 einfache Thoraxdrainagen ab 18 Charr.

Wir haben uns die Frage gestellt, in welchen Fällen die perkutane dickkalibrige Drainage die Operation ersetzen kann und mit welchen Komplikationen zu rechnen ist.

Für die Thoraxdrainagen (Abb. 1–3) verwenden wir den Metalltrokar einer Einwegsthoraxdrainage, in dessen Oberfläche ein Kanal zur Aufnahme des Führungsdrahtes eingefräst wurde.

[1] Abteilung für Allgemeine Chirurgie und Poliklinik der Chirurgischen Klinik der Universität Tübingen, Calwer Straße 7, W-7400 Tübingen, Bundesrepublik Deutschland.

Methode

In Lokalanästhesie wird die betreffende Flüssigkeitsansammlung steril unter sonographischer Kontrolle nach Stichinzision der Haut und Muskelfaszie punktiert (Abb. 4). Bei den nicht unmittelbar an der Bauch- bzw. Thoraxwand gelegenen Abszessen wird ein Führungsdraht nach Mandrinentfernung in die Höhle eingelegt, über den der Drainagekatheter mit dem Trokar ohne jegliche Vorbougierung in der Abszeßhöhle plaziert wird. Bei den bauch- bzw. thoraxwandnah gelegenen Abszessen werden die Trokardrainagen ohne Führungsdraht unter sonographischer Sicht nach Stichinzision in die Höhle eingeführt. Die Wundhöhle wird mit Kochsalzlösung gespült, bis klares Sekret abfließt. Anschließend werden die Drainagen als Überlaufdrainagen belassen. Antibiotika werden nur bei fortbestehendem schlechtem Allgemeinzustand und nur nach Antibiogramm systemisch verabreicht. Multipel lokalisierte, abgegrenzte Abszesse werden jeweils mit Drainagen versorgt.

Ergebnisse

Bei 53 Patienten mit intraabdominellen oder retroperitonealen Abszessen erfolgte wie oben erwähnt die perkutane Abszeßdrainage. Es handelte sich dabei meistens um Abszedierungen im Oberbauch (Abb. 5). Bei 52% der Fälle traten die Abszesse als

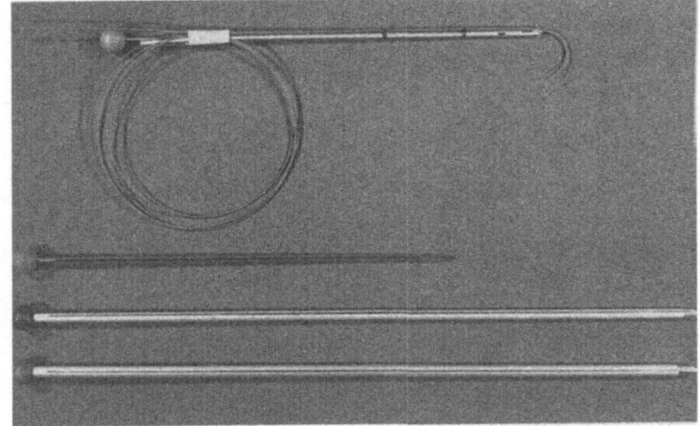

1

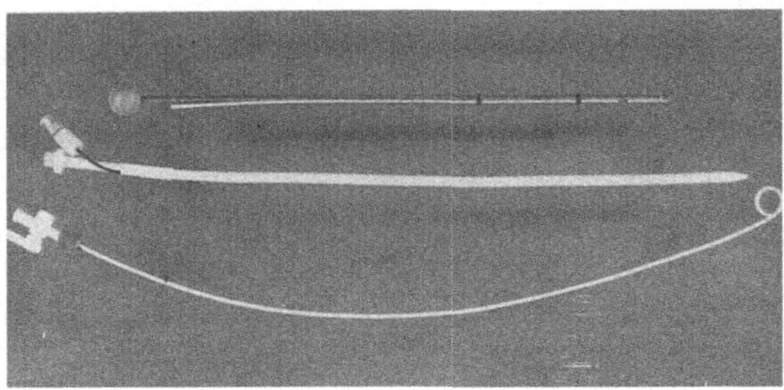

2

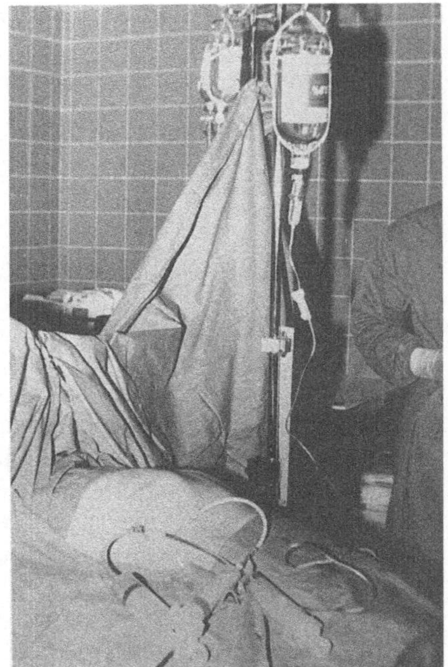

3

Abb. 1. Verwendung der Thoraxdrainage als Überlaufabszeßdrainage. Einfräsung eines Kanals zur Aufnahme des Führungsdrahtes in den Metalltrokar

Abb. 2. Thoraxdrainage mit Trokar; doppellumige Abszeßdrainage; Pictel-Katheter

Abb. 3. Entlastung zweier intrahepatischer Abszeße mit 2 Thoraxdrainagen und einer doppellumigen Drainage

Folge eines Oberbaucheingriffes auf. Bei den nicht voroperierten Patienten handelte es sich um Cholangitis, Cholezystitis, infizierte Tumornekrosen und Hämatome, perforiertes Ulcus duodeni, Leukopenie oder um Sepsis ohne bekannten Primärherd.

Die Abszesse traten bei 82% der Fälle solitär und bei 18% multipel auf, die mit insgesamt 85 Drainagen versorgt werden konnten. Die Spüldauer lag zwischen 3 und 15 Tagen, die Entfieberung trat durchschnittlich nach 48 h ein. – Die Abszeßdrainage war bei 92% erfolgreich und wies eine

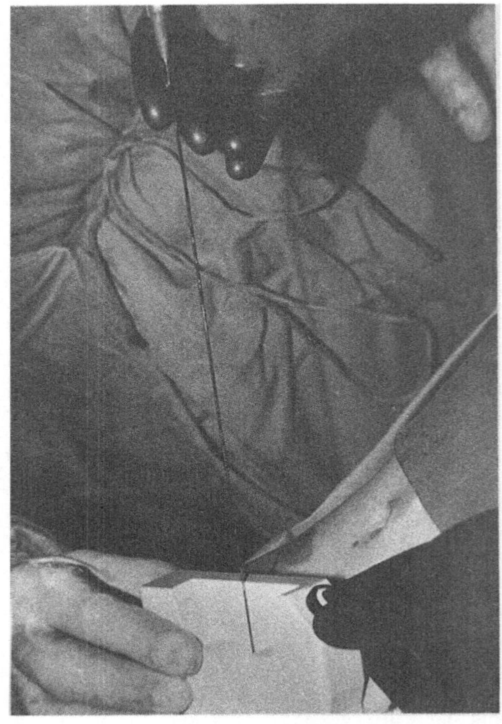

Abb. 4. Punktion der Abszeßhöhle unter sonographischer Sicht

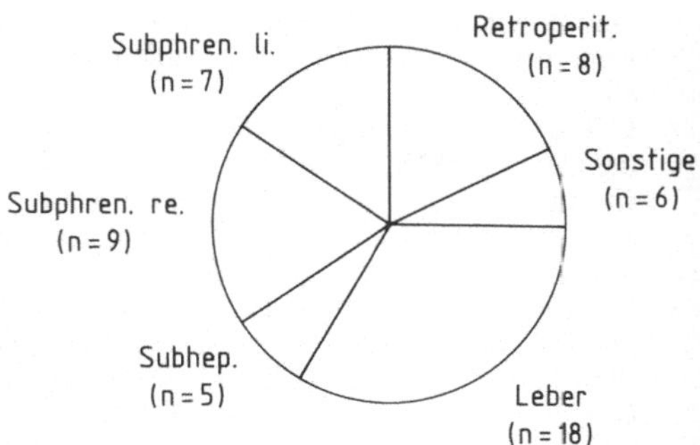

Abb. 5. Abszeßlokalisation bei perkutaner Drainage ($n = 53$)

Tabelle 1. Perkutane Drainage intraabdomineller Abszesse

	Eigene Ergebnisse bei 53 Patienten [%]	Literaturangaben [%]
Erfolgreich	92	75
Komplikationen	8	13
Reoperation	9	15
Letalität	6	11

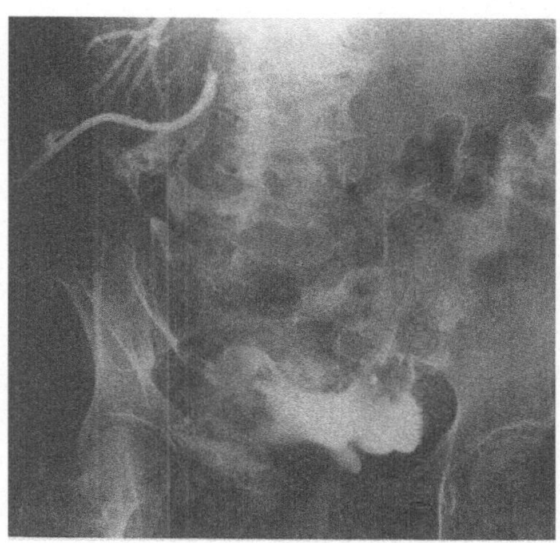

Abb. 6. Freie Abszeßperforation in die Bauchhöhle nach Drainage eines intrasubhepatischen Abszesses. Gastrografingabe über die gelegte doppellumige Drainage

Komplikationsrate von 8% auf. Ein Wiederholungseingriff war in 9% der Fälle notwendig. Die Letalität betrug 6% (Tabelle 1).

Alle Verstorbenen erlagen ihren Allgemeinerkrankungen: Eine 83jährige Patientin mit einem Gallengangskarzinom starb an Herz-Kreislauf-Versagen, eine 60jährige Patientin am hämorrhagischen Schock bei Ösophagusvarizenblutung und Leberzirrhose und eine 68jährige Patientin im septischen Schock bei Leberzirrhose und einem perforierten Ulcus ventriculi. Im letzten Fall wurde die perkutane Drainage eines subphrenischen Abszesses nur diagnostisch gelegt.

An Komplikationen traten in unserem Krankengut eine Katheterdislokation (vom Patienten selbst entfernt), eine Nachblutung (Einnahme von Thrombozytenaggregationshemmern wegen Herzerkrankung), eine Verletzung der Pleura (hier war eine Drainage notwendig) sowie eine Abszeßperforation in die freie Bauchhöhle (Abb. 6) auf. Eine postoperativ durchgeführte genauere Bilanzierung der Einfuhr und Ausfuhr der Spülflüssigkeit hätte die freie Perforation verhindern können. Auch die übrigen aufgeführten Komplikationen waren zum Teil vermeidbar.

Zusammenfassung

Zusammenfassend wird in dieser Arbeit dargestellt, daß die Auswahl und Benützung großkalibriger flexibler Drainagen, Handhabung, richtige Indikationsstellung und Erfahrung, all diese Faktoren konnten die Erfolgsrate in unserem Kollektiv auf mehr als 90% erhöhen und die Komplikationen unter 10% halten.

Zu beachten ist, daß der Herd gut abgegrenzt sein muß und auf dem direkten Weg ohne Traumatisierung der Umgebung punktiert wird, daß ein möglichst dicklumiger Katheter eingelegt wird, daß eine exakte Bilanz von Einfuhr und Ausfuhr der Spülflüssigkeit erstellt wird und daß eine postoperative sonographische bzw. röntgenologische Kontrolle auf mögliche Komplikationen durchgeführt wird.

Literatur

1. Egender G, Riedler L (1984) Zur perkutanen ultraschallgezielten Drainage von Leberabszessen. Chirurg 55:822
2. Gebel M (1988) Ultraschallgezielte transkutane Drainage pathologischer Flüssigkeitsansammlungen im Bauchraum. In: Gebel M, Majewski A, Brunkhorst R (Hrsg) Sonographie in der Gastroenterologie. Springer, Berlin Heidelberg New York Tokyo, S 115–122
3. Gay B, Arbogast R, Weyand H (1979) Spüldrainage bei Leberabszessen. Therapiewoche 29, 885–886
4. Dähner W (1985) Die percutane Drainage abdominaler Abszesse. I. Technik und Ergebnisse. Chirurg 56:579
5. Dähner W (1985) II. Stellenwert im Vergleich zur septischen Chirurgie. Chirurg 56:584
6. Sonnenberg E van, Müller PR (1984) Percutaneous drainage of 250 abdominal abscesses and fluid collechons. Part I: Results, failures and complications. Radiology 151:337–341

Sonographisch gesteuerte Punktionen und Drainagen im thorakalen und abdominellen Raum

F. J. SCHUMACHER [1], H. STROSCHE und P. HEISTERMANN

Einleitung

Die sonographisch gesteuerte Punktion aus diagnostischen Gründen wird seit mehreren Jahren großzügig angewandt. Die Komplikationsrate ist gering. Sie wird von Smith in einer Umfrage von über 60000 Patienten mit 0,61% angegeben. Gefahren bestehen in der Tumorverschleppung und in Punktionskomplikationen wie Blutung, Pneumothorax, Hämaturien, Fehlpunktionen von intestinalen Hohlorganen und einer Letalitätsangabe von 15 beschriebenen Fällen [1, 2, 5].

Therapeutisch läßt sich die Sonographie bei allen liquiden Raumforderungen einsetzen. Aus der Aspirationspunktion hat sich die ultraschallgesteuerte Abszeßdrainage entwickelt.

Besonders in der perioperativen Phase können Komplikationen wie Hämatome, Abszesse oder trübes freies Exsudat frühzeitig erkannt und bei lokalisierten Befunden für den Patienten wenig belastend therapiert werden [3, 4].

Material und Methode

Seit Anfang 1988 wurden an der Chirurgischen Klinik der Ruhruniversität Bochum (Marienhospital Herne) sonographisch geführte diagnostische und therapeutische Punktionen und Drainagen im thorakalen und abdominellen Bereich durchgeführt. Es wurde das Verfahren der sog. freien Punktion mit einem 3,5-MHz-Konvexschallkopf angewandt.

Im Bereich des Thorax haben wir 2 Mediastinaltumoren (Lymphom, Strahlenfibrose) und 1 Pleuramesotheliom biopsiert. Bei insgesamt 70 Patienten wurden im postoperativen Verlauf gezielte Pleurapunktionen durchgeführt. Dabei handelte es sich in 23 Fällen um beatmete Patienten auf der operativen Intensivstation. 17 der 70 Patienten mußten ein zweites Mal punktiert werden, eine Patientin insgesamt 5mal. Punktionsbedingte Infektionen ließen sich nicht nachweisen; bei einer beatmeten Patientin kam es nach Punktion zu einem Spannungspneumothorax, der mit einer Thoraxdrainage entlastet werden mußte. – 7 Patienten mit einem therapieresistenten malignen Pleuraerguß haben wir mit Hilfe eines Cystofix-Besteckes für mehrere Tage drainiert, katheterbedingte Komplikationen traten nicht auf (Abb. 1).

Im abdominellen Bereich wurden 33 Patienten punktiert. In 2 Fällen wurden das Ligamentum hepatoduodenale verdrängende Leberzysten ohne Frührezidiv abpunktiert. 2 Pankreaspseudozysten waren am Tag nach der Punktion wieder aufgefüllt (Abb. 2).

Im übrigen hatten 29 Patienten liquide intraabdominelle Raumforderungen, 12mal abgekapselt und 17mal als freie Flüssigkeit (Tabelle 1). Abgekaspselte Flüssigkeitsansammlungen fanden wir bei 3 Patienten mit subhepatischer Gallenleckage, bei je 2 mit subphrenischem, subhepatischem (Abb. 3)

[1] Marienhospital, Chirurgische Abteilung, Virchowstr. 135, W-4650 Gelsenkirchen, Bundesrepublik Deutschland.

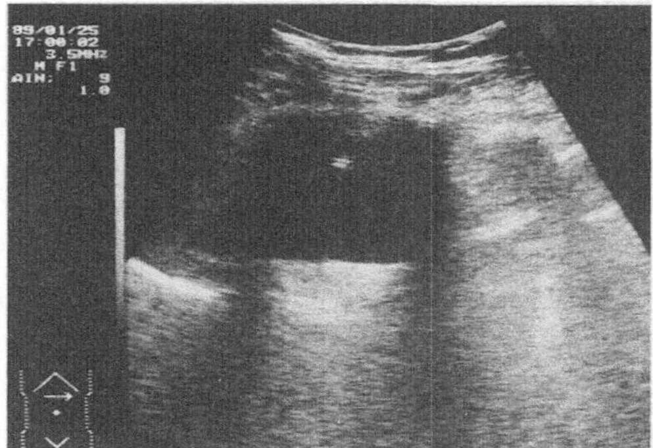

1

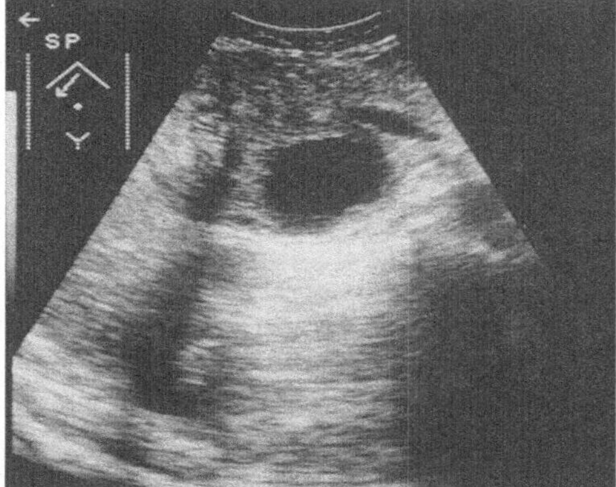

2

Abb. 1. Liegender Cystofix-Katheter bei malignem Pleuraerguß

Abb. 2. Pankreaspseudozyste

Tabelle 1. Punktionen des Abdomens

	n
Zentrale Leberzysten	2
Pankreaskopfpseudozysten	2
Abgekapselte Flüssigkeit	12
Freie Flüssigkeit	17

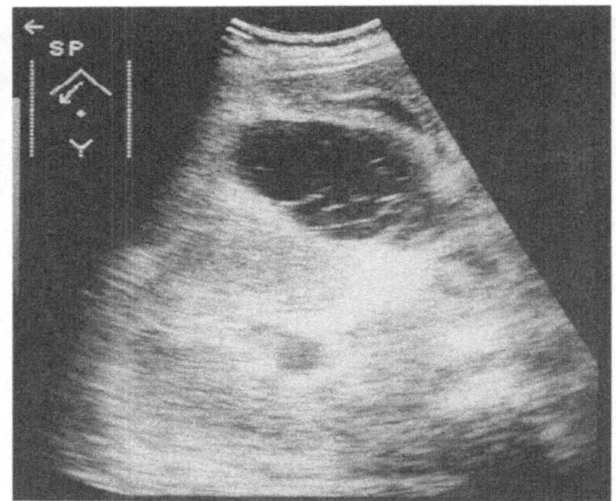

3

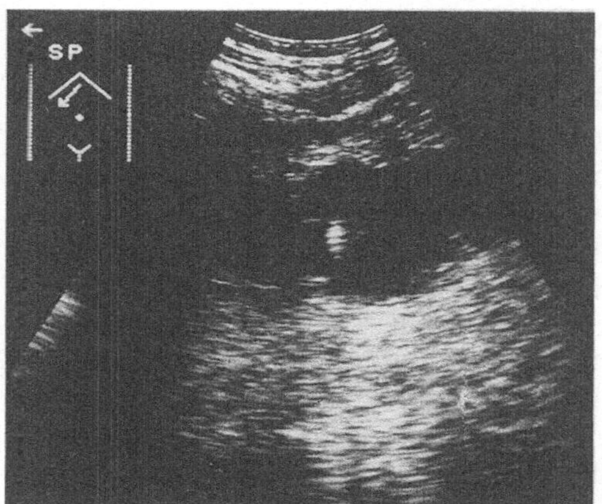

4

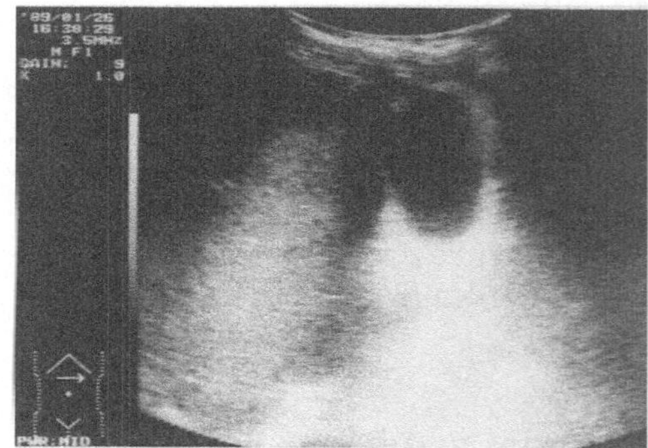

5

Abb. 3. Subhepatischer Abszeß

Abb. 4. Retroperitoneale Tumorzerfallshöhle

Abb. 5. Fehlpunktion Gallenblase

6a 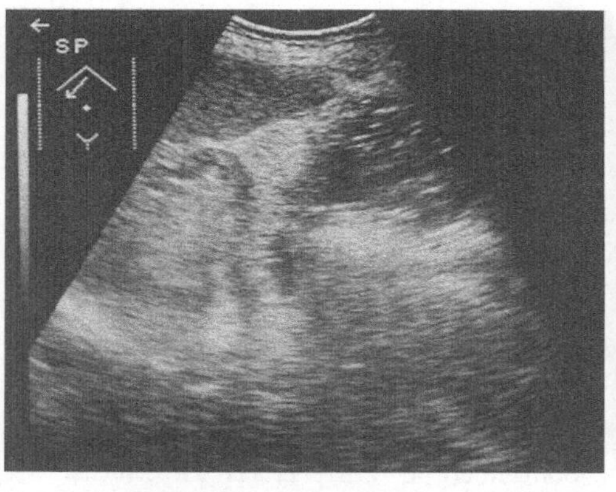

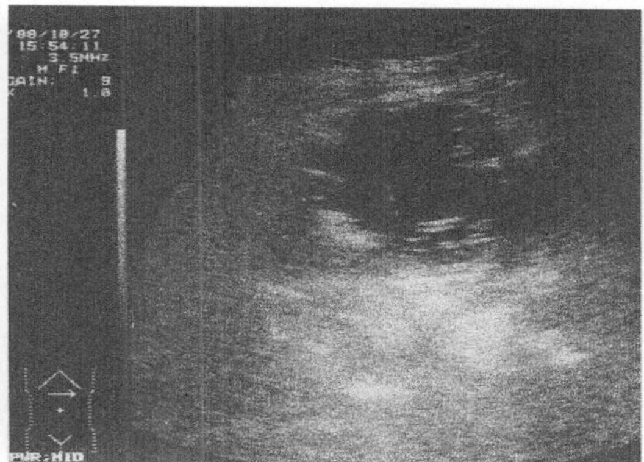 6b

7 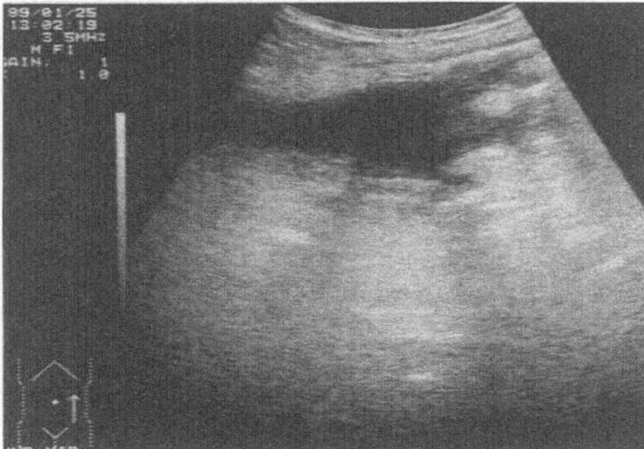

Abb. 6. a Schlingenabszeß (*linker Bildrand* Milz; *rechts* Abszeß); **b** liegender Cystofix-Katheter im Abszeß

Abb. 7. Abszeß zwischen einzelnen Dünndarmschlingen

und Schlingenabszeß, bei je einem mit subhepatischem Hämatom, retrozoekalem Abszeß und retroperitonealer Tumorzerfallshöhle (Abb. 4).

Bei den Patienten mit freier intraabdomineller Flüssigkeit führte die sonographisch gesteuerte Punktion in 4 Fällen zur sofortigen Laparotomie (2 Patienten mit Mesenterialinfarkt, ein Patient mit sekundärer Milzruptur und einer mit akuter Blutung bei einer Tumorperforation). Die übrigen 13 Patienten wurden postoperativ sonographiert. Das Punktat enthielt 7mal seröse Flüssigkeit (4 Patienten mit Peritonitis und 3 mit Leberzirrhose). 2 dieser Patienten wurden operiert. Dagegen wurden die 6 anderen Patienten mit trübem Punktat sofort laparotomiert (3 Anastomoseninsuffizienzen, 2 Peritonitiden und eine nekrotisierende Pankreatitis).

An Komplikationen hatten wir 3 Fehlpunktionen zu verzeichnen, je einmal wurde das Colon transversum, der Dünndarm und die Gallenblase (Abb. 5) anpunktiert. In keinem Falle ergaben sich klinische Konsequenzen.

Wir haben bisher bei 4 Patienten eine ultraschallgesteuerte Abszeßdrainage angewandt. Unter sterilen Kautelen wird zunächst die Diagnose mit einer Feinnadelpunktion gesichert. Dann legen wir in Lokalanästhesie einen Cystofix-Katheter in die Abszeßhöhle und spülen, bis die Spülflüssigkeit klar ist. Zuletzt geben wir dem Abszeßvolumen entsprechend 0,9%ige Taurolinlösung in die Abszeßhöhle. An den darauffolgenden Tagen wird regelmäßig mit Ringer-Lösung und Taurolin gespült. Nach Rückgang der Schmerzsymptomatik, der Leukozytose und des Fiebers wird die Drainage entfernt. Bei einer Patientin handelte es sich um einen Schlingenabszeß nach Dünn- und Dickdarmsegmentresektion bei M. Crohn mit Fistelbildung und ausgedehnten Adhäsionen (Abb. 6). Des weiteren wurden jeweils ein zweiter Schlingenabszeß (Abb. 7), ein subphrenischer und ein subhepatischer Abszeß drainiert. Bei allen 4 Patienten dauerte die Therapie 7 Tage.

Zusammenfassung

Aus der perioperativen interventionellen Sonographie resultiert in der Chirurgie eine wesentliche Erweiterung des diagnostischen und therapeutischen Spektrums. Die Vorteile liegen darin, daß präoperativ selbsttätig vom Chirurgen perkutan Gewebematerial entnommen werden kann, daß perioperativ lokale Komplikationen (neben den klinischen Angaben) durch die sonographisch gesteuerte Punktion frühzeitig verifiziert und durch die Drainage effektiv therapiert werden können.

Literatur

1. Binder T, Swobodnik W, Wechsler JG (1988) Sonographisch geführte Fein- und Grobnadelpunktion im abdominellen und retroperitonealen Raum. Dtsch Med Wochenschr 113:43–48
2. Otto R Ch (1984) Sonographische Feinnadelpunktion: Indikation und Ergebnisse. Dtsch Ärztebl 81:3573–3586
3. Schmüdderich W, Weber J, Kohler B, Riemann JF (1988) Streptokokkenabszesse der Leber: Diagnostik und Therapie mittels ultraschallgezielter Punktion. Ultraschall 9:116–120
4. Sonnenberg E van, Ferucci JT, Mueller PR (1984) Percutaneous drainage of 250 abdominal abscesses and fluid collections. Radiology 151:337–341
5. Weiss H, Düntsch U, Weiss A (1988) Risiken der Feinnadelpunktion – Ergebnisse einer Umfrage in der BRD (DEGUM – Umfrage). Ultraschall 9:121–127

Perkutane Nephrostomie der Transplantatniere

H. HÖLZER [1], A. EL MOUAAOUY, M. BÜSING, G. KÖVEKER und T. GOTTWALD

Einleitung

Die 1954 erstmalig beschriebene perkutane Nephropyelostomie [1, 2] hat sich in den letzten Jahren im Zuge der Entwicklung immer weiter verbesserter Sonographiegeräte als Alternative zur operativen Nephrostomie zunehmend etabliert [3–8].

Zum einen eignet sie sich zur diagnostischen Abklärung eines postrenalen Abflußhindernisses, zum anderen dient sie therapeutisch der Entlastung eines akut oder chronisch gestauten Nierenbeckenkelchsystems.

Auch im Bereich der Nierentransplantationschirurgie hat sich die perkutane Nephropyelostomie als wertvolle Kombination von diagnostischem und therapeutischem Verfahren bewährt. Aufgrund der erheblich höheren Empfindlichkeit der Transplantatniere kommt es hier beim akuten Aufstau des Nierenbeckenkelchsystems in besonderem Maße auf eine möglichst schnelle Entlastung an. Beim chronischen Aufstau fehlen andere geeignete diagnostische Möglichkeiten zur exakten Beurteilung der Abflußverhältnisse. Ein Infusionsurogramm kann wegen des erhöhten Serumkreatinins nur selten durchgeführt werden, und die retrograde Darstellung mißlingt in den meisten Fällen aufgrund der technischen Schwierigkeiten beim Aufsuchen des Transplantatureters.

Seit 1983 wurden in unserer Klinik 15 von 480 nierentransplantierten Patienten perkutan nephrostomiert. Dabei lag bei 3 Patienten ein akuter und bei 12 Patienten ein chronischer Aufstau vor. Über die klinische Erfahrung mit diesen Patienten soll im folgenden berichtet werden.

Indikation

Grundsätzlich gilt, daß die Indikation zur perkutanen Nephrostomie gestellt werden kann, wenn sonographisch ein Harnaufstau mit konsekutivem Kreatininanstieg bei Zustand nach Nierentransplantation festgestellt wird. Die Fistelung sollte dann sowohl bei akutem als auch bei chronischem Harnstau durchgeführt werden, unabhängig davon, ob eine komplette Obstruktion mit Anurie oder nur eine partielle Obstruktion vorliegt. Probleme können sich bei der Indikationsstellung insbesondere bei länger zurückliegender Transplantation ergeben. Aufgrund der starren fibrotischen Kapsel, die sich im Laufe der Zeit um das Transplantat gebildet hat, kann vor allem bei einer akut auftretenden Obstruktion der sonographische Nachweis des Aufstaus schwierig sein. Zu Beginn der Obstruktion läßt sich häufig lediglich eine ganz diskrete Stauung nachweisen, die nur schwer vom normalen, sonographisch unauffälligen Befund abgegrenzt werden kann (Abb. 1). Das typische Bild eines Harnaufstaus zeigt sich in diesen Fällen erst nach einiger Zeit, wenn es bereits zu einer Verschmälerung des

[1] Abteilung für Allgemeine Chirurgie und Poliklinik der Chirurgischen Klinik der Universität Tübingen, Calwer Straße 7, W-7400 Tübingen, Bundesrepublik Deutschland.

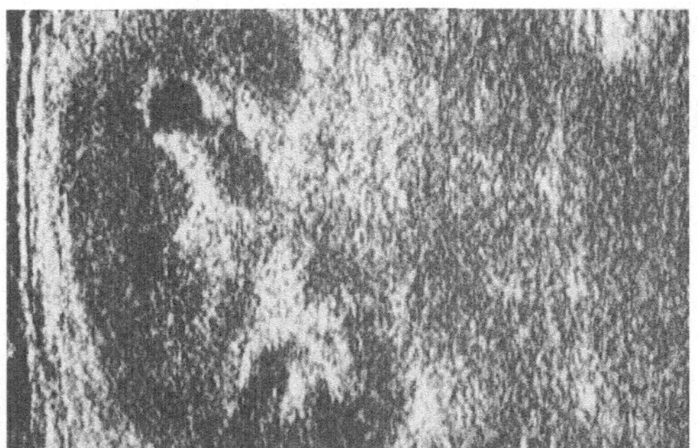

Abb. 1. Harnaufstau nach 24stündiger Anurie bei Ureterkonkrement 6 Jahre nach Nierentransplantation

Parenchyms gekommen ist. Die Indikation zur perkutanen Fistelung sollte in diesen Fällen unter Berücksichtigung des gesamten klinischen Verlaufs gestellt werden. So spricht die plötzliche eintretende Anurie eher für eine komplette postrenale Obstruktion, während ein kontinuierlicher Rückgang der Diurese zunächst an eine Abstoßungsreaktion denken läßt. Im Zweifelsfall kann die vorherige feingewebliche Untersuchung zur Abklärung erforderlich sein.

Zurückhaltung ist geboten bei sonographisch nachgewiesenem Harnaufstau ohne gleichzeitigen Kreatininanstieg. Zum einen muß bei diesen Fällen kontrolliert werden, ob es sich nicht nur um ein ampulläres Nierenbecken nach Denervation des Organs handelt. Zum anderen muß ausgeschlossen sein, daß der Aufstau nicht ausschließlich Folge eines vesikourethralen Refluxes bei normal gefüllter Harnblase bzw. von Restharnbildung bei subvesikalen Abflußstörungen ist. Im übrigen sind wir der Ansicht, daß bei fehlendem Kreatininanstieg bzw. normalen Retentionswerten zunächst auf die perkutane Nephrostomie verzichtet werden sollte. Es sollten lediglich regelmäßig engmaschige laborchemische und sonographische Kontrollen durchgeführt werden, um bei einer Befundverschlechterung gegebenenfalls rechtzeitig eingreifen zu können. Perkutane Nephrostomien wegen Urinomen bei Harnleiternekrosen bzw. Insuffizienzen der Transplantatureter-Harnblasen-Anastomose sind bei uns nicht durchgeführt worden. Wegen der Gefahr septischer Komplikationen bei den immunsupprimierten Patienten erfolgte in diesen Fällen jeweils die operative Sanierung.

Technik

Die perkutane Nephrostomie wird bei uns nach einem auf der angiographischen Seldinger-Technik basierenden Verfahren durchgeführt. Das Punktionsset ist in Abb. 2 dargestellt.

Unter Ultraschallkontrolle wird mit einer Punktionsnadel das Hohlsystem punktiert. Dabei sollte das Parenchym zur Vermeidung von Blutungskomplikationen nach

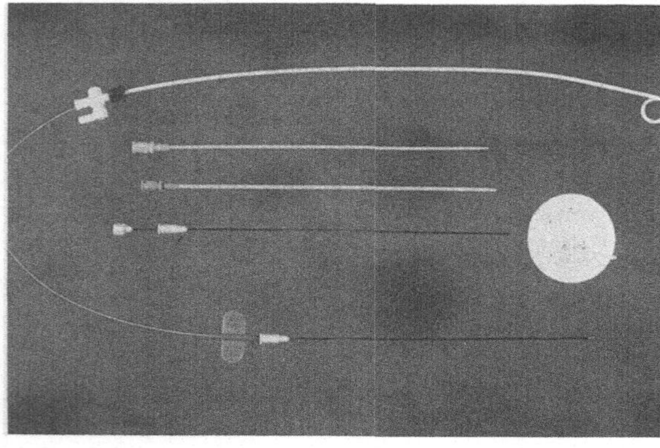

Abb. 2. Punktionsset zur Durchführung der perkutanen Nephrostomie

3 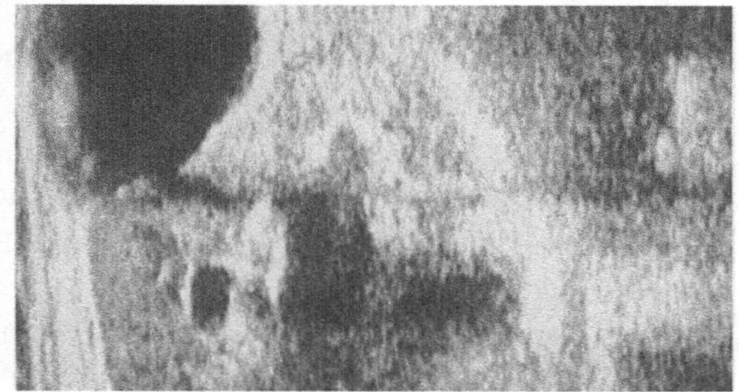

4 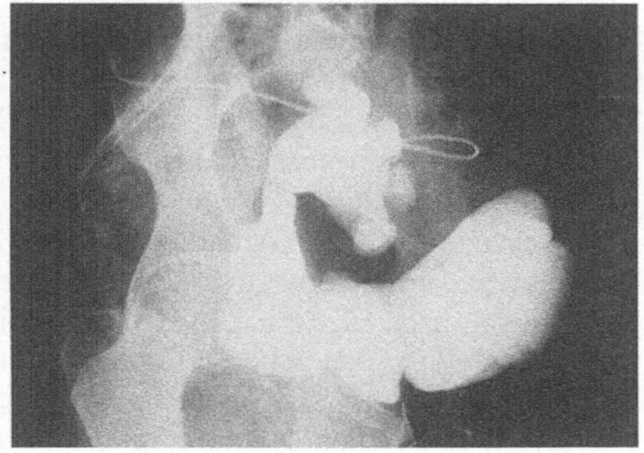

Abb. 3. Massiver Aufstau des Nierenbeckenkelchsystems und des Ureters bei Stenose im Bereich der Ureter-Harnblasen-Anastomose 2 Monate nach Nieren-Tx

Abb. 4. Röntgenologische Darstellung des in Abb. 3 sonographisch gezeigten Harnaufstaus nach perkutaner Fistelung

der von Korth [9] beschriebenen Technik möglichst streng transpapillär im Bereich des oberen Nierenpoles passiert werden. (Bei sonographisch kaum nachweisbarem Harnaufstau kann dies gelegentlich Schwierigkeiten bereiten.) Über die liegende Punktionsnadel wird sodann ein Führungsdraht eingeführt; danach wird die Nadel zurückgezogen. Der Punktionskanal wird mit Teflonbougies dilatiert und ein Nephrostomiekatheter über den Führungsdraht vorgeschoben. Bei richtiger Lage entleert sich aus dem liegenden Katheter spontan Urin. Zur Kontrolle erfolgt außerdem grundsätzlich noch eine intraoperative röntgenologische Darstellung des Nierenbeckenkelchsystems mit Kontrastmittelgabe über den Nephrostomiekatheter, die eine Lagekorrektur vor der Fixierung ermöglicht. Die eigentliche röntgenologische Abflußkontrolle in mehreren Ebenen wird wegen der besseren technischen Möglichkeiten nicht intraoperativ, sondern erst im Anschluß an die Fistelung in der Röntgenabteilung vorgenommen (Abb. 3 und 4).

Der Whitaker-Test [10, 11] wurde wegen der zusätzlich erforderlichen Punktion des Transplantates nicht durchgeführt. Es wurde statt dessen bei allen Patienten der intrapelvine Abflußdruck vor und nach Furosemidbelastung über den Nephrostomiekatheter mittels ZVD-System gemessen. Die Aussagekraft dieser Methode ist nach eigener Erfahrung bei deutlich reduzierter Gefährdung nur geringfügig schlechter als beim Whitaker-Test. Bei Normalwerten bis zu 15 cm H_2O vor und bis zu 20 cm H_2O nach Furosemidbelastungstest hatten wir jedoch anfangs häufig falsch-negative Ergebnisse, da das dilatierte Nierenbeckenkelchsystem bei Testung noch nicht ausreichend aufgefüllt war. Es ist daher unbedingt darauf zu achten, daß der Abflußdruck erst nach ausreichender Füllung des Nierenbeckenkelchsystems bestimmt wird, da ansonsten erheblich zu niedrige Werte gemessen werden können.

Eine antibiotische Therapie wurde nur bei bekanntem manifesten Harnwegsinfekt eingeleitet.

Ergebnisse

Wegen akuten Harnaufstaus wurden 3 perkutane Nephrostomien durchgeführt. Dabei handelte es sich in 2 Fällen um eine Uretertamponade bei Blutung nach Nierenbiopsie; in einem Fall war ein Ureterkonkrement die Ursache, die nach Fistelung beseitigt werden konnte. In allen 3 Fällen reichte die kurzzeitige Entlastung für wenige Tage bis zur Wiederherstellung normaler Abflußverhältnisse aus. Eine Woche nach Entlastung war der durchschnittliche Serumkreatininwert von 7,3 mg/dl wieder

5 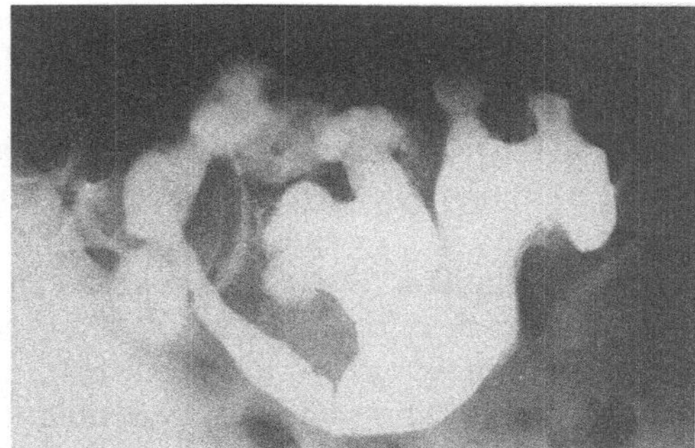

6 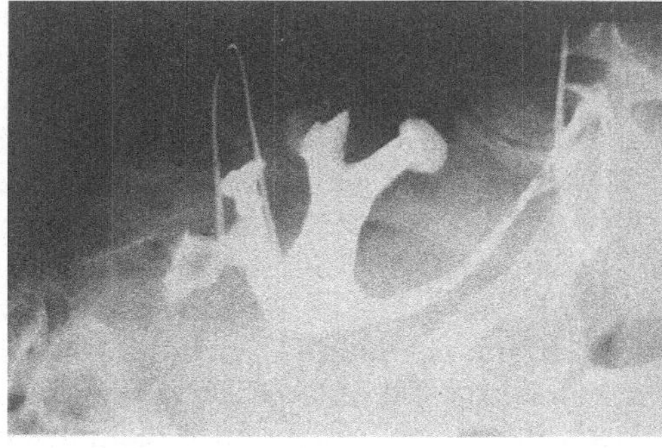

Abb. 5. Unmittelbar nach perkutaner Fistelung dargestellter Harnaufstau bei Stenose der Ureter-Harnblasen-Anastomose

Abb. 6. 7 Tage nach perkutaner Fistelung wiederholte Kontrastmitteldarstellung mit deutlich gebessertem Befund

auf 2,3 mg/dl zurückgegangen; vor akutem Harnaufstau hatte er bei durchschnittlich 1,9 mg/dl gelegen. Auch röntgenologisch und sonographisch hatte sich die staubedingte Dilatation des Nierenbeckenkelchsystems nach 7 Tagen wieder weitestgehend zurückgebildet. Die Messung des intrapelvinen Abflußdruckes ergab vor und nach Furosemidbelastung wieder normalisierte Werte; unmittelbar nach Einbringen des Nephrostomiekatheters konnte überhaupt kein Abfluß festgestellt werden.

Im Fall des Ureterkonkrementes scheiterte der erste Versuch, den Nephrostomiekatheter einzubringen. Wegen der erheblichen Kapselfibrosierung nach Nierentransplantation vor 6 Jahren war sonographisch nur ein ganz geringfügiger Aufstau festzustellen. Trotz erfolgreicher Punktion ließ sich der wie üblich benutzte weiche Führungsdraht nicht weit genug einführen. Erst nach dem Wechsel auf einen Führungsdraht mit starrem Zwischenabschnitt ließ sich die Fistelung 24 h später problemlos durchführen.

Im übrigen ergab sich in allen 3 Fällen eine nicht Hb-wirksame Makrohämaturie. Zu einer symptomatischen Harnwegsinfektion kam es in keinem Fall; wegen sicherer Zeichen eines Harnwegsinfektes wurden 2 Patienten mit Gyrasehemmern antibiotisch behandelt. Im übrigen ergaben sich keine Komplikationen.

Wegen chronischen Aufstaus wurden 12 Fistelungen durchgeführt. Durch die antegrade Pyeloureterographie und die intrapelvine Abflußdruckmessung konnten 5 distale Ureterstenosen, 3 Stenosen des pyelourethralen Segmentes und eine Lymphozele nachgewiesen werden. In den übrigen 3 Fällen wurde keine Obstruktion der ableitenden Harnwege festgestellt. Eine Transplantatbiopsie ergab hier bei 2 Patienten eine chronische Abstoßungsreaktion als Grund für den Anstieg der Retentionswerte.

Durch die perkutane Nephrostomie besserte sich die Nierenfunktion bei 9 der 12 Patienten. Im Durchschnitt kam es zu einem Abfall des Kreatinins von 4,3 mg/dl auf 2,1 mg/dl 3 Wochen nach Entlastung. Auch die röntgenologische und sonographische Kontrolle zeigte bereits nach einer Woche eine deutliche Befundbesserung (Abb. 5 und 6) bei 8 Patienten, die jedoch nicht so eindrucksvoll war wie bei der Entlastung nach akuter Harnstauung. Nach 3 Wochen hatte sich bei röntgenologischer Kontrolle in 6 Fällen eine weitere Befundverbesserung ergeben. Die intrapelvine Abflußdruckmessung erbrachte lediglich bei 7 Patienten pathologische Ergebnisse nach Furosemidbelastung. Vor Furosemidbelastung wurden nur in 3 Fällen pathologische Ergebnisse gesehen, wobei die falsch-negativen Ergebnisse sicherlich z. T. durch methodische Fehler erklärbar sind (s. oben).

Die definitive Wiederherstellung normaler Abflußverhältnisse erfolgte in 5 Fällen operativ: 2 Anastomosen des Transplantatpyelons mit dem körpereigenen Ureter und 3 Ureteroneozystostomien. In 2 Fällen wurden Ballonkatheterdilatationen durchgeführt. Die obstruktiv wirksame Lymphozele wurde peritoneal gefenstert.

An Komplikationen ergaben sich 2 symptomatische Harnwegsinfektionen mit Temperaturerhöhungen bis 38,5 °C. In insgesamt 7 Fällen wurden die Patienten wegen nachgewiesener Bakteriurie und Leukozyturie antibiotisch behandelt. Bei allen Patienten konnte zumindest in der ersten Zeit nach Einlage des Nephrostomiekatheters eine Makrohämaturie beobachtet werden, die jedoch in keinem Fall Hb-wirksam war. Weitere Komplikationen ergaben sich nicht. Auch nach dem Entfernen des Nephrostomiekatheters kam es in keinem Fall zu einer persistierenden Fistel oder einer Urinextravasation mit anschließendem Urinom oder einer aufsteigenden Infektion mit Gefährdung des Transplantats.

Diskussion

Die Verbindung von Sonographie, perkutaner Nephropyelostomie, antegrader Pyeloureterographie und intrapelviner Abflußdruckmessung erlaubt die gleichzeitige Kombination von Diagnostik und Therapie obstruktiver Veränderungen im Bereich der ableitenden Harnwege der Transplantatniere. Unsere Ergebnisse, die mit denen der Literatur in Einklang stehen [11–15], zeigen, daß bei persistierender Obstruktion die weitere Schädigung der besonders empfindlichen Transplantatniere gestoppt werden kann. Eine eventuell erforderliche Operation kann elektiv zu einem optimalen Zeitpunkt angegangen werden.

Bezüglich der diagnostischen Möglichkeiten muß gegenüber den primär zu bevorzugenden nichtinvasiven Verfahren wie intravenöse Pyeloureterographie, Sonographie und nuklearmedizinischer Beurteilung abgewogen werden. Dabei gilt, daß ein intravenöses Pyelogramm eine gute Nierenfunktion voraussetzt, die bei Transplantatnieren mit kreatininwirksamem Harnaufstau im Regelfall nicht gegeben ist. Die Sonographie, zur Darstellung des gestauten Nierenbeckenkelchsystems gut geeignet, versagt meistens bei dem Versuch, die genaue Lokalisation und das Ausmaß obstruktiver Veränderungen der ableitenden Harnwege aufzuzeigen. Auch die nuklearmedizinischen Untersuchungsverfahren sind aus diesen Gründen ungeeignet. Die retrograde Pyeloureterographie, die gute morphologische Erkenntnisse ermöglicht, scheitert häufig an der Schwierigkeit, das Ostium des Transplantatureters sicher aufzufinden. Da neben der nicht unerheblichen Perforationsgefahr noch ein deutlich erhöhtes iatrogenes Infektionsrisiko bei den immunsupprimierten Patienten besteht, ist die antegrade Pyeloureterographie nach perkutaner Nephrostomie vorzuziehen. Dies gilt um so mehr, als das relativ komplikationsarme Verfahren auch für den sonographisch nicht schwerpunktmäßig tätigen Chirurgen schnell zu erlernen und durchzuführen ist, da die Transplantatniere aufgrund ihrer oberflächlichen und extraperitonealen Lage leicht zu sonographieren und zu punktieren ist. Die perkutane Nephrostomie stellt deshalb eine wesentliche Bereicherung der Diagnostik und Therapie des gestauten Transplantatpyelons dar.

Literatur

1. Weens HS, Florence TJ (1954) The diagnosis of hydronephrosis by percutaneous renal puncture. J Urol 72:589
2. Wickbom I (1954) Pyelography after direct puncture of the renal pelvis. Acta Radiol 41:505
3. Thiel U, Mansfeld L, Saschowa P, Ranft R, Poehls C, Boitz F (1987) Perkutane Nephro-

pyelostomie – Indikationen, Komplikationen, Aspekte der klinischen Anwendung. Z Urol Nephrol 80:687
4. Almgard LE, Fernström I (1974) Percutaneous nephropyelostomie. Acta Radiol 15:288
5. Barbaric ZL, Wood BP (1977) Emergency percutaneous nephropyelostomie: experience with 34 patients and review of the literature. AJR 128:453
6. Günther R, Alken P, Altwein JE (1979) Percutaneous nephropyelostomy using a fine-needle puncture set. Radiology 132:228
7. Günther R, Alken P (1981) Perkutane Nephropyelostomie. Therapiewoche 31:2172
8. Hutschenreiter G, Alken P, Klippel KF (1979) Ultraschallgesteuerte perkutane Nephrostomie. Urologe A 18:159
9. Korth K (1986) Perkutane Nierenchirurgie. Punktion und Dilatation in der Hand des Operateurs. Urologe A 25:315
10. Whitaker RH (1979) The Whitaker Test. Urol Clin North Am 6:529
11. Zollikopfer CL, Brühlmann WF, Baumgartner D, Keusch G, Burger H (1985) Antegrade pyelography, percutaneous nephrostomy and ureteral perfusion (Whitaker test) for the renal transplant recipient. ROFO 142:193
12. Beer M, Fornara P, Laible V, Land W (1987) Stellenwert perkutaner Diagnostik- und Therapieverfahren bei obstruktiver Uropathie nach Nierentransplantation. Urologe A 26:137
13. Lieberman RP, Glass NR, Crummy AB, Sollinger HW, Belzer FO (1982) Surg Gynecol Obstet 155:667
14. Althaus P. Perkutane Eingriffe an der transplantierten Niere. Z Urol Nephrol 80:52
15. Eklund B, Edgren J, Laasonen L, Ahonen J (1984) Percutaneous nephrostomy: a therapeutic procedure for the management of urinary leakage and obstruction in renal transplantation. Transplant Proc 16:1304

Sonographiegeleitete Drainage periproktitischer Abszesse

J. H. Simanowski [1] und V. Mendel

Einleitung

Die ultraschallgeleitete Drainage ist eine etablierte Behandlungsmethode intrabdomineller Flüssigkeitsraumforderungen (s. Beitrag Schulz: „Ultraschallgezielte Drainage liquider Raumforderungen des Abdomens und des Retroperitoneums"). Eine typische weitere Lokalisation für Abszesse findet sich im periproktitischen Bereich. Das bisher übliche Vorgehen ist die großzügige Spaltung in Maskennarkose, dann zunächst der tägliche, 1- bis 2malige Verbandwechsel mit physiologischer Kochsalzspülung und später 3- bis 4maliges tägliches Baden, z. B. in Kamille. Der Verbandwechsel wird als sehr schmerzhaft empfunden. Die vollständige Granulation der Wunde erfolgt in 14–28 Tagen. In dieser Zeit wird der Patient erfahrungsgemäß arbeitsunfähig geschrieben. Wir prüften nun, ob die sonographiegeleitete Drainagelegung im periproktitischen Bereich ähnlich gute Erfolge gegenüber dem etablierten chirurgischen Vorgehen zeitigen kann, wie dies intraabdominell der Fall ist.

[1] Medizinische Hochschule Hannover, Klinik und Poliklinik für Allgemeinchirurgie im Krankenhaus Oststadt, Podbielskistraße 380, W-3000 Hannover 51, Bundesrepublik Deutschland.

Methode und Material

Wegen des doch sehr unterschiedlichen Schmerzempfindens legen wir allen Patienten einen venösen Zugang und verabreichen darüber zur Schmerzdämpfung 1 Ampulle Fortral und 5 mg Valium. Zur lokalen Schmerzbetäubung verwenden wir eine Chloräthylvereisung, nachdem wir vorher ein Oberflächenanästhetikum aufgesprüht haben. Die Vereisung macht zudem das sehr weiche Pigtailkathetermaterial ausreichend hart. Wir legen in Seldinger-Technik sonographiegezielt einen Nephropur-Pigtailkatheter von 7,0 F in die Abszeßhöhle. Zur zielgenauen Plazierung steht uns der zentraldurchbohrte 3,5-MHz-Linearpunktionsschallkopf der Firma Siemens mit auf dem Bildschirm eingeblendeter Stichrichtung zur Verfügung. Deutlich kann damit das rektale Lumen gesehen und eine innere Perforation vermieden werden. Abschließend wird der Katheter je nach Lokalisation seitlich oder in der Rima ani herausgeleitet und mit 2 Nähten und Pflaster fixiert (Abb. 1 und 2). Bei einer ersten Aspiration entleert sich rahmiger Eiter. Danach sollte solange gespült werden, bis die Flüssigkeit klar ist. Über einen Dreiwegehahn in einen Gallengangsdrainagebeutel erfolgt weiter die regelmäßige, stündliche Spülung mit physiologischer Kochsalzlösung bis knapp an die Schmerzgrenze nach folgendem Schema:

1. Je nach Abszeßgröße 2 Einmalspritzen à 5–10 ml mit physiologischer Kochsalzlösung füllen,

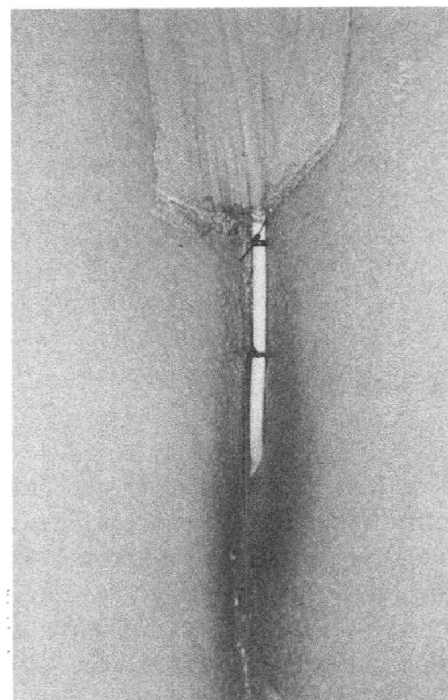

1 a

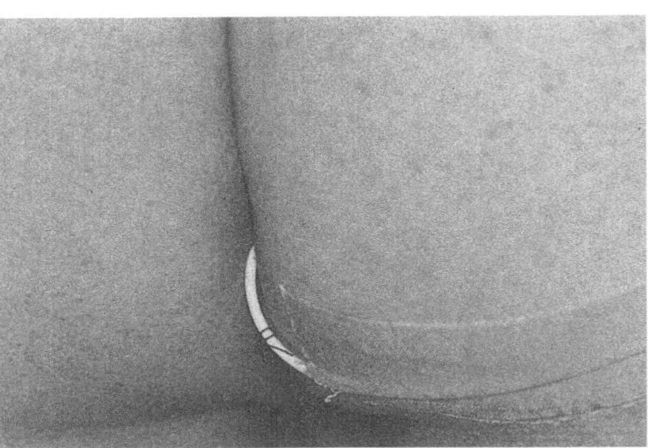

1 b

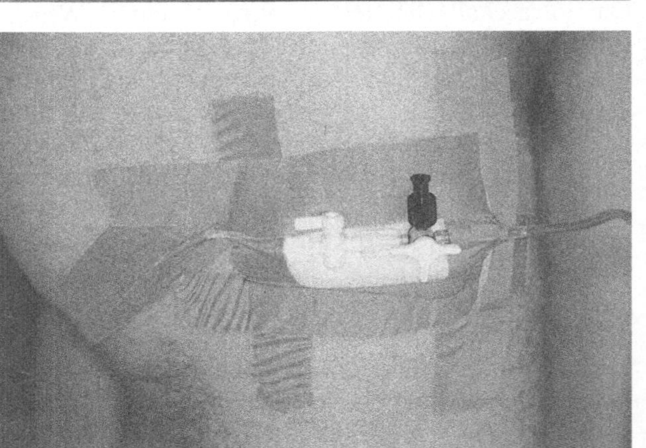

2

Abb. 1 a, b. Drainierte periproktitische Abszesse. **a** Bei 6-Uhr-Steinschnittlage. Zentral mit Annaht fixierter Drainageschlauch über die Rima ani abgeleitet. **b** Bei 9-Uhr-Steinschnittlage. Drainageschlauch über den rechten Gluteus maximus abgeleitet

Abb. 2. Drainagespülanschluß über der rechten Hüfte

2. Verschluß des freien Dreiwegehahnanschlusses abschrauben und erste Spritze auf den Dreiwegehahn setzen,
3. Dreiwegehahn von der Spritze in Richtung After öffnen,
4. Flüssigkeit aus der Spritze schnell bis knapp über die Schmerzgrenze in den Drainagekatheter spritzen,
5. Flüssigkeit sofort mit der Spritze wieder kräftig abziehen.
6. Wenn sich keine Flüssigkeit mehr aus dem Drainagekatheter abziehen läßt, Spritze vom Dreiwegehahn abnehmen und wegwerfen.
7. Zweite Spritze auf den Dreiwegehahn setzen,
8. Flüssigkeit aus der Spritze schnell bis knapp über die Schmerzgrenze in den Drainagekatheter spritzen,
9. Flüssigkeit nicht abziehen, sondern Dreiwegehahn so drehen, daß nunmehr die Flüssigkeit aus dem Drainagekatheter in den Drainagebeutel abfließen kann,
10. Spritze absetzen und wegwerfen, Verschluß auf den freien Dreiwegehahnanschluß aufschrauben.

(Während der Schlafenszeit kann mit der Spülung selbstverständlich ausgesetzt werden.)

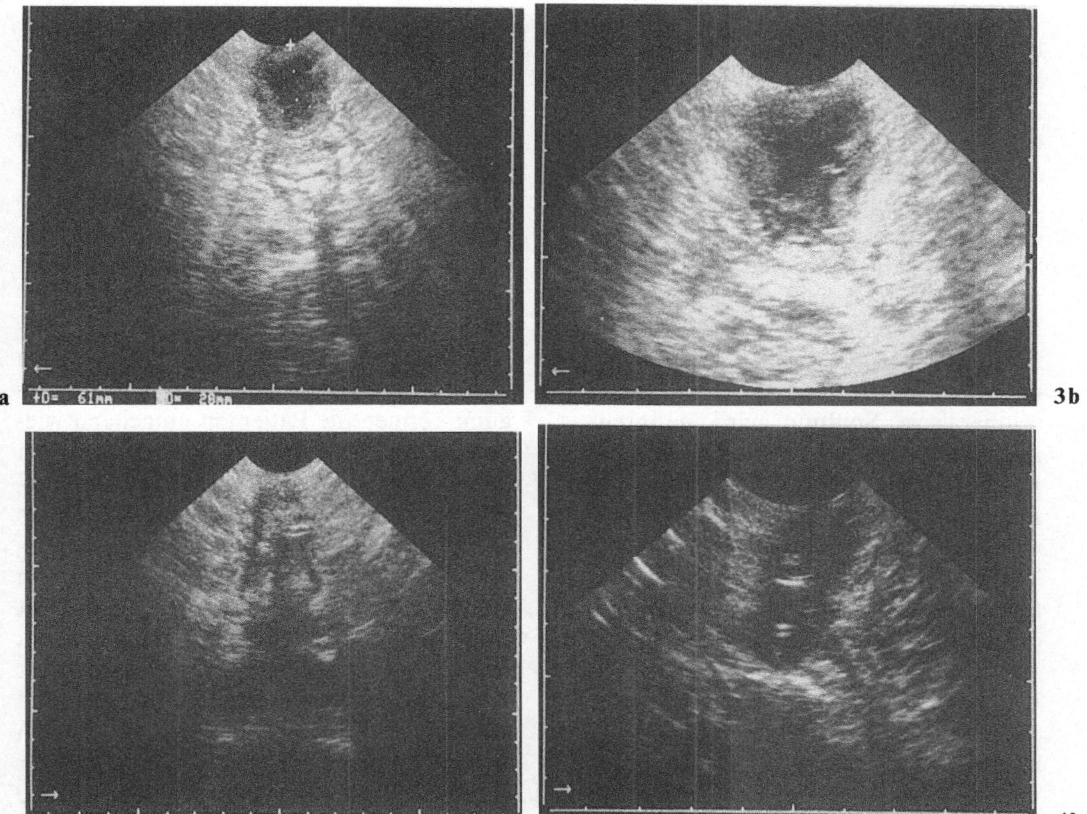

Nach kurzer Anlernzeit kann der Patient die Spülung auch zu Hause durchführen. Im günstigsten Fall konnten wir Patienten bereits 5 h nach dem Eingriff nach Hause entlassen. – Die Spülflüssigkeitsmengen verkleinern sich rasch, sollten zur Kontrolle jedoch genau bilanziert werden. Die Drainagen bleiben in der Regel 3–5 Tage liegen (Abb. 3 und 4). Gelegentlich tritt am Ende der Behandlungszeit durch Rückgang der entzündlichen Schwellung der Haut neben dem Katheter Spülflüssigkeit aus. Einen Tag kann noch weitergespült werden, dann sollte jedoch die Drainage gezogen werden. Erfahrungsgemäß ist dann die Abzeßhöhle ausreichend gereinigt. Schließlich sei noch darauf hingewiesen, daß es im periproktitischen Bereich entzündliche Indurationen ohne Abszeßhöhle gibt. Eine sorgfältige sonographische Diagnostik bewahrt vor frustraner Drainagelegung.

Abb. 3a, b. Sonographieausgangsbefunde eines periproktitischen Abszesses

Abb. 4a, b. Verlaufskontrollen periproktitischer Abszeßdrainagen. **a** Kontrolle nach 2 Tagen: beginnende Reinigung der Abszeßhöhle; **b** Kontrolle nach 5 Tagen: Abszeßhöhle gereinigt (die hellen, parallelen Reflexe in der Abszeßhöhle zeigen die Katheterlage). Der Katheter wurde anschließend gezogen

Ergebnisse

Bei 6 Patienten haben wir bisher einen periproktitischen Abszeß drainiert. Dies waren 5 Männer und eine Frau im Alter von 27–

52 Jahren. Alle Patienten wurden ausführlich über den Studiencharakter der Behandlung informiert, bei allen verlief die Behandlung erfolgreich. Die Drainagen konnten nach 3–7 Tagen gezogen werden. Bei allen Patienten konnte Escherichia coli als Erreger nachgewiesen werden. Beim Ziehen der Drainage waren alle bakteriologischen Spülflüssigkeitsabstriche steril. Die Patienten nahmen nach einer Anlernzeit die Spülbehandlung selbständig vor (dies führte bei ihnen zu einer zusätzlichen Identifizierung mit ihrer Erkrankung). Eine optimale schmerzfreie Spülung wird dadurch erreicht, daß der Patient am beginnenden Füllungsdruck merkt, wann die schrumpfende Abszeßhöhle ausreichend gefüllt ist.

Sämtliche Patienten standen nach 7–10 Tagen wieder uneingeschränkt im Arbeitsleben. Herausragend war ein LKW-Fahrer, der bereits nach einer Woche wieder Langstrecken fuhr. – Der maximale Nachbeobachtungszeitraum betrug 1 Jahr und 8 Monate. Ein Rezidiv sahen wir nicht, eine ursächliche Analfistel wurde bei Nachuntersuchungen nicht gefunden. Die ersten beiden Patienten erhielten handelsübliche Nephrostomiepigtailkatheter à 8,4 F. Beim zweiten kam es am 4. Tag nach Drainagelegung zu einer Perforation des Pigtailkatheters nach außen, ohne daß ein neuer Katheter gelegt werden mußte. Seit dieser Zeit sind wir jedoch auf die weicheren Nephropur-Pigtailkatheter (7,0 F) umgestiegen, bei denen wir keine Perforationen mehr sahen.

Diskussion

Patienten mit periproktitischen Abszessen kommen in der Regel erst dann in die Klinik, wenn sie bereits durch Schmerzen einem erheblichen Leidensdruck ausgesetzt sind. Dort erfordert die bisher übliche chirurgische Spaltung eine Maskennarkose und die dazu notwendige 6stündige Nüchternheit. So lange müssen die Schmerzen weiter toleriert werden. Abgesehen von den Risiken einer Narkose besteht durch die Spaltung noch die Möglichkeit einer Analsphinkterinsuffizienz. Demgegenüber kann die sonographiegegezielte Drainagelegung umgehend nach Diagnosestellung vorgenommen werden. Die Gefahr einer Sphinkterinsuffizienz dürfte gegen Null tendieren. – Eine absolute Schmerzfreiheit bei der Drainagelegung wurde nicht immer erreicht, jedoch wurden auftretende kurzfristige Beschwerden von allen Patienten als tolerabel eingestuft. Nach der Drainagelegung können die Patienten umgehend wieder aufstehen. Bei der Defäkation stören keine Verbände, das Wundgebiet ist wesentlich leichter sauber zu halten. Besonders auffallend wird der Unterschied, wenn Patienten mit beiden Behandlungsmethoden in einem Zimmer liegen und der Patient mit der Abszeßspaltung dauernd fragt, warum nicht auch er mit der Drainage behandelt wird. Die täglichen Verbandwechsel sind nämlich für ihn recht schmerzhaft. Zudem wird der Patient mit der Drainage früher entlassen. (Für Drainagepatienten wird die ausschließlich ambulante Behandlung angestrebt.)

Schlußfolgerung

Die sonographiegezielte Drainage periproktitischer Abszesse ist eine erfolgreiche Behandlungsmethode. Wir sahen – bei allerdings noch kleiner Patientenzahl – ausschließlich Therapieerfolge. Die Drainagebehandlung ist dem bisherigen chirurgischen Vorgehen überlegen. Mit geringerem personellen Aufwand kann dem Patienten nach Aufnahme und Diagnosesicherung umgehend durch die Anlage einer Drainage Erleichterung verschafft werden. Unter Mitarbeit des Patienten führen die mit einer regelmäßigen Spülbehandlung zu erreichende wesentlich höhere Reinigungstendenz der Abszeßhöhle und die nicht vorhandene äußere Wundfläche zu einem raschen Behandlungserfolg und zur schnellen Wiederherstellung der Arbeitsfähigkeit, ein volkswirtschaftlich nicht zu vernachlässigender Faktor. Die Arbeitsfähigkeit wird in ca. der Hälfte bis einem Viertel der bisher üblichen Zeit erreicht. Einziger „Nachteil“ der sonographiegezielten Behandlung: Ein sonographieerfahrener Chirurg muß die Drainage legen.

Sachverzeichnis